新编临床康复医学

李　军　庄　贺　许　焱　王继扬　王　园　主编

北方联合出版传媒（集团）股份有限公司
辽宁科学技术出版社

图书在版编目（CIP）数据

新编临床康复医学/李军等主编. —沈阳：辽宁科学技术出版社，2023.10

ISBN 978-7-5591-3251-2

Ⅰ. ①新… Ⅱ. ①李… Ⅲ. ①康复医学 Ⅳ. ①R49

中国国家版本馆 CIP 数据核字（2023）第 186905 号

出版发行：辽宁科学技术出版社
（地址：沈阳市和平区十一纬路 25 号　邮编：110003）
印 刷 者：辽宁鼎籍数码科技有限公司
经 销 者：各地新华书店
幅面尺寸：185 mm×260 mm
印　　张：16.25
字　　数：390 千字
出版时间：2023 年 10 月第 1 版
印刷时间：2024 年 6 月第 1 次印刷
责任编辑：郑 红　邓文君
封面设计：刘 彬
责任校对：栗 勇

书　　号：ISBN 978-7-5591-3251-2
定　　价：150.00 元

联系电话：024-23284526
邮购热线：024-23284502
邮箱：29322087@qq.com

《新编临床康复医学》
编委会

主　　编

李　军　　聊城市中医医院
庄　贺　　山东中医药大学
许　焱　　聊城市中医医院
王继扬　　聊城市中医医院
王　园　　聊城市中医医院

副主编

崔丹丹　　聊城市中医医院
侯玉娥　　聊城市中医医院
洪　茹　　聊城市中医医院
孟　欣　　聊城市中医医院
陈　静　　聊城市传染病医院
关　涛　　聊城市中医医院
李延辉　　聊城市中医医院
陈和平　　聊城市中医医院
邹志建　　聊城市中医医院
侯王君　　山东中医药大学

编　　委

石金虎　　山东大学第二医院
张绍庚　　山东大学第二医院
陈　金　　山东中医药大学第二附属医院
王建伟　　济南市第五人民医院
刘益成　　山东中医药大学
陈　康　　山东中医药大学
管　惠　　山东中医药大学

《新编临床康复医学》
编委会

编　委

郭晓楠　山东中医药大学

贺彦文　山东中医药大学

孙美侠　山东中医药大学

张瑜琨　山东中医药大学

钟雯雯　山东中医药大学

禚　月　山东中医药大学

左安琪　山东中医药大学

前　言

临床治疗的结束或暂停并不意味着患者的真正康复，仍然会遗留不同程度的肢体功能、言语功能、心理功能、日常生活活动障碍等，需要后期长时间的康复，这就需要专业的康复医师和治疗师来帮助、促进患者各项身心功能障碍的恢复，以提高患者的生活质量，从而使患者回归社会和家庭。康复医学的发展将有利于构建以预防为主的医疗保健体系，有助于促进人民健康。所以，康复医学越来越得到全社会的重视。

本书借鉴了国内外康复理论和康复技术的最新研究进展，并结合编者的康复治疗实践经验，按照康复专业构成和发展的需要，设置了康复医学基础、康复评定、康复治疗技术以及循环系统疾病的康复、呼吸系统疾病的康复、神经系统疾病的康复、骨与关节疾病的康复、产后康复等章节，内容包括疾病的定义、病因病理、临床特征、康复评定方法、康复目标、康复治疗方法、预防保健等。本书理论性强、实用性强、诊断治疗措施全面，既适合医学院校在校学生学习基础理论，又可为康复专业的临床医师诊断和治疗提供参考。

任何新的进步都可能存在争议和分歧，编者希望本书能起到抛砖引玉的作用，更好地实现聚集康复治疗人才、创造交流机会的目的。但由于编者水平有限，在编写本书过程中难免遗漏一些有意义的、较新的资料，从而使描述或阐述存在不足，敬请读者不吝指出，以便修正。

编　者

2023 年 5 月

目　录

第一章　绪论

第一节　康复医学的内容

一、康复医学的组成

康复医学是一门跨学科的应用科学，涉及医学、生物工程学、心理学、教育学及社会学等多个学科。其内容主要包括康复预防、康复评定、康复治疗和临床康复四部分。

(一)康复预防

康复预防是康复医学的主要内容之一，主要结合康复实践研究残疾或功能障碍的流行病学、致残原因及预防措施。康复医学对象以功能障碍者为主，功能障碍是指身体上、心理上不能发挥正常的功能，这可能是潜在的或现存的、可逆的或不可逆的、部分的或完全的，也可以与疾病并存或为其后遗症。一旦出现残疾，往往需要花费大量的人力、财力、物力才能获得有效的康复，并且也很难达到原来的健康水平。因此，康复介入的时间不仅在功能障碍发生之后，而更应在其出现之前开始，此为康复预防。康复预防是康复的基本对策，是康复医学的发展方向之一。

康复预防分为三级，从3个不同层次预防伤残或功能障碍的发生。

1.一级预防

是指预防能导致病损的各种损伤、疾病、发育缺陷、精神创伤等病损的发生。

2.二级预防

是指病损发生后要积极开展临床治疗和康复治疗，防止功能障碍和残疾的发生。

3.三级预防

是在功能障碍和残疾发生后要积极进行康复治疗以限制其发展，避免发生永久及严重的残疾。

在康复预防的前两个阶段，引起病损或功能障碍的诸多危险因素是可以预防的，已发生的功能障碍尚属可逆，及早采取有效的措施可以防止残疾的发展或减轻功能障碍的程度。在第三阶段，已发生的功能障碍已不易改善，可能成为永久性的残疾。因此，康复医学措施应在疾病的早期介入，才能获得良好的康复效果。

(二)康复评定

1.康复评定的定义

康复评定是指测试和评估康复对象功能障碍的程度、范围的过程。康复评定是康复治疗的基础，相当于临床医学的临床诊断部分，但又不同于临床诊断，远比临床诊断细致详尽。在康复医学实施过程中，没有康复评定就无法规划治疗程序、评价康复疗效。康复医疗工作始于评定，止于评定。

2.康复评定的主要内容与分期

康复评定的内容主要包括对患者的生理功能评定、心理功能评定、日常生活能力评定、社会参与能力评定等方面。康复评定分为 3 期:初期评定在患者入院初期完成,目的是全面了解患者功能状况和障碍程度、致残原因、康复潜力,据此确定康复目标和制订康复治疗计划。中期评定在康复治疗中期进行,目的是经过康复治疗后,评定患者的总体功能情况、有无康复效果,分析其原因,并据此调整康复治疗计划。中期评定可进行多次。后期评定在康复治疗结束时进行,目的是评定患者经过康复治疗后的总体功能状况,评价康复治疗的效果,提出重返家庭和社会或进一步康复治疗的建议。

3.康复评定的工作形式

康复评定工作以康复评定会形式进行,主要完成的工作有:康复评定应当做出判断,以确定患者功能障碍的种类和主要的障碍情况;确定患者功能障碍程度;判断患者的代偿能力;确定康复治疗目标(包括近期目标、中期目标、出院目标和远期目标),并决定承担各种功能训练任务的专业成员、决定各种康复治疗措施、判定康复治疗效果、修改康复治疗计划、决定康复结局及转归。

(三)康复治疗

康复治疗是根据康复评定所明确的功能障碍的部位、程度,规划、设计、实施康复治疗方案的过程,包括有机、协调地应用各种治疗手段。在康复治疗方案中常用的治疗方法有以下几种。

1.物理疗法

物理疗法包括运动疗法和物理因子治疗。物理因子治疗是指应用各种物理因子,如电、光、声、磁、蜡、水、压力等来预防和治疗疾病的方法。

2.作业疗法

作业疗法是针对患者的功能障碍,从日常生活或文体活动中选择针对性强、能恢复患者功能和技巧的作业项目,按照指定的要求进行训练,以逐渐恢复其功能的方法。

3.言语疗法

言语疗法是采用各种科学的方法对因听觉障碍、构音器官异常、脑组织损害等所致的言语障碍进行治疗,尽可能地恢复患者听、说、读、写和理解能力的过程。

4.心理治疗

心理疗法是对有心理、精神、情绪和行为异常的患者进行精神支持疗法、暗示疗法、行为疗法和心理咨询等心理干预的方法。其目的在于解决患者的心理障碍,减少患者焦虑、忧郁、恐慌等精神症状,改善其不适应社会的行为,使其建立良好的人际关系,促进患者人格的正常化及发展。

5.康复工程

康复工程是工程技术人员与康复工作者应用现代工程学的原理和方法,恢复、重建、代偿或补偿患者的功能,使其恢复独立生活、工作和回归社会。康复工程是工程学在康复医学临床中的应用。

6.中国传统康复疗法

中国传统康复疗法是应用中国传统的医疗技术对患者进行康复治疗的方法，包括针灸、推拿、传统运动疗法、中药、食疗和环境疗法等。

7.康复护理

康复护理即根据康复的基本概念，结合护理专业知识和技能，运用基本的康复技术，在护理过程中与其他康复专业人员共同协作，以促进患者康复。例如，指导或帮助患者活动关节，维持其功能，防止肌肉萎缩；指导患者自我照顾，如下床活动、大小便控制训练；为患者提供各种方法，以保持良好的姿势，防范继发性身体残疾的发生；在病房中指导患者利用自助器具进行饮食、穿衣、梳洗、排便、转移等日常生活活动训练。

（四）临床康复

患者在临床各学科、各类疾病的各阶段出现功能障碍后进行的针对全面康复的过程称为临床康复，又称为专科康复。目前，临床康复已形成了多个临床康复亚专业，如神经康复、骨科康复、儿科康复等。

二、康复医学的工作方式

康复医学涉及医学的各个领域和不同的专业，通常采用多科联合建立工作团队的方式开展工作，如神经内外科、心血管内外科、骨科、风湿科、内分泌科、老年医学科等与康复医学科组成康复治疗组（工作团队）共同完成康复治疗目标。康复医学不仅仅只是针对功能障碍，同时也针对疾病的病理改变，着眼于整个人，从身体上、心理上、职业与社会活动能力上进行全面康复。

在康复治疗工作团队中，康复医师为该团队的领导，其他人员包括相关科室的医师、物理治疗师、作业治疗师、护理人员（包括一般护理人员和康复护理人员）、言语治疗师、心理治疗师、假肢与矫形器师、文体治疗师、社会工作者等。在康复医师的领导下，工作团队成员对患者功能障碍的性质、部位、严重程度、发展趋势、预后与转归充分发表各自的意见，提出相应的对策（包括近期、中期、远期的治疗方法和目标），然后由康复医师归纳、总结为一个完整的康复治疗计划，由各专业人员分头实施；治疗中期，再召开小组会议，对治疗计划的执行情况进行评价、修改、补充；治疗结束时再召开小组会对康复效果进行总结、评价，并为下阶段治疗或出院后的康复提出意见。

三、康复流程

伤病痊愈者往往不能马上恢复工作，所以痊愈出院不等于康复。康复工作必须从伤病的早期开始，直至回归社会和家庭。急性期的康复一般为1～2周，其后需要经过相对长时间的慢性康复阶段治疗，时间可能为数周至数月，目标是使患者能生活、行动自理，从而可以回归家庭，直至恢复工作。在回归家庭和社会之前，往往还需要一个过渡阶段。

有些伤病者可能只经历某一个阶段即可恢复工作。而有些伤残者虽经努力，仍不能生活自理，终生需要他人帮助。因此，所有在整个流程中的各种机构均应设置良好的康复设施，以满足伤残病者的需要。从医疗到社会均应有相应的结构来解决他们的问题。

从医疗机构方面来说，需要有急性病医院、慢性病医院、日间医院、护理中心或社区医疗站等系列机构，形成对同一个对象的相互联系、层层负责的网络体系。有些地区已经建立了这些网络体系,伤病残者的康复由此得到保障,对患者、社会、家庭都十分有利。对于需要终生护理的患者,社会应建立相应的机构收护。对伤残人员的再就业,社会应建立相应的教育培训机构。

四、康复医学的疗效评定等级

由于康复医学面对的是日常生活活动能力(ADL)、就业能力部分或完全丧失的患者,因此不能应用临床治疗的标准来衡量,可采用下列疗效分级标准。

(一)疗效标准

1.完全恢复

治疗后的功能独立状态达到完全独立水平,日常生活活动能力评定所有项目均完全达到独立水平。

2.明显有效

治疗后功能独立状态虽然达不到完全独立的水平,但较治疗前进步两个或两个以上级别;或者虽未达到两级,但达到有条件的独立水平。

3.有效

治疗后的功能独立水平较治疗前进步一个级别,达不到有条件的独立水平。

4.好转

治疗后日常生活能力有所增加,但功能独立级别无明显增加。

5.无效

治疗后的功能独立水平与治疗前无变化。

6.恶化

治疗后的功能独立水平较治疗前更差。

7.死亡

治疗失败,患者死亡。

(二)疗效评定时所依赖的功能独立水平

1.完全独立

在不需要他人帮助,也不需要辅助设备、药物或用品的情况下,能在合理时间内有规范地、安全地完成所有的活动。

2.有条件的独立

在应用辅助设备或药物、比正常需要较长时间的情况下,能独立完成所有活动。

3.需要不接触身体的辅助

患者基本上能独立,但为了进行活动,需要给予监护、提示或指导;或需要他人帮助患者做准备或传递必要的用品,但不接触患者。

4.需要少量接触身体的辅助

患者只需要少量的接触性帮助,患者自己能付出3/4以上的努力。

5.需要中度的辅助

患者需要中等程度的接触帮助,患者自己能付出的努力占1/2～3/4。

6.需要大量的辅助

患者需要的帮助程度较多,患者能付出自己的努力仅为1/4或不足1/2。但通过康复训练,患者仍难达到独立。

7.完全依赖

患者能付出的努力不到1/4,因此患者的一切活动都依赖于他人的帮助。

此外,近几年临床上愈来愈多地采用综合性评定方法,如应用功能独立性评定法,康复后评分增加越多,则表明康复效果越好。

第二节 康复医学的地位

一、康复医学在现代医学中的地位

随着人们对健康观念的改变,医学模式也发生了深刻的变化。医学模式从单纯的生物医学模式发展为现代的生物-心理-社会的新医学模式。医学的根本目的不仅是预防和治疗疾病,而且还要保护和促进健康。疾病谱的改变使与心理和社会因素有关疾病的发病率明显增加,从而促成了医学模式的转变,如脑血管病、心脏病、肿瘤、精神性疾病等多发病均与心理和社会因素明显相关。

以功能障碍为对象、以康复为目的的康复医学,其概念、基本观点和医学思维方式符合现代医学的生物-心理-社会模式,也满足了人类健康这一概念对医学发展的要求。康复医学的对象是各种功能障碍者或残疾者。也就是说,只要把功能障碍或残疾这一核心问题放到整个人类社会中去考虑,就会发现它与生物、心理、社会的联系比健全人或一般患者都密切。康复医学也正是从生物学、心理学和社会学的观点来看待残疾和处理残疾的。医学模式的转变和人类对健康要求的提高与康复医学的基本原则和目的相符合,顺应了医学的发展,体现了医学预防和治疗疾病、促进健康功能的目的。

二、康复医学与临床医学的关系

预防医学、保健医学、临床医学和康复医学是现代医学的四大组成部分,它们之间相互联系成为一个统一体系。在整个体系中,康复医学占有十分重要的地位。随着医学科学的发展及人类对生活质量要求的提高,医学的目的不仅是治愈疾病,而更主要的是应使患者整体功能达到尽可能高的水平,提高其生存及生活质量,使其在社会上发挥应有的作用。因此,康复医学与临床医学既有联系又有区别。

(一)康复医学与临床医学的联系

康复医学是以康复为目的,应用医学方法研究患者功能障碍以及伴发功能障碍而产生的各种残疾的预防、诊断、评定、治疗和训练的一门医学学科。康复医学与临床医学有着不可分割的联系,一方面临床医学的迅速发展,促进了康复医学的发展,并为康复医学的发展提供了良好的基础和可能性。同样,康复医学的发展也推动了临床各学科的发展。例如,临床抢救存活率的明显提高,有功能障碍和遗留各种后遗症的患者随之增多;随着疾病结构谱的变化,慢性病和老年性疾病的发病率的增加,需要长期治疗的患者也增多,这都为康复医学的发展提供了可能。另一方面,康复医疗贯穿于临床医学实践的全过程,使临床医学更加完善。各种疾病的临床治疗后都有一个康复过程，特别是一些损伤较大的疾病如截肢、烧伤、颅脑外伤、器官移植、关节置换等，以及各种慢性病、难治的疾病都会在不同程度上造成各种功能上和精神上的障碍。一些障碍通过康复的早期干预完全可以预防，对已发生的功能障碍，通过积极有效的康复训练，能使患者的功能获得最大限度的恢复。从这一意义上来说，在整个医疗活动中，康复医疗与临床医疗是紧密结合的。

康复专家 Howard A.Rusk 指出："康复应该是每位医师的职责，而不能只是从事康复医学专科医师的事。应当使康复的观点和基本技术成为所有医院医疗计划的一个组成部分，同时也应当成为所有医师的医疗手段的一个组成部分。"如果患者的功能不能得到很好的发挥，不能正常地生活和工作，这将意味着医疗工作还没有结束。

(二)康复医学与临床医学的区别

在医疗实践中，康复医学与临床医学是相互渗透、相辅相成的。然而，康复医学与临床医学有着明显区别。临床医学的目的在于治愈疾病或稳定病情，而康复医学则着眼于功能恢复。与临床医学所采取的各种措施相比，康复治疗具有明显的专业要求和特性。

1.具有主动参与性的要求

临床医学的各种治疗方法的实施使患者多处于被动的地位，而康复治疗则要求患者必须主动、积极地参与，这是康复治疗成败的关键所在。

2.具有教育的特性

康复治疗的一个特点是由治疗师与患者以一对一的方式实施治疗，引导患者进行各种功能的学习和再学习，因而具有教育的特性。

3.具有多科性、广泛性的特性

康复治疗采取具有专门技能、多学科协作的工作小组形式来实施，以解决因各种功能障碍所带来的复杂问题。

4.具有疾病治疗从始而终的特性

康复治疗不是临床治疗后的延续，更不是临床治疗的重复。康复治疗是一种综合的治疗措施，在伤、病、残的不同时期应用不同的手段和方法促进患者康复，从伤病的急性期开始进行，并贯穿于治疗的始终。

三、临床医师与康复

在患者全面康复的过程中，临床医师起着非常重要的作用。临床医师应充分认识到康复的内涵和重要意义，掌握康复医学的基本理论和基本技能，并把康复的理念贯穿于临床治疗的始终，服务于患者的康复。

(一)正确理解康复医学的理念

临床医师应具有完整的现代医学体系观念，认识到康复医学与临床医学同样是现代医学的主要组成部分。临床医师应理解健康新定义的内涵，即健康是指人在身体、心理、社会上呈现一种完全舒适和谐的状态，而不仅仅是没有疾病或衰弱现象；理解生理-心理-社会医学模式对医学发展提出的要求；理解疾病的治疗不仅停留在治愈层面，更重要的是提高患者的生活能力和生存质量，促进患者回归社会。

(二)在临床医疗过程中履行康复职责

临床医师在患者康复的过程中担当着重要的职责，应该掌握康复医学的基本理论和基本技能。临床医师在决定给患者做手术治疗时，必须确信障碍的功能存在康复的希望，如对断肢再植手术指征的把握，如果再植的肢体仅仅成活而没有功能，这并不意味着手术成功。临床医师在选择治疗方法的时候，应当把有利于患者的康复作为一个重要因素来考虑。只要患者的全身和局部情况允许，康复治疗开始的时间越早，患者功能的恢复越好。患者在住院期间就应当开始接受一系列康复治疗，为了做到这一点，除了说服患者给予配合之外，临床医师与康复医师密切合作尤为重要。康复治疗提倡康复医师参与临床查房，了解患者存在的主要问题、治疗愿望与要求，以及临床上准备采取的医疗措施，从而制订康复治疗计划，确定康复治疗开始实施的最佳时间。临床医师应主动、及时地向主管的康复医师通报患者的病情，使他们心中有数，做到有所为和有所不为。康复治疗开始后，临床医师与康复医师应共同对患者功能的恢复进程做出评估，随时进行必要的调整，使患者的功能得到最大限度的恢复。

(三)医学生与康复医学

作为医学生，在校学习期间就应该掌握康复医学的基本理论和基本技能，主动适应新的医学模式。医学生毕业后面对的不仅是要求治好疾病的人群，而且面对着社会与患者的全面而强烈的康复需求，所有类别的医疗机构中的任何患者都需要康复。随着科技的进步和医学的发展，人们伤病后的成活率越来越高；另外，随着疾病谱的变化，创伤、慢性病患者日益增多，这部分患者不仅要生存，而且要高质量地生活。因此，需要康复的人数将越来越多。医学生在临床实践过程中，感叹于一些急性病的神奇疗效，同时对一些亚急性疾病、慢性病患者的处理办法少、疗效差感到困惑。因此，医学生应该掌握必要的康复医学知识，以便能在将来的工作中解决这些问题，通过学习，医学生应该能够选择适当的疾病、恰当的时机进行或者转诊康复；采用恰当的方法开始床边早期康复；选用适当的矫形器，早期做二级预防。

第三节 康复医学在现代医学中的作用

一、医学模式的形成与转变

医学模式是人类对医学的总体认识，是以一定的观点和方法研究、处理健康与疾病问题的一种思维方式。它既表现了医学的总体结构特征，又是指导医学实践的基本观点。在医学发展的历程中，曾经出现神灵主义的医学模式、自然哲学的医学模式、机械论医学模式和生物医学模式，其中对现代医学起重要作用的是生物医学模式。

新医学模式的产生源于社会的不断发展。15 世纪至 20 世纪初期，自然科学领域涌现出一系列重大发现，医学领域内解剖学、生理学、病理学、生物化学等技术的进步，促使人们开始运用生物医学的观点认识生命、健康与疾病，产生了以实验生理学和细胞病理学为基础的生物医学模式。在生物医学模式下现代医学在生命科学、临床治疗医学和预防医学 3 个方面都取得了重大成就，对解决人类健康问题做出了巨大贡献。但随着人类学、社会学、心理学的发展及其在医学领域的实践，生物医学模式逐渐显现出种种缺陷和局限性。例如，生物医学模式认为疾病是一种孤立存在的、几乎可以脱离患者的社会背景的自然实体；每种疾病都有特异性的致病因素和特异性治疗方法；精神和躯体的疾病可以分开考虑；在诊治过程中，医生通常是独立的观察者，而患者却是被动的接受者。然而，医学并非单纯的自然科学，单一的生物学的医学观点并不能圆满地解释疾病的发生、发展和转归，心理因素和社会因素在人们的健康和疾病中都有着重要的作用。

20 世纪初，随着医学的发展和社会的进步，疾病谱发生了巨大的变化，传染病、营养不良等疾病退居次要，心理因素、环境因素和社会因素与疾病的关系日益受到人们的重视。1977 年，美国精神病学教授恩格尔提出社会-心理-生物医学模式取代了生物医学模式，并迅速为人们所接受，成为医学教育、医学研究和临床服务的指导思想。社会-心理-生物医学模式认为，疾病不是单一因果关系链的结果，是多因素共同作用的复合物，是人与环境相互作用的产物，它涉及环境（物理、化学、生物、家庭、社会等）、精神（潜意识和意识）和躯体（系统、器官、组织、细胞、分子）等多方面；躯体和精神是有机联系的，两者相互影响，相互制约，不可分割；医疗服务是医患互动的一种过程，医生与患者都要主动参与。可见，新的医学模式使人们更全面地认识健康与疾病的问题，在治疗时充分考虑生物、心理、社会等多方面的因素，并据此探索出更全面、有效的疾病防治方法，促进了康复医学的发展。

二、健康概念与心理健康

（一）健康的概念

健康是一个动态的概念。人类的健康观是随着社会的发展和生活水平的提高而不断变化的。20 世纪以前，人们片面地把“无病、无伤、无残”看作是健康的标准。随着社会的进步和医学模式的转变，人们对健康含义的理解也越来越深刻。1984 年，WHO 在其宪章中提出了著名的健康新概念：“健康不仅仅是没有病和不虚弱，而且是身体上、心理上和社会适应能力上三方面的完美状态。”这一概念体现了医学的生物模式向社会-心理-生物模式的转变，改变了卫生医疗的方向和内涵，使医疗思维由传统的“治病-救人”转变为“治病-救人-功能”，强调了功能。1990 年，WHO 在对健康定义的阐述中，又增加了道德健康，指的是不能损害他人利益来满足自己的需要，能按照社会认可的道德行为规范准则约束自己及支配自己的思维和行为，具有辨别真伪、善恶、荣辱的是非观念和能力。2000 年，WHO 又提出了“合理膳食，戒烟，心理健康，克服紧张压力，体育锻炼”的促进健康新准则。健康概念的发展变化，表明人们传统的健康思维发生了变化，认识到只有在躯体健康、心理健康、社会良好适应能力和道德健康、生殖健康五方面都具备的情况下，才算得上是真正意义上的健康。

（二）心理健康

心理健康是一个包含有多种特征的复合概念，指的是对于环境及相互关系具有高效而愉快的适应，一般可理解为情绪的稳定和心理的成熟两个方面。心理健康的人，能保持平静的情绪、敏锐的智能、适应社会环境的行为和气质，不仅自我感觉良好，而且与社会协调、和谐，心理活动和心理特征相对稳定，能与客观环境统一和适应。

关于心理健康的标准，国内外心理学家有许多概述，概括起来基本上包括：良好的适应能力、良好的自我意识、能够保持人格的统一、保持和谐的人际关系和开朗的心境。

三、康复医学的重要性

（一）发展康复医学是老龄化社会的必然结果

随着社会的进步、经济的发展和人民生活水平的提高，人类平均寿命显著延长，老年人在人口中的比例显著增加，这为康复医学提出了严峻的挑战。一方面，人口的老龄化使老年残疾者的比例也相应地增加；另一方面，老年人是心脑血管疾病、肿瘤等疾患的高发人群，对康复的需求也较大。此外，在经济社会高速发展的今天，各种意外伤害的发生率也显著增加，如工业和交通事故、体育竞技意外损伤等，都使致残的人数明显增加，这也使康复医学的重要性更为突出。

（二）发展康复医学是促进患者康复的迫切需要

随着医学的发展、疾病谱的改变，传染性疾病已不再是威胁人类健康的头号杀手，心脑血管疾病、肿瘤和创伤等成了新的主要致死病因。但这些患者中，有相当大比例的患者还能存活很长时间，对于他们而言，康复医学具有重大的价值。例如，对于创伤患者而言，有报道显示，1950 年前截瘫患者只能平均存活 2.9 年，且由于残疾，他们难以重返社会。而随着康复治疗的实施和康复工程的发展，1976 年，已有 53%的截瘫患者可以重返学习和工作岗位；1980 年，这类患者达到了 83%左右，不但没有成为家庭和社会的沉重负担，反而以不同的方式为社会做出贡献。又如，对心肌梗死存活者而言，进行积极的康复治疗可以明显增加患者的寿命；对肿瘤患者而言，积极的康复治疗，如心理治疗、作业治疗、物理治疗、整形治疗和康复工程等减轻了患者的心理负担和遗留的疼痛、虚弱等症状，提高了患者的生活质量，有利于患者重返社会。

（三）发展康复医学是应对重大自然灾害和战争的必要准备

对于人类而言，火山喷发、地震等自然灾害和局部战争目前仍然是难以避免的，这就必然产生数量不小的伤残者。而对这些患者进行必要的康复治疗是非常重要的，这也是必须重视发展康复医学的主要原因之一。

基于上述原因，康复医学在世界各地都受到广泛的重视。我国也于 2002 年下发了《国务院办公厅转发卫生部关于进一步加强残疾人康复工作意见的通知》，显示了大力发展康复医学的决心和行动。

四、康复医学的主要原则

康复医学的主要原则包括功能训练、全面康复、重返社会和改善生活质量。

（一）功能训练

康复医学工作着眼于保存和恢复人体的功能活动，包括运动、感知、心理、言语交流、日常生活、职业活动和社会生活等方面的能力，重视功能的检查和评估，并采取多种方式进行功能训练。

（二）全面康复

全面康复是指从生理上（身体上）、心理上（精神上）、职业上和社会生活上进行全面整体的康复。康复的对象不仅是有功能障碍的器官和肢体，而更重要的是整个人。从这一意义上来说，全面康复就是整体康复。此外，全面康复也是指残疾人在医疗康复、教育康复、职业康复和社会康复等领域全面地进行康复，因而全面康复亦称综合康复。

（三）重返社会

人生活于社会之中，但残疾使人暂时离开社会生活的主流。康复的最终目的是使残疾者通过功能的改善或（和）环境条件的改变重返社会，参加社会生活，履行社会职责。

（四）改善生活质量

康复项目的早期介入对于预防患者可能出现的诸多并发症起到了关键的作用，从而改善了患者的生活质量，有利于患者参与社会生活，重新与社会结合。

第二章 康复医学基础

第一节 运动学基础

一、运动学概念

运动学是研究人体活动时，神经、肌肉、骨骼、关节的生物力学和运动生理变化的一门学科，是研究活动时机体各系统生理效应变化的科学，以生物力学和神经发育学为基础，以作用力和反作用力为治疗因子，以改善身、心的功能障碍为主要目标。

二、骨与关节的运动学

(一)人体运动的面与轴

人体运动的面与轴是以人体运动的基本姿势为基准来划分的，人体运动的基本姿势定义为：身体直立，面向前，双目平视，双足并立，足尖向前，双上肢自然下垂于体侧。

1.人体运动的面(图 2-1)

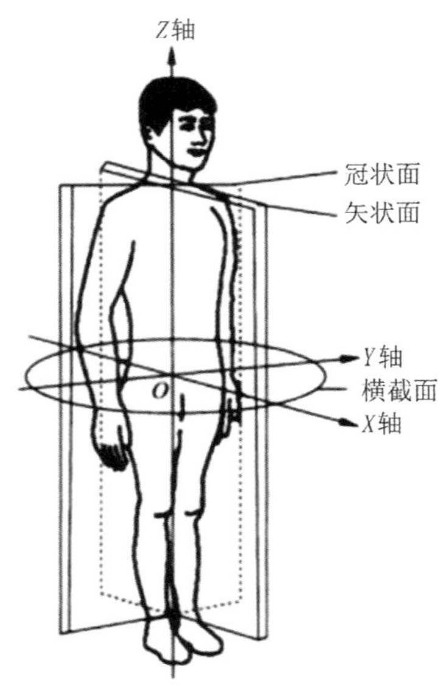

图 2-1 人体运动的面与轴

(1)横截面：此面与地面平行，将人体分为上下两部分。

(2)冠状面：此面与地面垂直，将人体分为前后两部分。

(3)矢状面：此面与地面垂直，将人体分为左右两部分。

2.人体运动的轴(图 2-1)

(1)矢状轴：矢状面与横截面相交所形成的前后贯穿于人体的直线。

(2)额状轴:冠状面与横截面相交所形成的左右贯穿于人体的直线。

(3)纵轴:矢状面与冠状面相交所形成的上下贯穿于人体的直线。

(二)关节运动的常用术语

1.屈曲与伸展

关节的屈曲与伸展运动是指组成关节的骨骼以关节为中心所做的运动。组成关节的两骨逐渐接近,角度变小称为屈曲。组成关节的两骨逐渐远离,角度增大称为伸展(图 2-2)。

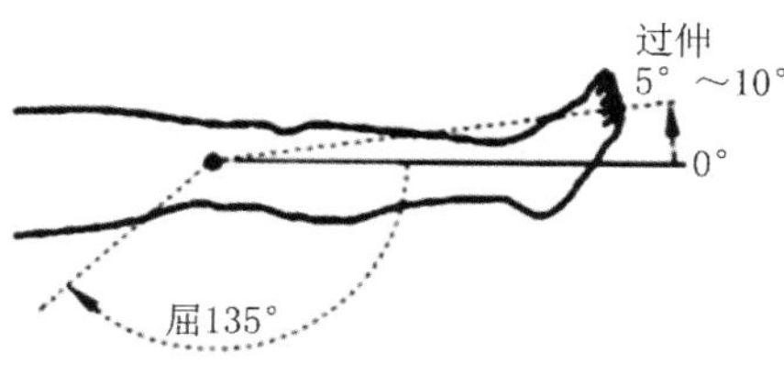

图 2-2　屈曲与伸展

2.内收与外展

关节的内收与外展运动是指肢体以矢状轴为中心在冠状面上所做的运动。远离躯干为外展,靠近躯干为内收(图 2-3)。

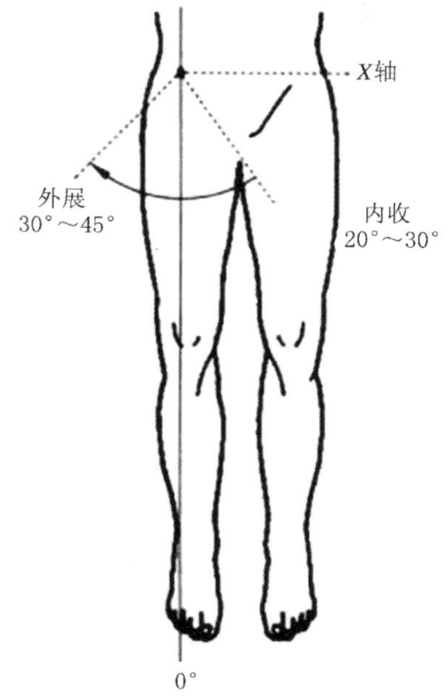

图 2-3　内收与外展

3.内旋与外旋

关节内旋与外旋运动是指肢体以肢体长轴为中心在水平面上的运动。转向躯干的运动为内旋,转离躯干的运动为外旋(图 2-4)。

(三)人体的力学杠杆

1.杠杆原理

任何杠杆均分为 3 个部分:力点、支点和阻力点。以 O 表示支点,F 为作用力点,则 FO

为动力臂;W 为阻力点,则 WO 为阻力臂。$F \times FO = W \times WO$(图 2-5)。

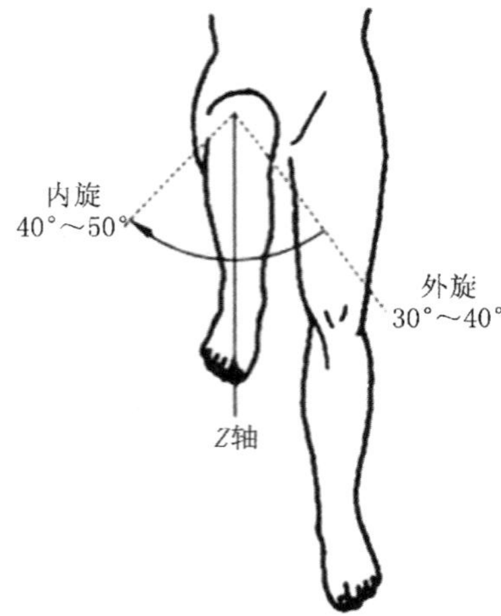

图 2-4　髋关节的内旋与外旋

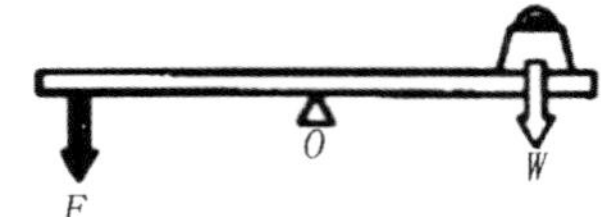

图 2-5　杠杆原理

2.人体的杠杆分类

肌肉收缩时骨骼和关节的运动都符合杠杆原理。在人体上,力点是肌肉在骨上的附着点;支点是运动的关节中心;阻力点是骨杠杆上的阻力,与力点作用方向相反。根据力点、支点和阻力点的不同位置关系可分为 3 类杠杆。

(1)平衡杠杆:第一类杠杆,支点位于力点与阻力点之间,主要作用是传递动力和保持平衡,故称之为平衡杠杆。支点靠近力点时有增大运动幅度和速度的作用,支点靠近阻力点时由于动力臂相对较长,因此可以省力。如肱三头肌作用于鹰嘴产生伸肘动作,由于肌肉附着点接近肘关节,故手部有很大的运动弧度。

(2)省力杠杆:此类杠杆阻力点位于力点和支点之间,力臂始终大于阻力臂,因此可用较小的力来克服较大的阻力,故称之为省力杠杆。如是承重时跖屈使身体升高,其特点是阻力点移动的力矩小于肌肉的运动范围(图 2-6)。

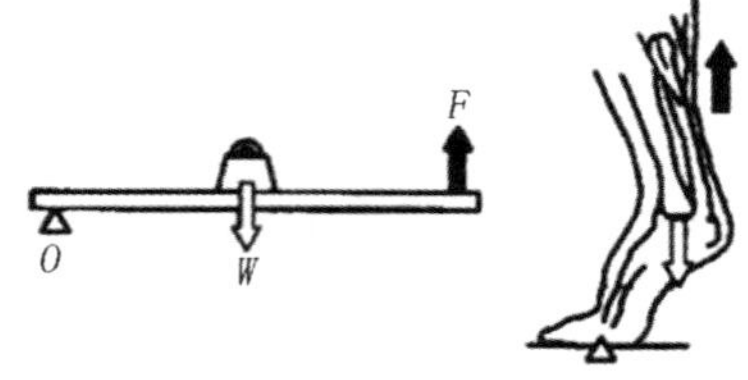

图 2-6　省力杠杆

(3)速度杠杆:此类杠杆力点位于阻力点和支点之间,因动力臂始终小于阻力臂,力必须大于阻力才能引起运动,故不省力,但可以获得较大的运动速度和幅度。如肱二头肌引起屈肘动作,运动范围大,但作用力较小(图 2-7)。

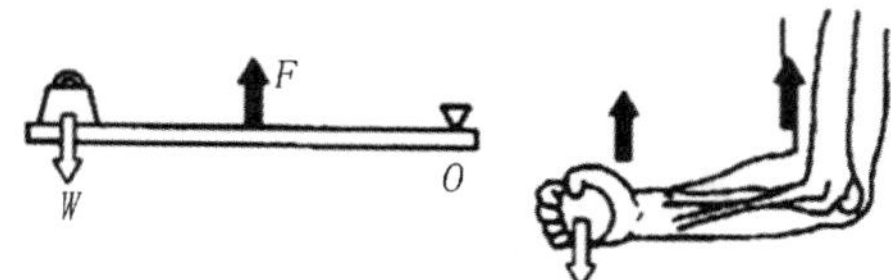

图 2-7　速度杠杆

三、肌肉的运动学

(一)肌肉的类型

根据肌细胞分化情况可将其分为骨骼肌、心肌和平滑肌。多块骨骼肌的协同作用才能使关节活动准确、有效,按其在运动中的作用不同,分为原动肌、拮抗肌、固定肌和协同肌。

1.原动肌

原动肌在运动的发动和维持中一直起主动作用,收缩时能产生特定运动。

2.拮抗肌

拮抗肌指那些与原动肌作用方向完全相反或发动和维持相反运动的肌肉。关节活动的稳定性、动作的精确性以及防止关节损伤有赖于原动肌与拮抗肌的协调运动。

3.固定肌

将肌肉近端附着的骨骼做充分固定,以发挥原动肌的动力作用,这类肌肉即为固定肌。如在肩关节,当臂下垂时,冈上肌起固定作用。

4.协同肌

多个原动肌跨过多轴或多个关节时,就能产生复杂的运动,需要其他肌肉收缩来消除某些不良反应,辅助完成某些动作,这种具有辅助作用的肌肉称为协同肌。

在不同的运动中,一块肌肉可担当不同的角色。有时由于重力的作用或抵抗力不同,即使在同一运动中,同一块肌肉的作用也会改变。

(二)肌细胞结构和收缩

人体各种形式的运动主要是靠一些肌细胞的收缩活动来完成的,各种收缩活动都与细胞内所含的收缩蛋白质(主要是肌凝蛋白和肌纤蛋白)的相互作用有关。

成人肌纤维呈细长圆柱形,直径约 60 μm,长可达数毫米乃至数十厘米。在大多数肌肉中,肌束和肌纤维都呈平行排列,它们两端都和由结缔组织构成的腱相融合,后者附着在骨上。通常四肢的骨骼肌在附着点之间至少要跨过一个关节,通过肌肉的收缩和舒张,就可能引起肢体的屈曲和伸直。每条肌纤维由大量的肌原纤维组成,肌原纤维的全长均呈规则的明、暗交替,分别称明带和暗带。暗带的长度较固定,在暗带中央有一段相对透明的区域称 H 带,它的长度随肌肉状态的不同而有变化,在 H 带的中央有一条横向的 M 线。明带的长度是可变的,在肌肉安静时较长,收缩时变短,明带的中央有一条横向的暗线,称Z 线,肌原纤维上每两条 Z 线之间的结构称为肌小节。肌小节的明带和暗带包含更细的、平行排列的丝状结构,称为肌丝。暗带中含有的肌丝较粗,称为粗肌丝;明带中的较细,则称为细肌丝。细肌丝由 Z 线结构向两侧明带伸出并深入暗带和粗肌丝处交错和重叠,肌肉被拉长时,肌小节长度增大,使细肌丝由暗带重叠区拉出，明带长度也相应增大。

当肌细胞收缩时，可见Z线互相靠拢，肌小节变短，明带和H区变短甚至消失，而暗带的长度则保持不变，这是细肌丝在粗肌丝之间向M线方向滑动的结果。

(三)肌肉的收缩形式

1.等长收缩

肌肉收缩时长度保持不变而只有张力的增加称为等长收缩。它的作用主要是维持关节的位置，由于肌肉作用的物体未发生位移，所以未对物体做功。

2.等张收缩

肌肉收缩时只有长度的变化而张力基本保持不变称为等张收缩。因肌肉收缩时带动关节的运动，能使物体发生位移，所以它对物体做了功。人体四肢的运动主要是等张收缩。

(1)等张向心性收缩：肌肉收缩时肌纤维向肌腹中央收缩，肌肉的起始点相互接近，长度变短，如肱二头肌的收缩引起的肘关节屈曲。

(2)等张离心性收缩：肌肉收缩时肌纤维的长度变长，肌肉起始端远离，此时的肌肉收缩是为了控制肢体的运动速度，如下蹲时，股四头肌收缩但其长度延长，其作用是控制下蹲的速度。

离心性运动的机械效率高而耗氧量低，因此离心性运动消耗的能量少。离心性运动的另一优点是，与向心性运动相比较，在相同的收缩速度下，肌肉做最大自主性收缩和产生最大力矩时，神经肌电活动则只表现为次最大活动。而且，反复地进行离心性收缩训练也可以增加肌肉对抗运动性延迟性肌肉疼痛的能力。

一般情况下，人体骨骼肌的收缩大多是混合式收缩，既有张力的增加又有长度的变化，而且总是张力增加在前，当肌张力增加到超过负荷时，肌肉收缩才出现长度的变化从而产生运动。

3.等速收缩

等速收缩指肌肉收缩时关节的运动速度保持不变，其产生的张力可变。等速收缩产生的运动称为等速运动。

(四)骨骼肌收缩与负荷的关系

影响骨骼肌收缩的主要因素有前负荷、后负荷和肌肉的收缩力。

1.前负荷

前负荷指肌肉收缩前已存在的负荷，它与肌肉的初长度关系密切。在一定限度内，肌肉的初长度与肌张力成正比关系。

2.后负荷

后负荷指肌肉开始收缩时承受的负荷。在一定限度内，肌肉的收缩速度与后负荷成反比关系。

3.肌肉的收缩力

肌肉收缩时所产生的力临床上简称肌力，其大小受肌肉的生理横断面、肌肉的初长度、肌纤维走向与肌腱长轴的关系、骨关节的杠杆效率以及肌肉的营养状态等很多因素的影响。缺氧、营养不良、酸中毒等因素可降低肌肉的收缩能力，而钙离子、肾上腺素则可增强肌肉的收缩能力。

第二节　运动对机体的生理效应

一、消化系统

适宜的运动对消化系统能产生良好的作用：由于运动时要消耗较多的能量，反射性地促进消化系统的功能，加强营养素的吸收和利用，增进食欲；运动时能促进膈肌、腹肌较大幅度的舒张、收缩，造成对胃肠相应的挤压作用，促进胃肠蠕动，防治便秘；促进胆汁合成和排出，减少胆石症的发生。但饱食后，不宜进行剧烈运动，因为此时运动会减少胃肠的供血量，影响消化吸收功能；同时过度震荡充满食物的胃肠，牵拉肠系膜，会诱发疼痛，甚至引起呕吐。

二、呼吸系统

运动可增加呼吸容量，改善 O_2 的吸入和 CO_2 的排出，运动可提高吸氧能力的 10%～20%；由于在运动起始阶段，因呼吸、循环的调节较为迟缓，致使摄氧量水平不能立即到位，而是呈指数函数曲线样逐渐上升，称为工作的非稳态期，需经过一段时间逐渐达到摄氧量的稳定状态，因此在运动时要逐渐增加运动量，避免因突然剧烈运动而导致摄氧量的严重不足。

三、循环系统

在运动时为了增加氧气和能量的供给，心排血量增多，血液循环明显加快。心率增加是导致心排血量增多的主要因素，占 60%～70%，而其他因素占 30%～40%，因此，运动时心血管系统的反应中，心率增加最明显。

心排血量增多和血管阻力因素可以引起相应的血压增高，由于代谢增加，运动肌肉中的动脉扩张，血管阻力明显下降，不运动的组织中的血管收缩，血管阻力增加，但其总的净效应是全身血管阻力的降低，一般情况下，运动时收缩压增高，而舒张压不变。机体运动时产生一系列复杂的心血管调节反应，既保证了运动的肌肉有足够的血液供应，同时也保证了重要脏器如心、脑的血液供应。

四、中枢神经系统

中枢神经根据周围器官不断传入的信息对全身器官的功能起调控作用。反射是神经系统功能活动的基本方式，运动是中枢神经最有效的刺激形式，所有的运动都可向中枢神经提供感觉、运动和反射性传入；运动可提高神经活动的兴奋性、灵活性和反应性，多次重复的运动训练，可使大脑皮质建立暂时性的条件反射，对大脑的功能重组和代偿起着重要作用；运动可锻炼人的意志，增强自信心。

五、运动系统

(一)运动对骨骼肌的影响

运动是保持骨骼肌功能的主要因素，系统训练可使肌纤维生化、形态及功能发生改变。

1.力量训练

力量大和重复次数少的训练可增加肌肉力量和体积，这是肌肉横截面面积增加的结果。力量训练主要增加肌肉的力量，而对耐力无明显影响。

2.耐力训练

耐力训练的结果是肌肉产生适应性变化，耐力训练对肌纤维内的线粒体的影响比较明显，随训练的增加，线粒体的数量和密度也增加，肌肉能量供应也相应增加。对耐力训练而言，选择的阻力负荷应以20次动作以上为宜。

3.爆发力训练

爆发力训练指持续数秒至2min的高强度训练，能量供应主要来源于储存的磷酸肌酸分解为ATP以及葡萄糖的酵解，由于其主要依赖于无氧代谢途径供能，又称无氧训练。无氧训练所产生的人体适应性变化主要表现为磷酸肌酸储存量的增加，另外，参与糖酵解的某些酶的活性也增加，但这种酶活性的变化比有氧训练的变化小得多。

（二）运动对骨代谢的影响

运动时的加压和牵伸对维持骨的结构和代谢起着重要的促进作用，骨受力增加可刺激其生长，使骨皮质增厚、骨量增加、骨小梁结构增强；刺激软骨细胞，增加胶原和氨基己糖的合成，防止滑膜粘连，有利于关节功能的恢复；运动提供的应力使胶原纤维按功能需要有规律地排列，促进了关节骨折的愈合；关节负荷过大、过度使用或撞击都可影响关节软骨的功能，单一的冲击或反复的损伤均可增加软骨的分解代谢，成为进行性退变的始动因素。适量的跑步运动可增加关节软骨的蛋白多糖含量与压缩硬度，增加骨骼未成熟者关节软骨的厚度。

（三）运动对肌腱的影响

运动训练能增加胶原的合成。增加肌腱中大直径胶原纤维的百分比，使肌腱承受更大的张力，运动训练对肌腱的结构和力学性质有长期的正面效应。

六、运动对代谢的影响

（一）运动对糖代谢的影响

糖的分解代谢是人体运动时骨骼肌细胞获得能量的主要方式，糖的分解供能途径包括：①无氧条件下葡萄糖或糖原经酵解生成乳酸；②有氧条件下葡萄糖或糖原经三羧酸循环进行有氧氧化生成水和二氧化碳；③葡萄糖经磷酸戊糖途径被氧化为水和二氧化碳。其中有氧氧化是糖分解的最重要途径，是长时间大强度运动的重要能量来源。短时间剧烈运动时，糖酵解供应的能量越多，人体的运动能力就越强。

（二）运动对乳酸代谢的影响

肌肉收缩时，不仅在无氧代谢时产生乳酸，而且在各种运动（即便在安静）时也有乳酸产生；乳酸的清除随着乳酸浓度的升高而相应加快，使乳酸的产生和清除形成动态平衡，运动可以加速乳酸清除。

（三）运动对血糖的影响

肌肉对血糖的摄取是通过肌肉毛细血管扩张，血流量增大，胰岛素释放相对增加，促进血糖进入肌细胞，加速糖原合成来完成的。一般在低强度运动时增加2～3倍，剧烈运动时增加4～5倍。随着运动时间的延长，运动肌摄取、利用血糖的量保持上升趋势。

（四）运动对脂质代谢的影响

血浆三酰甘油、磷脂、胆固醇、胆固醇酯和载脂蛋白以不同比例结合在一起构成各种脂蛋白而存在，运动中脂肪能量供应随运动强度的增大而降低，随运动持续时间的延长而增高。因此，耐力运动可以使人体的血脂减少，血浆高密度脂蛋白浓度增高，低密度脂蛋白和极低密度脂蛋白浓度降低，对于预防和治疗肥胖、冠状动脉粥样硬化性心脏病（冠心病）、动脉粥样硬化等非常有益。

（五）运动对蛋白质代谢的影响

正常情况下成人体内蛋白质分解的速率等于合成速率，绝大多数蛋白质的数量保持不变。长时间运动时，引起蛋白质分解代谢进一步增强，蛋白质分子分解成氨基酸后除经过糖异生作用维持血糖稳定外，氨基酸的直接氧化和促进脂肪酸的氧化利用，对维持运动能力起重要作用。

第三节　制动对机体的影响

制动的形式有局部固定、卧床和瘫痪，长期制动可引起废用综合征，主要见于急性病或外伤而长期卧床者。长期卧床或制动可增加新的功能障碍，加重残疾，并可累及多系统的功能。

一、消化系统

长期卧床可使胃肠蠕动减弱，消化液分泌减少，胃内食物排空减慢，食欲下降，造成消化吸收不良，可致低蛋白血症；胃肠蠕动减弱，食物残渣在肠道内停留时间过长而造成便秘。

二、呼吸系统

患者卧床数周后，全身肌力减退的同时，呼吸肌肌力也下降，卧位时胸廓外部阻力加大。不利于胸部扩张，肺的顺应性变小，肺活量明显下降；卧位时膈肌的运动受影响，使呼吸运动幅度减小；长期卧床使下部支气管壁附着的分泌物较上部为多，而气管纤毛的功能下降，卧位时咳嗽无力，分泌物黏附于支气管壁而排出困难，致使分泌物沉积于下部支气管中，容易诱发沉积性呼吸道感染。

三、循环系统

严格卧床者，基础心率加快，舒张期缩短，将减少冠状动脉血流灌注，因此，长期卧床者即使从事轻微的体力活动也可能导致心动过速；直立位时血液流向下肢，这是血管内血液静压的作用，卧位时此静压解除，这些多余的血液流向肺和右心，使中心静脉压升高，抗利尿激素释放减少，尿量增加，导致血浆容量减少。长期卧床的患者易发生直立性低血压，其发生机制有：①由于重力的作用使血容量从中心转到外周，即血液由肺和右心转向下肢；②交感-肾上腺系统反应不良，不能维持正常血压。

四、中枢神经系统

运动是对中枢神经系统最有效的刺激，制动以后，由于各种感觉输入减少，对中枢神经系统的刺激减少，导致中枢神经系统的反应异常，可以产生感觉异常、痛阈下降、焦虑、抑郁、情绪不稳、易怒等异常行为。

五、运动系统

（一）对肌肉的影响

制动对骨骼肌肌力和耐力均有明显影响，肌肉体积减小，肌纤维间的结缔组织增生，非收缩成分增加，导致肌肉单位面积的张力下降，肌力下降。制动的第一周肌肉重量下降最明显，长时间卧床肌肉局部血流量减少及其营养供应降低，最终导致失用性肌肉萎缩。

（二）骨骼与关节骨的正常代谢

主要依赖于日常对骨的加压和牵伸作用，制动后肌肉对骨骼加压和牵伸作用明显减弱，由于内分泌变化的影响，骨的代谢出现异常，骨吸收加快，特别是骨小梁的吸收增加，骨皮质吸收也很显著，导致骨质疏松。关节制动超过 6h，关节囊内的渗出液开始增加，超过 12h 活动关节时会产生明显的疼痛，长期制动，关节周围韧带变得脆弱而易于断裂，由于关节囊内组织增生导致纤维结缔组织和软骨面之间发生粘连，继而关节囊收缩，最终导致关节挛缩。

六、泌尿系统

卧床时由于抗利尿激素的分泌减少，尿量增加；由于骨组织中的钙转移至血中的量增多，产生高钙血症；血中多余的钙又经肾排出，产生高钙尿症；卧床后 1～2d 尿钙即开始增高，5～10d 显著增高；高钙尿症和高磷尿症为结石形成提供了物质基础；腹肌无力和膈肌活动受限、盆底肌松弛、神经损伤患者神经支配异常而导致括约肌与逼尿肌活动不协调，都可能导致尿潴留，由于排尿不畅等原因还常常引起尿路感染。

七、代谢与内分泌

长期卧床往往伴有内分泌和代谢障碍。

（一）负氮平衡制动

导致抗利尿激素的分泌减少而多尿，尿氮排出明显增加，加上蛋白质摄入减少，可出现低蛋白血症、水肿和体重下降。短期卧床所造成的负氮平衡较易恢复，而长期卧床所造成的负氮平衡则需较长时间才能恢复。

（二）负钙平衡

由于骨的代谢出现异常，大量钙进入血液导致高钙血症，血液中过多的钙随尿液排出体外导致钙的流失。

（三）内分泌变化

卧床后抗利尿激素的分泌在第 2～3d 开始下降，肾上腺皮质激素分泌增高，雄激素水平降低，血清甲状腺素和甲状旁腺素的分泌异常，血清胰岛素和前胰岛素 C 肽同时增高，由于胰岛素的利用下降导致糖耐量降低。

（四）水、电解质改变

高钙血症是制动后常见而又容易忽视的水、电解质异常，在骨折固定或牵引而长期卧床的儿童中，高钙血症的发生率可达 50%。卧床休息 4 周左右可以发生症状性高钙血症，早期症状包括食欲减退、腹痛、便秘、恶心和呕吐，进行性神经体征为无力、低张力、情绪不稳、反应迟钝，最后发生昏迷。

第四节　人体发育学基础

一、概述

人体发育学主要研究人体生命全过程及其变化规律的科学，它的研究对象包括了人的胚胎和胚后的发育、婴幼儿及青少年的发育、中年人的成熟及老年人的衰老。其研究范围包括人体的正常发育（生理功能、心理功能和社会功能）、异常发育以及发育评定。人体发育学是一门多学科交叉的新兴学科。

（一）基本概念

1.生长

是指儿童身体器官、系统和身体形态上的变化，以身高（身长）、体重、头围、胸围等体格测量表示，是量的增加。

2.发育

是指机体的功能成熟，主要是指生理、心理和社会功能发育，重点涉及儿童的感知发育、思维发育、语言发育、人格发育和学习能力的发育等，是质的改变。生长和发育两者紧密相关，生长是发育的物质基础，生长的量变可在一定程度上反映身体器官、系统的成熟状况，生长和发育两者共同表示机体量和质的动态变化过程。

3.成熟

是指人体的结构和功能有机结合成为稳定的、完全发育的状态。心理学的成熟是指内在自我调节机制的完成和完善状态。自我调节机制决定了个体发育方向、发育顺序等一系列过程。

4.衰老

是指人的生理功能明显衰退以及出现老年性疾病的现象。它是一个严格的单向不可逆性的生命编程过程，或者说人的延续只能通过世代更替的方式来完成。衰老机制主要有端粒成因说、自由基学说、衰老的基因学。

（二）生理功能发育

生理功能发育研究人体发育的生物学因素，包括运动功能、语言功能、感觉功能、行为等各种生理功能的建立和发育过程。不同年龄阶段具有不同的生理功能的特点。

（三）心理功能发育

心理功能发育主要研究人的认知功能（感知、注意、记忆、智能、思维、想象）、情绪和情感等个性特征的发育过程与特点。不同年龄、不同个体具有不同的心理发育特征。

（四）社会功能发育

社会功能发育主要研究人的适应性行为、亲社会行为和侵犯行为、社会交往等发育过程与特点。不同年龄、不同个体具有不同的社会功能特征。

（五）生长发育障碍

个体的生长发育过程受内在因素或环境因素的影响，称为生长发育障碍。生长发育障碍包括形态结构的生长障碍和功能的发育障碍，如婴幼期的自闭症和智力低下，儿童期的注意缺陷、多动障碍症，学龄期的学习困难等。

（六）生长发育的评定

生长发育的评定是研究生长发育中如生长与运动功能、语言与认知功能、情感发育与社会功能、生物因素和心理因素与社会因素等之间的关系，从中找出决定和影响生长发育的诸多因素，探索促进正常生长发育、抑制异常生长发育的理论依据和实践方法。

二、主要发育理论

（一）达尔文的进化论

该理论从生物学的角度，提出发育是由“斗争”的结果决定的这一观点。达尔文发现，各种生物都有很高的繁殖率；自然界中各种生物的数量，是在一定时期内保持相对稳定的；生物普遍存在着变异。达尔文由此得出了两个推论：①自然界物种的巨大繁殖潜力之所以未能实现，是由于生存斗争所致的；②在生存斗争中，具有有利变异的个体得到最好的机会保存自己和生育后代，具有不利变异的个体在生存斗争中就会遭到淘汰。达尔文把生存斗争所引起的这个过程称为“自然选择”或“适者生存”。通过长期的、一代又一代的自然选择，物种的变异被定向地积累下来，逐渐形成了新的物种，推动着生物的进化。

（二）格塞尔的成熟理论

格塞尔是美国著名儿童心理学家，主要研究婴幼儿行为发展。他认为遗传学的程序可能决定了生长发育的整体顺序，提出年龄是成熟理论中衡量人类发育成熟度的一个核心变量。在大量的观察和资料分析的基础上，格塞尔提出儿童行为发育的 5 个方面：①粗大动作；②精细动作；③言语行为；④适应性行为；⑤个体和社会行为。

格塞尔在此基础上设计和建立的“格塞尔发育量表”成为最著名的行为发育测量方法。Brazelton 新生儿行为评估量表、丹佛发育筛查测验、Bayley 行为发育量表等均是在此基础上设计出来的国内外常用的婴幼儿发育评价方法。

（三）埃里克森的心理社会发育理论

埃里克森是美国的精神分析医师，其人格发展学说结合了生物学因素、文化因素和社会因素，认为自我过程在个人及其周围环境的交互作用中起着主导和整合作用。埃里克森提出人格发育 8 个阶段的理论，即人格的发育是一个逐渐形成的过程，每个阶段都有其固有的社会心理危机，如果解决了冲突，完成了每个阶段的任务，就能形成积极的个性品质；否则将形成消极的品质，以致产生心理障碍。8 个阶段为：①信任对不信任（0～1 岁）；②自主性对羞怯疑虑（1～3 岁）；③主导论性对内疚（3～6 岁）；④勤奋对自卑（6～12 岁）；⑤亲密对孤立（20～40 岁）；⑥创造对停滞（40～60 岁）；⑦完善对沮丧（老年期）。

（四）皮亚杰的认知发育阶段理论

皮亚杰是当代著名的发展心理学家，是认知学派的创始人。他认为，主体通过动作对环境的适应是认知发育的真正原因。智力发育的内在动力是失衡，因为失衡而寻求恢复再平衡的心理状态，从而产生了适应；适应时需要发挥个体的适应能力，因此促进其智力继续发育。人的认知发育过程是一个具有质的差异的连续阶段，皮亚杰将认知发育划分为 4 个阶段（表 2-1）。

（五）弗洛伊德的精神分析理论

弗洛伊德（S.Freud）是奥地利精神病学医师和心理学家，提出存在于潜意识中的性本能是心理发育的基本动力，是决定个人和社会发展的永恒力量。弗洛伊德将一个人的精神世界分为3个层次，即"本我""自我"和"超我"：①"本我"是与生俱来的，包含各种欲望和冲动，是无意识的、非道德的，服从于"快乐原则"。②"自我"是从"本我"中发展而来，代表人们在满足外部现实制约的同时，满足本我的基本冲动的努力，是有意识的、理性的，按"现实原则"行事。当儿童逐渐能区分自己和外界，"自我"便开始出现。③"超我"代表着社会的伦理道德，按"至善原则"行动，限制"自我"对"本我"的满足。

弗洛伊德提出人格的发展经历了5个阶段，即口唇期、肛门期、性器期、潜伏期和生殖期。在这些阶段中，满足过多或过少都可能产生固着现象，即发育停滞在某个阶段、延迟甚至倒退，也可能产生病理现象。

表 2-1　皮亚杰的认知发育阶段理论

阶段	年龄	行为特征
感知运动阶段	0～2岁	主要通过感觉动作来认识外部世界，个体的认知离不开动作，这是人类智慧的萌芽阶段。按照发展顺序，这一阶段包括了反射练习、动作习惯、有目的动作、图式的协调、感觉动作和智慧综合共6个时期
前运算阶段	3～7岁	由于语言的掌握，儿童可以利用表象符号代替外界事物，进行表象思维。虽然这一阶段的儿童在形式上有明确的逻辑过程，但因为他们无法摆脱自我中心，因此思维具有刻板性和不可逆性
具体运算阶段	8～11岁	可以进行完整的逻辑思维活动，但他们的思维活动仅限于比较具体的问题，还不能对假设进行思维。思维具有可逆性和守恒性
形式运算阶段（逻辑运算阶段）	12岁至成年	能做出假设，已经能对事物进行非常抽象的、系统的和稳定的逻辑思维。思维的全面性和深刻性已经具备

三、发育的调控与失控

正常的胚胎发育决定于正常的染色体组型，染色体在正常发育中具有重要作用。基因型是人体从双亲获得的遗传信息所赋有的特性。人体在不同发育时期表现出来的形态、结构、生化等特征称为表型。人体由基因型控制发育，同时其表型又受到环境因素与基因型的共同影响。发育是基因型与表型的结合，受遗传和环境的相互作用的调控。

（一）发育与遗传

遗传信息主要是编码在细胞核内基因组DNA的一级序列，发育受遗传信息的控制。基因通过其编码产物蛋白质的变化控制发育分化中细胞的特性，因此发育受遗传程序的控制。遗传特性通过发育表现出来，没有遗传就没有发育，没有发育也就无所谓遗传。

异常的发育包括先天异常、胎儿死亡及早产儿等，可以由体内和体外两种因素引起。由遗传因素（突变、非整倍性、易位）引起的异常称为畸形，如唐氏综合征是由21号染色体异常导致的畸形。

（二）发育与环境

环境对决定人体表型有时起关键作用。由外源因素（化学物质、病菌、放射线或高温）引起的人体发育异常称为干扰作用，引起干扰作用的因子称为致畸因子，致畸因子常在某一关键发育时期发挥作用。对每个器官发生来说，其最关键的时期是生长和结构形成阶段。尽管受精后 15～60d 是人体许多器官形成的关键时期，但不同器官的关键发育时期各不相同，心脏主要在第 3～4 周之间形成，此时心脏对环境因子最敏感；外生殖器则在第 8～9 周对环境因子最敏感；而大脑和骨骼从第 3 周直至妊娠结束乃至出生后一直对环境因子敏感。

（三）发育失控

发育失控是指超出正常发育程序的生命过程和现象，可以发生在个体生活中的任何阶段。在胚胎期，发育程序的偏离可造成发育终止或者畸胎出现；在婴幼儿期，发育程序的异常可发生发育的迟缓或迟滞（如脑性瘫痪、智力低下等）；在成人期，发育程序的失控可能造成严重的病理状态（如变态反应和自身免疫疾病及癌症）；在老年人期，发育的失控可造成衰老。

四、胎儿期的发育特征

胚胎发育的过程要经过受精、卵裂、原肠胚形成、神经胚形成和器官形成等几个主要的胚胎发育阶段才能发育形成早期胎儿，然后生长发育为成熟胎儿。

（一）胎儿宫内发育分期

卵子和精子的结合称为受精。胎儿的发育起始于受精后的产物，即一个含有 46 条染色体的二倍体细胞——受精卵。受精激活卵细胞的代谢过程，启动受精卵的卵裂，开始胚胎的发育。正常妊娠期分为 3 个时期：①胚芽期（0～2 周，受精卵形成到子宫内着床；②胚胎期（1～8 周），受精卵迅速分化，逐渐形成组织和器官系统；③胎儿期（9～40 周），生长迅速，机体构造复杂化，器官系统部分生理功能开始分化，为出生后的生存做好准备。胎儿胎龄的计算以妊娠妇女末次月经的第 1 日算起，通常以 37～42 妊娠周（260～293d）为正常妊娠期。

（二）胎儿发育特征

1.主要器官系统的生理功能发育

正常胎儿的神经系统在妊娠中期到出生后 18 个月之间发育最快。在胎儿发育早期，主要是神经元数量增多，胎儿后期则主要是细胞的增大和神经轴突的分支以及髓鞘的形成。神经系统最易受到宫内生长发育障碍的影响，或发生畸形或出生后出现功能障碍和智能落后等。胎儿期第 10～18 妊娠周，如果在此时期妊娠母体营养不足，可造成神经细胞数目减少，形成脑发育不良；胎儿期第 19～28 妊娠周，由于脑室周围血管解剖的特点、压力被动型脑循环、胶质细胞发育和其易损性，如果在此期出现脑低灌注，则易导致脑白质发育不良；胎儿期第 29 周以后髓鞘开始发育，胶质细胞迁移，是脑室周围血管发育的活跃期，如果在此期发生缺血、缺氧，则易导致髓鞘发育不良、脑室周围白质软化。

胚胎期后，胎儿的生理功能也获得稳步发展；从 3 个月开始，胎儿能够吞咽和排尿；6 个月以后，胎儿能够呼吸和哭泣；7 个月以后具备子宫外存活能力，胎儿在出生前最后的 3 个月里其发育的速度变慢；8 个月时，胎儿皮下脂肪开始生长发育，这对胎儿出生后的存活有重要意义。

2.胎儿的运动与行为发育

（1）运动发育：胎儿时期的反射和胎动可为最初的运动形式。第 8 周时，接触、压迫、振动等机械刺激均可引起胎儿的反射活动。以后随着中枢神经系统的结构和功能的成熟，反射运动呈现多样化。第9周出现自发运动，最初的运动为呼吸、摄取、排泄等自主神经功能为主的运动，以后逐渐发育成屈曲、反射等防御功能相关的运动，进一步出现把握、表情、姿势的支撑和站立反射等功能。胎动是指胎儿在母体内自发的身体活动或蠕动，妊娠5个月时母亲就能明显感觉到胎儿。

(2)行为发育：经B超研究发现，当母亲发觉自己妊娠时，胎儿已经有原始的蠕动；妊娠2个月起，胎儿有游泳样运动和有皮肤感觉；妊娠3个月时，胎儿会吸吮自己的手指及碰到嘴的手臂或脐带；妊娠4个月时，胎儿可以听到子宫外的声音，可以通过听到透过母体的频率为1000 Hz以下的外界声音，因此此时实施胎儿音乐教育是可行的。胎教是指胎儿的教育，以音乐教育、运动教育、言语教育、光照教育为主。妊娠5个月时，胎儿能记住母亲的声音并对这熟悉的声音产生安全感，能熟练、认真地吸吮手指。妊娠6个月时，胎儿能在羊水中嗅到母亲的气味并记在脑中。妊娠7个月时，胎儿能用舌头舔自己的手，并开始发育视觉，对宫外的声音会有喜欢或讨厌的行为反应，开始具有发声功能，可以通过母亲的活动感觉昼夜的周期。妊娠8个月时，胎儿能辨出音调的高低强弱并对此有敏感反应，味觉感受发达，能辨别苦与甜，如遇子宫收缩或外界压迫时会踢子宫壁进行抵抗，能感知母亲的高兴、激动、不安和悲伤，并做出不同的反应。

3.胎儿的异常发育

受遗传因素或环境因素的影响，出现身体有明显畸形的胚胎或新生儿称为畸胎；胎龄足28周、不足37周的活产婴儿称为早产儿；出生体重低于1500 g者称为极低出生体重儿；胎儿在出生前或婴儿在出生时脱离母体后不能立即独立呼吸，或婴儿的头部遭受损伤引起脑出血，影响脑神经细胞的氧气供应称为宫内窘迫；严重状态时可出现胎儿死亡，称为死胎或死产。

五、婴幼儿期的发育特征

自胎儿娩出、脐带结扎至生后28d为新生儿期，此期实际包含在婴儿期内。自胎儿娩出、脐带结扎至1周岁之前为婴儿期。自1周岁至满3周岁之前为幼儿期，此期是小儿生长发育最迅速的时期。小儿神经与心理发育是小儿生长发育的一个重要方面，与体格发育相互影响，包括从新生儿期到学龄期前儿童的低级到高级的感知、运动、语言、心理功能及社会功能的发育。心理功能包含认知功能(感知、记忆、思维、注意、想象)和情感与情绪、性格与气质等个性特征。

(一)生理功能的发育

神经心理发育的基础是神经系统的生长发育。小儿大脑皮质功能发育较形态发育慢。脑细胞的分化从胎儿30周左右持续到生后1岁半。中枢神经结构的髓鞘化是从脊髓向脑干大脑发育的过程，约在1岁半完成。

(二)感知、运动、语言的发育

新生儿期有很好的感觉功能，视感知、听感知有了迅速的发展。

1.粗大运动发育

是指抬头、翻身、坐、爬、站、走、跳等运动发育，是人类最基本的姿势和移动能力的发育。与婴幼儿粗大运动发育密切相关的反射发育包括原始反射、立直反射和平衡反应。姿势运动发育的顺序遵循如下规律：①动作沿着抬头、翻身、坐、爬、站、走和跳的方向发育；②离躯干近的姿势运动先发育，然后是离躯干远的姿势运动的发育；③由泛化到集中、由不协调到协调发育；④先学会抓握东西，然后才会放下手中的东西；⑤先能从坐位拉着栏杆站起，然后才会从立位到坐下；⑥先学会向前走，然后才会向后倒退着走。

2.精细运动能力

是指个体主要凭借手以及手指等部位的小肌或小肌群的运动，在感知觉、注意等心理活动的配合下完成特定任务的能力。精细运动活动均以抓握物体、将手伸向物体、随意放下物体、腕关节可在各个方向活动 4 项基本动作为基础。精细运动与姿势和移动、上肢功能和视觉功能的发育是一个互相作用、互相促进的共同发育的过程。

运动发育总规律是：①自上而下或头尾规律；②由近及远；③由粗到细；④从泛化到集中，从不协调到协调；⑤先取后舍。

手的抓握动作发育规律是：①由无意识抓握向随意抓握发育；②由手掌的尺侧抓握向桡侧抓握发育；③由不成熟的抓握模式（全手掌抓握模式）向成熟的对指抓握模式发育；④由抓握物体向放开物体发育。动作发育的总结：一动二仰三抬头，四抓五翻六会坐，七滚八爬九扶站，一岁独站又能走。

3.语言发育

语言是表达思想、观念、感情等心理过程的，与智力发育密切相关。言语、文字、手势、其他视觉及听觉信号都属于语言范畴。语言发育包括发音、理解、表达和交流。语言发育的总结：一哭二音三咿呀，四笑五学六反应，七妈八爸九再见，一岁能叫物品名。

新生儿期感知、运动、语言发育的常用评定方法有：粗大运动功能评定（GMFM）、功能独立性评定（FIM）、新生儿行为测试、Gesell 发育评定量表、Bayley 发育评定量表等。

（三）认知功能的发育

动作发育始于新生儿的无条件反射和随之发展起来的条件反射活动，动作发育为认知功能发育创造条件，为具体形象思维及概念的发育奠定了基础。早期的动作发育水平标志着认知功能发展的水平。在婴儿认知发育检查中，大动作与精细动作的发育是检查的一个重要方面。儿童的言语能力的发展促进了抽象概括性和随意性的初步发展。通过动作，儿童与客观世界建立了直接的相互作用的关系，建立了自我和客体概念，并产生了自我意识和最初的主客体的分化；同时，社会性和情感也进一步发展。认知发育的总结：一看二听三协调，四认（物）五要六认人，七懂八观九要抱，一岁喜憎有分明。

（四）异常发育

异常发育包括运动功能障碍（如脑性瘫痪等）、言语或语言障碍、孤独症、重症身心发育障碍等可由先天因素、遗传因素或后天的环境因素所致。无论发育障碍的种类和程度如何，对儿童来说都有发育的可能性和潜在发育能力。因此，只有应用康复手段，才能抑制异常发育、充分挖掘潜在的发育能力。

六、学龄前期和学龄期发育特征

学龄前期是指 3 周岁后（第 4 年）到入小学前（6～7 岁）的时期。此时体格发育速度较婴幼儿期减慢，达到稳步增长，而智能发育更趋完善，求知欲强，能做较复杂的动作，学会照顾自己，语言和思维能力进一步发展。3 岁开始形成个性基础，对今后的个性特点具有重要影响。

学龄期又称儿童期，是指从入学起（约满 6 周岁）到 12 周岁进入青春期前的时期，也是小学阶段的时期。此时期发育所面临的问题是认知学习能力的获得和提高。

（一）生理功能发育

由于运动和感觉区域神经元的髓鞘化一直到 6 岁才完成，因此学前儿童仍然显得眼手协调能力较低和动作较笨拙；大脑半球的偏侧化也仍在继续，左右的优势得到进一步加强。学龄前期骨骼肌的发育还处于不平衡阶段，大肌群发育早，小肌群发育还不完善，而且骨骼肌的力量差，特别容易受损伤。学龄前期是儿童学习语音的最佳时期，口头言语或外部言语占明显地位，顺序性发展最好，逻辑性较差，决定了这个时期思维的具体形象性特点。

（二）心理功能发育及指导

学龄前期儿童的无意注意达到了高度发展，而有意注意还在逐步形成中；思维的主要特点是它的具体形象以及进行初步抽象概括的可能性；机械记忆占主导地位，无意记忆的效果优于有意记忆的效果，且以无意的形象记忆为主。学龄前期是儿童个性最初开始实际形成的时期。学龄儿童的运动更加协调和准确，大脑皮质的抑制能力也相对加强，已能对自己的欲望和情感进行自我控制；分析综合能力加强，能进行复杂的联想、推理、概括、归纳等抽象思维活动；通过系统学习知识，词汇大量增加，理解力、注意力和记忆力变得更有意识；自我评价的稳定性逐渐加强，开始逐渐用行为特征、心理特点、价值和态度等抽象词汇评价他人；更加关心他人对自己的看法，尤其是老师和同学的看法。家庭的教育方式尤为重要。

（三）心理行为问题

心理行为问题主要包括行为障碍或异常、学习障碍、智力低下等。

七、青春期的发育特征

青春期是由儿童发展到成人的过渡时期。它从体格生长突增开始，到骨骼完全愈合、躯体停止生长、性发育成熟而结束。

（一）生理功能发育

在神经内分泌作用下，身体迅速生长，出现生长突增。男童、女童具有不同的体型：男童较高，肩部较宽，骨骼肌发达结实；而女童较矮，臀部较宽，身材丰满。另外，第二性征与性功能开始发育，男性出现遗精，女性月经来潮。

（二）心理功能发育

青春期儿童感知觉、记忆、注意等认知能力的改善和提高，能更有效地完成学习任务；抽象思维、推理能力快速发展，能运用抽象、形式逻辑的归纳或演绎方式去思考、解决问题，发现事件的多样性，以系统的方法提出假设并试验各种可能的解决办法。青春期以抽象思维占主导地位，其逻辑推理能力加强、运用假设的能力增强、思维中残留自我中心特征、自我意识逐步成熟、成人感和独立意向发展。

（三）青春期心理卫生问题

青春期容易出现青春期焦虑症、青春期抑郁症、青春期强迫症、青春期癔症等，应加强青春期的心理卫生咨询和健康教育。

八、成人期的特征

成人期包括青年期、成年期、老年期。不同时代、不同国家、不同民族划分人的年龄标准不尽相同,受多种因素制约。

(一)青年期

青年期年龄大致是18～25岁,标志着生理功能发育已处于完全成熟的阶段,认知功能也已获得较大提高,人格特性也逐渐形成。在此阶段,青年人将面临就业、恋爱等一系列问题,导致各种心理纠葛和矛盾,若能妥善地解决这些矛盾,就能适应这一时期的社会生活,顺利地进入成年期;否则会带来许多心理问题,引发精神心理疾病。

(二)成年期

成年期是25～60岁人生跨度最长的时期。WHO提出关于划分年龄分期的标准,中年期一般指45～60岁的人群。

1.生理功能特点

进入中年期,机体的各个组织、器官、系统的生理功能便开始走向衰退。一般认为,30岁以后的个体,其生理功能的衰退平均每年以1%左右的速度递增。由于组织器官的功能开始衰退,各类疾病发生的危险性也增高。

2.心理功能特点

处在人生旅途“中点站”的中年人,生理功能由盛转衰,而心理功能则处于继续发展和相对稳定的阶段。中年期是个体心理能力最成熟的时期,但心理能力的状况也因人而异,主要与个体的个性心理如理想、信念、世界观、人生观和性格等因素有关。只有锐意进取、开拓创新、与时俱进、正确认识社会与自我,才能保持心理上的青春活力。中年期心理发育特征主要表现为:①智力有明显的上升或下降;②情绪稳定,心理平衡;③意志坚定,自我意识明确;④个性成熟,特点鲜明;⑤压力增大,心理冲突增多。

3.亚健康问题

此期应注意防范中年人心理疲劳和围绝经期综合征。中年人心理疲劳是指中年人的心理活动过激或不足,使神经系统紧张程度过高或长时间从事单调、厌烦的工作而引起疲劳。轻者表现为体力不支、注意力不易集中、容易出现错觉、思维迟缓、语言功能差、情绪低落,并同时伴有工作效率低、错误率上升等现象。持续发展将导致头痛、眩晕、心血管和呼吸系统功能紊乱、食欲下降、消化不良及失眠等,严重者将导致中年夭折、英年早逝。围绝经期综合征是指中年后期因内分泌功能紊乱表现为情绪的变化,如焦虑、抑郁、烦躁等以及阵发性潮湿、出汗、心烦等为主的自主神经功能紊乱的症状。女性围绝经期是指妇女绝经前后的一段时期。

(三)老年期

老年期的定义,各国规定的年龄不同。中华医学会老年医学学会建议:45～59岁为老年前期,60～89岁为老年期,90岁以上为长寿期。

1.生理功能特点

人的机体各器官生理功能正常是其赖以生存的基本条件。各器官衰老是人类不可抗拒的自然规律,表现为须发由黑变白或脱落、颜面部皱纹增多、皮肤松弛及色素沉着、眼睑下垂、耳聋眼花、牙齿脱落、脊柱弯曲、步态缓慢、反应迟钝等,为整体水平的衰老;器官的衰老则表现为许多重要酶的活力下降、代谢缓慢、储备能力下降、组织的萎缩,实质细胞数量减少以及某种微量元素的缺乏或过高等，导致其生理功能的改变，易引发各器官系统的老年性疾病，如阿尔茨海默病(AD)、老年性白内障、老年性耳聋、骨关节退行性变、糖尿病、原发性高血压、冠状动脉粥样硬化性心脏病(冠心病)、骨质疏松症、前列腺肥大、老年斑等。

2.心理功能特点及问题

老年期心理变化的主要特点表现有：①身心变化不同步；②心理发展仍具潜能和可塑性；③心理变化体现出获得和丧失的统一；④心理变化存在较大个体差异。老年期心理变化表现为：情绪变化大、记忆力减退、思维衰退、智力衰退、人格改变(完善感与失望感、厌恶感)、人际关系变化，要注意防范老年骨质疏松症、老年性颈椎病、阿尔茨海默病的发生。

第五节　神经生理学基础

一、神经元和神经胶质细胞

(一)神经元的结构

神经系统内含有神经细胞和神经胶质细胞两大类细胞。神经细胞又称神经元，其形态和大小差别很大，是神经系统的结构和功能单位。神经元的形态和功能多种多样，但在结构上大致都可分为细胞体和细胞突起两部分。细胞突起又分为树突和轴突两种，一个神经元可有一个或多个树突，但一般只有一个轴突。细胞体发出轴突的部位称为轴丘。轴突起始的部分称为始段；轴突的末端分成许多分支，每个分支末梢的膨大部分称为突触小体，它与另一个神经元相接触而形成突触。神经元通过胞体或树突接受来自其他神经元或感受器的冲动，通过轴突将冲动传给其他神经元或效应器。轴突和感觉神经元的长树突统称为轴索，它的外面被有神经膜和髓鞘者，称为有髓鞘纤维；有的只有神经膜而无髓鞘，称为无髓鞘纤维。神经元结构见图 2-8。

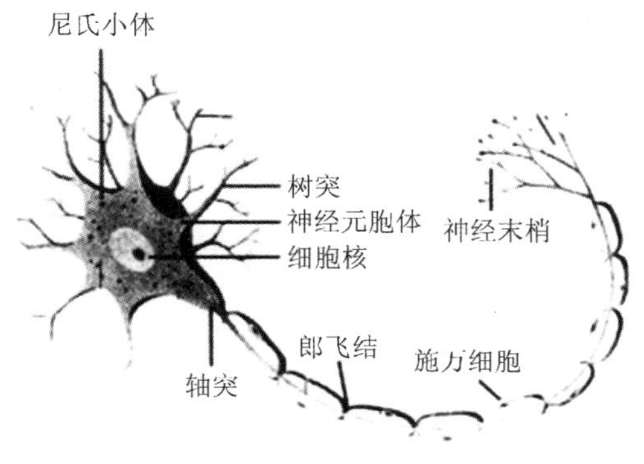

图 2-8　神经元结构示意图

(二)神经元的分类和功能

1.按照神经元突起的数目分类

神经元可分为：①单极神经元，即只有一个胞突，仅见于胚胎时期。②假单极神经元，由胞体发出一个突起后分为两支，一支伸向脑和脊髓，为中央突，相当于轴突；另一支伸向感受器，为外围突，相当于树突。这类神经元主要位于脊神经节和脑神经节。③双极神经元，由胞体发出一个轴突、一个树突，如耳蜗神经节神经元。④多极神经元，由胞体发出一个轴突和多个树突。中枢内的神经元多属此类。

2.按照神经元的功能分类

神经元可分为：①感觉神经元，又称传入神经元，它们接受刺激并将之转变为神经冲动，再将冲动传至中枢神经（脊髓和脑）；②运动神经元，又称传出神经元，它们将中枢发出的冲动传导到效应器（肌肉和内分泌腺），支配效应器官的活动；③联络神经元，又称中间神经元，是介于感觉神经元与运动神经元之间起联络作用的。

（三）神经纤维的兴奋传导

兴奋在同一细胞内的传布称为传导，而兴奋由一个细胞传至另一个细胞的过程则称为传递。细胞间的兴奋传递有两种：一种是神经元之间的兴奋传递，即突触传递；另一种是神经元与效应器之间的兴奋传递，如神经—肌肉接头的兴奋传递，神经—肌肉接头传递从广义上讲也可视为突触传递。兴奋传递过程首先是神经冲动传至神经末梢处，引起某种化学物质的释放，这种物质称为神经递质；神经递质再以扩散的方式传到另一个神经元或效应器细胞，诱发其产生电位变化，最后完成兴奋的传递。

1.神经纤维兴奋传导的特征

神经纤维传导兴奋具有以下特征：①完整性，神经纤维只有在其结构和功能都完整时才能传导兴奋；如果神经纤维受损或被切断，或局部应用麻醉药时，兴奋传导将受阻。②绝缘性，一根神经干内含有许多神经纤维，但多条纤维同时传导兴奋时基本上互不干涉，其主要原因是细胞外液对电流的短路作用，使局部电流主要在一条神经纤维上构成回路。③双向性，认为刺激神经纤维上任何一点，只要刺激强度足够大，引起的兴奋可沿纤维同时向两端传播。由于轴突总是将神经冲动由胞体传向末梢，表现为传导的单向性，这是由突触的极性所决定的。④相对不疲劳性，连续电刺激神经数小时至十几小时，神经纤维仍能保持其传导兴奋的能力，表现为不容易发生疲劳。神经纤维传导的相对不疲劳性是与突触传导比较而言的。突触传导容易发生疲劳，与神经递质的耗竭有关。

2.神经纤维的传导速度

神经纤维的传导速度与髓鞘有无、纤维直径及温度有密切关系。一般说来，无髓鞘比有髓鞘传导速度慢；直径越大，传导速度越快；温度降低，传导速度减慢，甚至停止传导。

（四）神经胶质特征及功能

1.神经胶质细胞的特征

人类神经系统含有（1～5）$\times 10^{12}$个神经胶质细胞，其数量为神经元的10～50倍。神经胶质细胞广泛分布于周围和中枢神经系统，在周围神经系统，有包绕轴索形成髓鞘的施万细胞和脊神经节中的卫星细胞；在中枢神经系统，则主要有星形胶质细胞、少突胶质细胞和小胶质细胞（图2-9）。神经胶质细胞也有突起，但无树突和轴突之分；细胞之间不形成化学性突触，但普遍存在缝隙连接；也有随细胞外 K^+ 浓度而改变的膜电位，但不能产生动作电位。在星形胶质细胞膜上还存在多种神经递质受体。

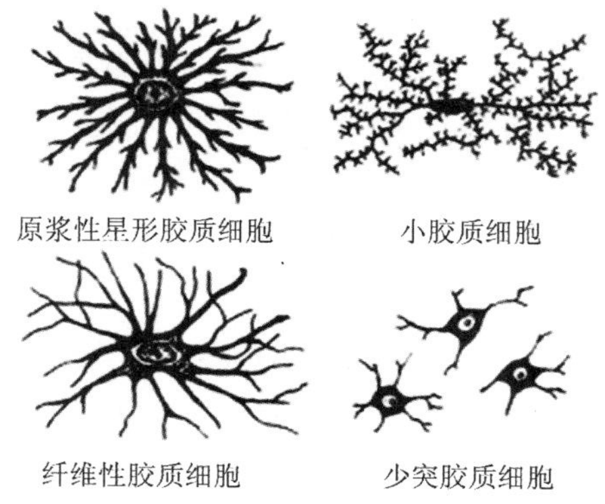

图 2-9　神经胶质细胞示意图

2.神经胶质细胞的功能

(1)支持作用:星形胶质细胞以其长突起在脑和脊髓内交织成网,构成支持神经元的支架。

(2)修复和再生作用:如脑和脊髓受伤时,小胶质细胞能转变成巨噬细胞,清除变性的神经组织碎片;而星形胶质细胞则能依靠增生来填充缺损,但过度增生则可能形成脑瘤。

(3)免疫应答作用:星形胶质细胞可作为中枢的抗原呈递细胞,其细胞膜上存在特异性的主要组织相容性复合物Ⅱ类蛋白分子,后者能与处理过的外来抗原结合将其呈递给 T 淋巴细胞。

(4)物质代谢和营养性作用:星形胶质细胞一方面通过血管周足和突起连接毛细血管与神经元,对神经元起运输营养物质和排除代谢产物的作用;另一方面还能产生神经营养因子,以维持神经元的生长、发育和功能的完整性。

(5)绝缘和屏障作用:少突胶质细胞可形成神经纤维髓鞘,起一定的绝缘作用。星形胶质细胞的血管周足是构成血-脑屏障的重要组成部分。

(6)稳定细胞外的 K^+ 浓度:星形胶质细胞膜上的钠泵活动可将细胞外过多的 K^+、泵入细胞内,并通过缝隙连接将其分散到其他神经胶质细胞,以维持细胞外合适的 K^+ 浓度,有助于神经元电活动的正常进行。当神经胶质细胞受损而过度增生时,将 K^+ 泵入细胞内的能力减弱,可导致细胞外高 K^+,使神经元的兴奋性增高,从而形成局部癫痫病灶。

(7)参与某些递质及生物活性物质的代谢:星形神经胶质细胞能摄取神经元释放的谷氨酸和 γ-氨基丁酸(GABA),再转变为谷氨酰胺而转运到神经元内,从而消除氨基酸递质对神经元的持续作用,同时也为神经元合成氨基酸类递质提供前体物质。星形胶质细胞还能合成和分泌多种生物活性物质,如血管紧张素原、前列腺素、白细胞介素以及多种神经营养因子等。

二、神经损伤反应

(一)中枢神经损伤反应

中枢神经损伤时,除损伤区域的神经组织直接受损外,由此继发的动力性损伤也很重要,如脑卒中引起的缺血、缺氧继发的神经元细胞膜通透性改变使细胞膜内外离子交换障碍,致使 Ca^{2+} 大量进入细胞内,激活多种蛋白激酶,随后发生细胞内级联事件,大量释放炎性因子,引起神经毒性反应,加重脑损伤。常见的中枢神经损伤病理改变如下。

1.神经元急性坏死

急性缺血、缺氧以及急性中毒或感染可引起神经元的死亡,表现为神经元核固缩、细胞体缩小变形、细胞质尼氏小体消失,苏木精-伊红(HE)染色细胞质呈深伊红色,称为红色神经元。若细胞坏死后的酶性分解过程继续发展,则可导致细胞核溶解消失,残留细胞的轮廓或痕迹称为鬼影细胞。由缺血引起的红色神经元最常见于大脑皮质的锥体细胞和小脑蒲肯野细胞。

2.单纯性神经元萎缩

神经元慢性渐进性变性以致死亡的过程称为单纯性神经元萎缩,又称神经元的慢性病变。其病变特点表现为神经元胞体缩小、核固缩而无明显的尼氏小体溶解,一般不伴炎症反应;晚期可伴明显胶质细胞增生。

3.中央性尼氏小体溶解

中央性尼氏小体溶解为一种可逆性变性,常由病毒感染、B族维生素缺乏及神经元与轴突断离等因素所致。其病变表现为神经元肿胀、变圆、核偏位,胞质中央的尼氏小体崩解,进而溶解消失,或仅在细胞周边部有少量残余,胞质着色浅而呈苍白均质状。

4.神经元胞质内包涵体形成

神经元胞质内包含体形成可见于某些病毒感染和变性疾病等。其形态、大小和着色不同,分布部位也有一定规律。Parkinson 病的黑质、蓝斑等处的神经细胞中的 Lewy 小体、狂犬病时海马和脑皮质锥体细胞中的 Negri 小体分别对这些疾病具有诊断意义。

5.神经原纤维变性或神经原纤维缠结

神经原纤维变粗在胞核周围凝结卷曲呈缠结状。其镀银染色为阳性,电镜下为直径 7～10 nm 双螺旋微丝成分,是神经元趋向死亡的一种标志。此现象除常见于 Alzheimer 病外,也见于 Parkinson 病等。

(二)周围神经损伤反应

周围神经损伤是脑神经、脊神经、神经丛、神经索、神经干和末梢神经损害的总称。与中枢神经系统相比,外周神经受损伤的可能性更大,最为常见的是神经被切断或压伤,髓鞘膜脱落也是最为常见的损伤之一。周围神经可由多种致病因素(如外伤、炎症、中毒、营养缺乏、免疫障碍等)损伤,出现明显的病理改变。

1.瓦勒变性

轴突外伤断裂后,受损远端轴突和髓鞘变性、碎裂,被施万细胞和巨噬细胞吞噬;断端近侧的轴突和髓鞘可有同样的变化,一般只波及最近的 1～2 个郎飞结内而不再进展,但接近胞体的轴突断伤可使胞体坏死。

2.轴突变性

轴突变性是中毒代谢性神经病最常见的病理改变,由于在中毒或代谢障碍条件下,神经细胞蛋白合成障碍,不能供给轴索远端营养,出现由远端开始向近端发展的轴索变性,称为逆死性神经病。其病因一旦纠正,轴突常可再生。

3.神经元变性

主要见于感染、中毒、代谢等致病因素,可分别累及感觉性神经细胞、运动性神经细胞和自主神经细胞，造成原发性神经细胞生化代谢紊乱出现形态学改变，表现为神经细胞体变性、崩解和死亡继发的轴突及髓鞘破坏，最后整个神经细胞及其突起崩解坏死，称此为神经元神经病。

4.节段性脱髓鞘

主要见于免疫介导的自身免疫病，也见于白喉毒素所致的周围神经病和遗传性周围神经病。其病理特点为髓鞘破坏而轴突相对完整保存，脱髓鞘多从郎飞结开始，近端神经根受累严重，远端呈多节段脱髓鞘病变，施万细胞增生，髓鞘再生呈薄髓鞘，节段短再生纤维。严重的髓鞘脱失，偶可致轴突变性。

周围神经疾病的病因繁多，有感染、中毒、外伤、压迫、血管闭塞、营养缺乏、代谢障碍以及变态反应、遗传因素等。中毒引起的周围神经疾病最多见，其中有铅、砷等重金属中毒和有机磷农药、异烟肼、链霉素等化学药品及药物中毒。外伤、昏睡和外科手术等机械性压迫可引起单神经或多发性神经损伤。营养缺乏和代谢障碍除维生素缺乏外，糖尿病和各种内分泌障碍均可引起周围神经病。尽管周围神经疾病的病因如此繁多，但一定的毒素或感染却经常作用于一定的神经，如铅中毒作用于桡神经、链霉素容易侵害蜗神经等。因此，对周围神经病的诊断必须依照受累神经的解剖生理确定其损害的部位.同时也要尽可能地明确其病因。

周围神经疾病的症状是以感觉、运动障碍为主，伴有反射和自主神经障碍。由于每条周围神经所包含的感觉、运动和自主神经纤维的比例不同，以及病因和受损部位各异，其临床表现也不全一致。例如，异烟肼中毒性神经炎以感觉障碍为主，白喉性多神经炎以运动瘫痪为主，砷中毒性多神经炎则以自主神经损害比较突出。周围神经疾病在感觉改变中有主观的和客观的感觉障碍，主观感觉障碍表现为疼痛和异常感觉，如针刺感、蚁走感、电灼感和灼痛等，同时伴有神经痛；客观感觉障碍有痛觉、温度觉、触觉和关节觉、音叉振动觉的减低或消失。常见的神经痛有三叉神经痛、坐骨神经痛等。

运动纤维损害时，其所支配的肌肉松弛无力，其瘫痪的程度取决于起病的快慢和受累纤维的多寡。与肌肉瘫痪同时出现肌肉萎缩时，多以上下肢的远端明显，严重的可伴有垂腕、垂足。脑神经损害可有复视、面肌瘫痪、构音障碍、吞咽困难等。周围神经疾病在其损害的范围内，肌腱反射皆减低或消失。自主神经障碍有排汗、血管运动及营养障碍，具体表现为多汗或少汗、血管扩张、皮肤温度增高或减低、发绀、水肿，以及皮肤骨骼的改变。

周围神经损伤后的修复时机很重要，原则上治疗越早越好。其处理的原则是：用修复法治疗神经断裂；用减压法解除神经压迫；用松解切除法解除瘢痕粘连或绞窄；去除病因和积极治疗原发病，并根据病情适当采用糖皮质激素或解毒剂，给予 B 族维生素；早期患者宜安静休息，使用镇静药、血管扩张药、透热疗法，并配合针刺治疗，同时还需注意对患肢的护理，保持功能位置，防止褥疮发生，给予丰富的营养。恢复期进行理疗、按摩和康复治疗。

三、中枢神经的可塑性

中枢神经可塑性是指中枢神经的修饰能力，这种修饰能力是短期功能改变和长期结构改变的连续统一体。在发育成熟的神经系统内，神经回路和突触结构都能发生适应性改变。在神经损伤反应中，既有现存突触的脱失现象，又有神经发芽形成新的突触连接，病灶周围突触的长时程增强，且可在卒中后数周内形成新的突触，神经损伤后还可以在远离损伤部位神经处出现突触结构改变、数目增减和神经回路改造。中枢神经的可塑性反映了机体神经系统对内外环境刺激发生应变的能力。

(一)大脑的可塑性

1.脑可塑性的生理学基础

从解剖生理学上看，初级感觉运动皮质、视觉皮质和次级感觉运动皮质都包含在感觉、知觉中，基底神经节和丘脑传导通路对运动的计划、知觉和感觉运动的完成起了促进作用。对于运动功能的准备和运动功能的执行起主要作用的是辅助运动皮质和运动前皮质，通过皮质脊髓束来完成其他的下行传导系统的平行抑制通路，小脑的传导系统能够监测运动的输出和执行。初级感觉皮质将躯体感觉信号传输到初级运动皮质，通过感觉信号的传输在很大程度上调节初级运动皮质，而且在初级运动皮质区中共同存在多重和单个传出神经的特性。

对初级运动皮质区的不同部位进行选择性刺激可以产生相同的运动功能，因此通过神经元网状系统控制的单个运动分布在整个初级运动皮质，此网状系统能够使重叠交错的单个肌肉皮质控制区汇集在一起，将一个皮质区分散成多个肌肉的控制点且广泛地相互连接在一起。另外，肢体关节(如肩关节、肘关节、腕关节)的代表区在皮质上不只是一个，而是将邻近的不同关节的靶肌肉集中在一起激活，这种方式将会产生各种各样的运动组合。多重皮质区的协作关系能够使受损功能恢复，这与多种适应性障碍可塑性的机制相一致。

脑卒中后一些因素可能会促进脑功能重建，如神经元膜兴奋性的改变、抑制作用的去除、提高突触的传导、病灶周围的γ-氨基丁酸能抑制作用的降低和谷氨酸活性的增加。动物模型中受损的部分在初级运动皮质区或人的初级感觉和运动皮质区梗死后，表现出病灶周围区域的激活，这些均表明了在损伤部位周围的突触与失去抑制作用或神经网状结构与进行性激活作用无关。运动功能的恢复可通过锥体系统的功能重组来完成，初级运动皮质区外进行功能重组是一个长时间的过程，同侧初级运动皮质区可能会通过两半球间、皮质网状纤维或直接的皮质脊髓束连接来促进功能的恢复。

2.功能影像学技术与脑的可塑性

目前，多种影像学技术应用到脑的可塑性研究中，正电子发射计算机断层显像(PET)和功能磁共振成像(fMRI)可以描绘脑局部的血流量和连接神经纤维代谢的改变，脑电图和脑磁图可以分析脑活动的电磁现象。脑的功能影像学方法已经在一些研究中得到了广泛的应用。脑卒中后有失语和严重的右侧瘫痪的患者中，他们在 12 个月内运动功能得到了很好的恢复。fMRI、TMS 和脑磁图研究都发现，在患侧大脑半球中的感觉运动区出现了不对称的扩大和后移。伴有患侧大脑半球组织不对称的患者，在进行正中神经刺激的过程中，fMRI 和脑磁图表现出了明显的相关性。

(二)脊髓的可塑性

脊髓损伤动物在伤后不接受任何干预的情况下可出现运动功能恢复，其机制与脊髓自发性可塑性有关。脊髓自发性可塑性由损伤诱发，并有多种表现形式，主要包括损伤部位周围正常轴突芽生、损伤轴突再生性出芽和突触数量增加。脊髓具有可塑性，并贯穿于人的整个生命过程。

在出生后的一段时间内，脊髓可塑性表现最为明显，其作用是帮助个体掌握规范的行为(如步行)和回避疼痛等伤害性刺激；成年后，脊髓可塑性主要在获得和维持新的运动技能中发挥作用以及补偿因衰老、疾病和创伤所引起的外周和中枢神经系统的变化。脊髓可塑性表现为自发性可塑性和活动(训练)依赖性可塑性两种类型。在正常人,脊髓白发性可塑性主要存在于发育过程中,与神经细胞轴突的生长和数量的增加有关;在轴突找到了合适的生长方向和形成突触后,则主要表现为活动(训练)依赖性可塑性。活动(训练)依赖性可塑性强化与常用的如行为和运动反应等有关的神经联系,其他不常用的则受到抑制,使机体的神经网络变得更有组织和规律。脊髓损伤后,脊髓可塑性由损伤和特殊形式的训练启动,表现为自发性可塑性(损伤诱导的可塑性)和活动(训练)依赖性可塑性两种类型。

轴突芽生、潜伏通路重启、突触效率改变、脊髓神经元回路重组等多种形式是脊髓损伤患者功能恢复的基础。虽然损伤后脊髓可表现出自发性可塑,但这种可塑性存在时间和程度的限制。一般来说,自发性可塑在伤后数 min 到数小时便可出现,可持续到伤后 1 年,1 年以后脊髓运动神经元便出现退变。同时,由于损伤后不同时期脊髓内环境的变化使这种自发性可塑受到限制,如急性期的继发性损伤、炎性反应因子、髓磷脂释放的轴突生长抑制因子、瘢痕形成等,因此在合适的时间内采取有效的治疗策略,使中枢模式发生器重新激活、脊髓神经元回路重组,最大限度地增强脊髓的活动(训练)依赖性可塑性,将有助于优化现有治疗方案,进一步促进脊髓损伤患者的功能恢复。

四、神经再生与脑功能重组

(一)中枢神经损伤后的神经再生

20 世纪 80 年代的成年哺乳动物中枢神经系统(CNS)损伤后不能再生和恢复的理论受到挑战,这种概念上的突破主要基于两方面的实验事实:①把外周神经节段移植进脊髓,观察到损伤的脊髓神经纤维能够长距离地延伸。这一发现清楚地显示成年哺乳动物的脊髓神经元仍然保持着再生的能力,从根本上改变了人们对整个神经再生领域的认识。②人们注意到中枢神经系统内的微环境对受损神经的存活和再生至关重要。其中,抑制性因素被认为可能起着更重要的作用。中枢微环境中除了抑制因子外,还存在神经生长因子、黏附分子和轴突诱向分子等诱导生长的因子,它们又促进神经再生的有利环境。

成功的神经再生必须达到以下条件:①必须有一定数量的神经元成活,因轴突再生所需的结构和功能性物质只能在细胞体内合成;②再生的轴突必须生长足够的距离,穿过受损的部位;③再生的轴突必须定位于合适的靶细胞,形成功能性连接。目前,促进神经再生与修复的策略主要是通过促进内在的再生能力和消除外在的抑制因素两大途径进行。在中枢神经系统再生研究过程中,形成了两个重要的研究方向:一个是研究和改变中枢神经内在的生长能力,在这个方向上,目前的研究主要是试图了解控制中枢神经系统和外周神经系统(PNS)神经元存活和轴突生长的信号途径,从而对细胞内的信号途径实现干预;另外一个是解决中枢神经系统再生的环境问题,如利用移植的细胞或神经块,提供损伤神经元再生长的合适环境,试图增强受损神经的再生。在过去的 20 年内,对中枢神经系统发育和损伤的动物研究获得了许多令人瞩目的进展,为今后临床上更好地促进中枢神经系统再生带来了希望。例如,神经营养因子(NTF)的应用、消除髓鞘蛋白的抑制作用、干细胞及组织移植等为中枢神经系统损伤后神经再生与修复提供了新的可能途径,部分治疗方式目前已应用于临床,具体疗效尚待进一步证实。

中枢神经系统再生障碍的原因相当复杂,损伤区胶质瘢痕形成、神经营养因子缺乏以及抑制性蛋白存在等均影响到中枢神经再生，即使体内所有再生抑制因素被克服，也不一定能保证成年动物中枢神经系统损伤神经成功再生，其功能的完全恢复也非仅仅依赖于神经组织成功再生，人类大脑和脊髓组成的中枢神经系统再生和修复目前仍是长期困扰神经科学界的一大难题。值得注意的是，康复训练可以调节细胞分裂的速度、新生神经元的生存，并把新生神经元整合到已有神经环路，良好的饮食和睡眠、合理的临床治疗、积极的康复治疗能最大限度地改善患者生活及社会参与能力，这才是神经再生的本质意义所在。

（二）周围神经损伤后的神经再生

正常的神经功能有赖于轴突的双向轴浆转运。一方面，通过顺行转运的神经介质和神经营养因子刺激神经末梢和效应器，保持所支配效应器活力与功能；另一方面，通过逆行转运的神经营养因子及神经诱导因子，从而促进神经轴突的再生和趋化、定向生长。周围神经损伤在临床非常多见，属于常见创伤或其并发症。其损伤性质不同于一般的组织损伤，它本质上归属于细胞损伤的范围，神经束断裂后所有组成该神经束的神经纤维的神经元均发生细胞损伤；同时，导致神经轴突的连续性中断、神经的传导和支配作用丧失，也就是自神经元胞体方向传来的指令性神经冲动不能传导至末梢靶细胞，所以经由顺行轴浆运输系统运输的神经介质和营养靶细胞的物质也不能继续运输至神经末梢，导致神经丧失了对靶器官、靶细胞营养、支配功能和其他作用。末梢靶器官、靶细胞丧失神经支配后，逐渐产生结构上和功能上失神经改变，如肌肉萎缩和纤维化、感觉小体变性消失、运动终板变性、坏死等；而且，发自靶器官、靶细胞的向心性神经冲动不能到达胞体，经逆行轴浆运输系统运输的、产自靶器官的靶细胞以及对神经元胞体有重要神经营养价值的因子也不能转运到达神经元胞体，这些都对神经元的生存与功能的维持有着直接影响，因此周围神经损伤后将导致整个神经元的损伤反应。

典型的周围神经的再生过程为：周围神经损伤但神经元胞体存活，启动近端轴突尖部的再生、出芽过程，胞体近端轴突的出芽与延伸以及近端再生轴突在合适的微环境和必要条件下，长入相应远端施万细胞基膜管中，并且一直延长至神经末梢，最终重新与相应的末梢靶器官恢复建立突触联系，重建其正常的结构特征和生理特征，神经重新支配的末梢靶器官并逐步恢复因轴突断裂失神经支配而发生的结构变化。周围神经损伤后的功能恢复有赖于其轴突成功再生，成功再生应包括以下几点：①损伤神经元胞体的存活和功能正常；②损伤神经近段轴突芽生与延伸；③再生轴突与效应器重新建立突触联系；④神经再支配的靶器官的复原；⑤轴浆运输恢复。因此，周围神经损伤后的第一要务就是及时地恢复神经干的连续性，全力避免神经元死亡，积极促进轴突再生，有效防止效应器萎缩。

近些年，修复周围神经损伤的外科技术取得了很大程度发展，尤其是显微外科技术在周围神经损伤修复中的应用极大地促进和改善了神经吻合理念和技术。但运动性轴突和肌肉运动终板必须重建联系，再生的轴突才可能最终成熟；同样，感觉性轴突必须与感觉末梢器官必须相连，才能保证感觉功能恢复，而错位的对接生长不能恢复理想的神经功能。另外，康复治疗及早介入可防止末梢靶器官、靶细胞丧失神经支配后的结构上和功能的改变，如肌肉萎缩和纤维化、感觉小体变性消失、运动终板变性、坏死等，从而为神经再生后保证末梢靶器官的功能状态，以达到功能的最佳恢复。

(三)康复治疗对脑功能重组的影响

脑卒中后可塑性的改变是由于患侧大脑组织的自然恢复或治疗干预导致的。在康复治疗过程中,可以利用不同的技术来评估各种干预的影响。强制性训练是治疗干预技术的一种,在进行强制性训练之前,患侧大脑半球的运动皮质有少量的运动输出波图,治疗后运动输出波增加了近40%。这些改变与临床症状明显的改善有关,推测只是训练过程中增加了患侧上肢的使用和减少了健侧上肢使用导致的。治疗后运动映射中心向中侧移动表明了脑区的复原,在对动物的脑磁图研究中获得类似的结果。PET和fMRI两方面的研究表明,主动和被动的特定康复治疗程序都可以诱导脑激活模式的改变,在成年人患侧脑中的可塑性是可以加工处理的。皮质下脑卒中的患者经过3周的强化康复治疗后,患侧大脑半球中初级感觉运动皮质的激活程度明显增加;慢性期的脑卒中患者进行患侧上肢强化训练可以逆转激活作用的模式,使健侧大脑半球中的初级运动皮质激活作用改变为患侧大脑半球的激活作用,同时伴随手和手指控制能力的明显改善。这个研究结果的临床意义在于,在患侧大脑半球中,被动运动对感觉运动皮质的影响与主动运动是相似的,脑卒中急性期的被动运动治疗能提高治疗效果;在脑卒中的慢性期,主动运动能够逆转适应性障碍并能实现脑功能重组。

五、脑老化

随着社会老龄化形势不断严峻,脑老化问题也日益引起医学界的广泛重视,众多学科都对脑老化的不同领域展开了广泛而深入的研究。在正确认识脑老化的基础上,通过对其机制、治疗与预防等的深入研究让人们能够更好地认识脑老化所带来的严重后果以及正确选择预防和治疗措施,以有效的措施改善和提高老年人的生活质量。

(一)脑老化概述

脑老化是指随着年龄的增长,大脑组织结构、功能、形态逐渐出现的衰退老化现象,并表现为一定程度的脑高级功能障碍,其中认知功能减退是其重要特征之一。脑老化是一种正常生理现象,与病理性大脑变性(如阿尔茨海默病)有着本质的区别,不应该把脑老化看成是脑的病理现象。从生物学角度来看,脑老化是继脑自然生理过程中的发育阶段与成熟阶段后脑必然要经过的一个自然阶段,是脑生理三大阶段中的最后一个阶段,所以脑老化理所当然也属于一种生理现象。当进入脑老化阶段后,大脑便逐渐开始出现各种各样的神经系统功能紊乱而逐渐明显地出现神经退行性改变,这是符合“生长—发育—退化”这一自然法则的,也是老年时期脑的必然表现和结果。

(二)研究脑老化的重要性

当今世界人口老龄化已经成为一个非常严峻的问题,老年人的数量占总人口数量的比例逐年上升,成为一个庞大的群体。而在老年人人群中,脑老化已经是一个非常常见的情况,轻者可以导致记忆力减退、反应迟钝、健忘、动作协调性差、联想学习记忆障碍等,脑老化发展严重后很有可能出现阿尔茨海默病、帕金森病(PD)等病理性疾病。由于脑老化引起的认知功能衰退甚至阿尔茨海默病、帕金森病等的发生会给老年人的健康以及生活质量带来极大的影响,对于家庭和社会而言,无疑增添了沉重的经济负担和社会负担,甚至会影响到社会经济的发展。脑老化研究有利于改善和提高老年人的健康和生活质量,也有利于更全面阐述生命现象的本质(老化阶段),所以加强脑老化的研究已经是新时代的迫切需要。

(三)脑老化的相关机制

脑老化是一个复杂的、多因素的过程,没有一个单一的过程可以解释老化的具体机制。目前比较认可的机制有钙稳态学说、线粒体学说、自由基代谢紊乱、自噬调节失常、神经递质紊乱等,此外还有关于内分泌、氧化应激、蛋白聚集、炎性反应、遗传学、免疫学等方面的各种研究,都从不同的方面揭示了脑老化的相关机制。

1.神经细胞凋亡

凋亡又称细胞程序性死亡,是一种由基因控制的主动的细胞死亡方式。近年来,脑老化被看作是环境因素作用于神经元,引起神经元凋亡的结果。研究表明,神经细胞在发育过程中有50%的细胞凋亡,这是具有重要生理意义的细胞自然死亡。它在与年龄有关的衰老过程中可能是正常的,但不适当的或者是加速的细胞凋亡在的慢性神经退变性疾病的细胞死亡发生、发展中可能起着一定作用。

2.稳态学说

海马突触可塑性是 Ca^{2+} 依赖性的,随着年龄增长可以引起 Ca^{2+} 稳态失调,改变突触传递的阈值,易化突触的抑制,影响神经元属性和神经网络的活动。Ca^{2+} 稳态变化与衰老和认知功能障碍有着密切关系。

3.线粒体学说

随着年龄的增加,胞核内脂褐素的堆积破坏磷脂膜结构、线粒体 DNA 突变不断累积呈不均匀分布、跨膜电位的破坏引起促凋亡因子释放,这些改变都影响脑细胞功能的异常。

4.自噬调节

自噬作用主要是清除降解细胞内受损伤的细胞结构、衰老的细胞器以及不再需要的生物大分子等。自噬作用失调将导致细胞异常甚至死亡。研究证明,自噬失调与多种神经退行性疾病相关。目前,导致自噬功能障碍的机制仍然不明确。

5.神经递质分泌紊乱

乙酰胆碱(ACh)、单胺类递质[5-羟色胺(5-HT)、肾上腺素、去甲肾上腺素、多巴胺(DA)]等都是神经活动重要的神经递质。随着年龄增长,神经递质系统内酶的活性出现不平衡,导致不同递质系统间的协调活动随之出现不平衡。例如,正常人大脑中锥体外系运动功能的调节取决于 DA、ACh 和 GABA 的平衡,随着年龄增长,基底神经节内上述 3 个递质系统间的协调活动逐渐失衡,使运动能力减退,甚至出现运动性障碍等帕金森症状。

21 世纪社会老龄化是人类历史上前所未有的重大挑战,与之相应的年龄相关性疾病也必然随之增加,成为医学界面临的巨大挑战。其中,脑老化及其相关疾病也就成为人们关注的焦点之一,很多学科包括组织化学、细胞化学、病理化学、生理药理学、神经分子生物学等都对此开展了深层次的研究。随着各个学科对脑老化的系统性研究,相信脑老化过程中尚不清楚的一系列疑团不久将被一一解开,使人们能够更好地认识脑老化进程以及针对性地制订相应的策略,以提高老年人的生活质量、减轻家庭和社会负担,为应对老龄化社会做出贡献。

第三章　康复评定

第一节　康复医学评定概述

康复医学评定简称康复评定，又称康复评估、康复评价等，是用客观的量化的方法，有效和准确地评定残疾者功能障碍的种类、性质、部位、范围、严重程度和预后。康复评定是康复医学的重要组成部分，是正确康复治疗的基础。康复的目的是最大限度地复原残疾者及有功能障碍者的受损功能，由于康复评定可以客观地反映功能障碍的情况，为康复治疗计划的制订和执行打下科学的基础。因此熟练掌握正确的康复评定技术对从事康复工作的人员来说是至关重要的。

康复评定的目的：①了解残疾所致功能障碍的性质、部位、范围、严重程度、发展趋势、预后和结局。②为制订康复治疗计划提供客观依据。③动态地观察残疾的发展变化。④评定康复治疗的效果。⑤开发新的更有效的康复治疗手段。

在康复治疗过程中往往要经历多次评定，通常是以康复评定开始，又以康复评定结束。评定至少应在治疗前、中、后各进行 1 次，根据评定的结果，制订、修改治疗计划。初期评定，一般在患者入院初期完成(最迟不超过入院后 7d)，可以帮助康复医师全面了解患者的功能状况和障碍程度、致残原因、康复潜力，以确定康复目标和制订康复治疗计划。中期评定，在康复治疗中期进行，以了解经过一段时间的康复治疗后，功能变化的情况，分析其中的原因，并据此调整康复治疗计划，中期评定可根据需要进行多次。后期评定，在治疗结束后进行，目的是经过康复治疗后，评定患者的总的功能情况，评价康复治疗的效果，提出重返家庭和社会或做进一步康复治疗的建议。

康复评定的内容很广，包括躯体功能评定、精神(心理)功能评定、言语功能评定和社会功能评定等几个方面。躯体功能评定的内容主要有关节活动度评定、肌力评定、平衡与协调功能评定、步态分析、感觉功能评定、反射评定、日常生活活动能力评定、电诊断、心肺功能评定等；精神(心理)功能评定主要是认知功能评定。康复评定涉及器官或系统水平、个体水平和社会水平等不同层次的功能评定，也可以是以上各层功能的综合评定。

康复评定方法应具有可信性、有效性、灵敏性和统一性。它可分为使用仪器评定和不使用仪器评定两大类。它们各有优缺点。使用仪器的评定方法准确、客观，但缺点是昂贵，如等速肌力测试仪、步态分析仪、肌电图等。不使用仪器的评定较简易、实用、经济、相对全面，但客观性和精确性不如仪器，而且应用前更需经严格的信度、效度检验，如评分量表、问卷等。因此，应根据患者病情、经济条件等综合因素，选择合理的评定方法，为康复治疗计划的制订提供客观依据。

第二节　关节活动度评定

一、概述

关节活动度(ROM)又称关节活动范围,是指关节运动时所达到的最大弧度。关节活动度检查可分为被动检查和主动检查两种。两者的不同点在于:主动关节活动度检查是指依靠关节的肌肉主动收缩,而被动关节活动度检查则是指通过外力的作用使关节运动达到最大的弧度。许多病理因素可使关节活动范围发生改变,因此关节活动度检查是肢体运动功能检查中最常用、最基本的项目之一。

关节活动度评定的目的:①确定有无关节活动受限及其原因。②确定关节受限的程度。③确定治疗目标。④为选择治疗方案提供依据。⑤进行疗效评估。

二、方法及标准

(一)评定方法

1.通用量角器检查法

量角器是临床上最常用的测量关节活动度的器械。量角器由金属或塑料制成,有多种类型,但其构造基本相同。量角器有两臂:一条为移动臂,上有指针;另一条为固定臂,附有刻度盘,两臂以活动轴固定,轴为量角器中心(图 3-1)。评定时首先将待测关节置于检查要求的适宜姿势位,使待测关节按待测方向运动到最大幅度,使量角器轴心对准该待测关节的骨性标志或关节中心,固定臂和移动臂分别与关节两端肢体纵轴平行。一般来说,固定臂多与近端肢体纵轴平行,有时固定臂也与垂直线或水平线相吻合,移动臂与远端(活动)肢体纵轴平行,然后读出关节所处的角度。

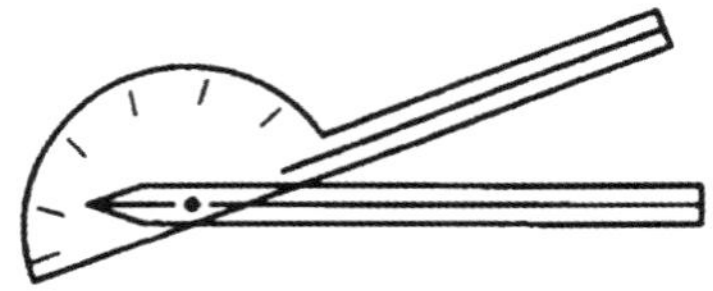

图 3-1　通用量角器

通用量角器的检查方法具有操作简便、读数直接的优点。缺点是量角器中心及两臂放置位置不易精确定位,不易固定,因而易产生误差。有时因被测者太胖或骨性标志不很清楚,测量误差会增大。

2.方盘量角器检查法

方盘量角器是一个中央有圆形分角刻度的正方形刻度盘,常用木质、金属或塑料材料制成。刻度盘的刻度相当于把手一端处为 0°,向左、右各为 180°,刻度盘中心为轴,置一可旋转的重锤指针,后方有把手可握持,指针由于重心在下而始终指向上方,当方盘把手与地面垂直时,指针指于 0 位。

应用时采取适当体位,被测关节两端肢体处于同一平面上,固定一端肢体于水平或垂直位，然后将方盘量角器之下边紧贴另一端肢体，使量角器下边与肢体长轴平行，方盘随着被测肢体的活动而一同活动，因重力关系，方盘指针重锤始终与地面垂直，这时指针与量角器一边（相当肢体长轴）的夹角即该肢体的关节活动度数。使用方盘量角器的优点：①不必触摸关节的骨性标志以确定量角器的轴心。②操作简便、迅速。③正确使用时误差较小。④可用于脊柱等难以使用通用量角器的部位（图 3-2）。

3.手部关节活动度的测量

手部掌指关节及指间关节的关节活动度可用指关节量角器来测量。指关节量角器是由两个半圆形金属或塑料片制成，在圆心处以轴固定，轴为量角器的轴心。底片上刻有 0°～180°的标记，测量时底片与被测指关节近端指节贴紧，轴心与被测关节对准，上片贴紧移动的远端指节并随其一起移动，此时在转动的上片与底片的夹角间可显示刻度，该刻度即为被测关节的关节活动度。拇指外展程度是指拇指在功能位或掌侧外展位时拇指的外展程度。一般用测量拇指指间关节掌侧横纹的尺侧端与手掌掌心横纹的桡侧端之间的距离来代表拇外展程度或虎口宽度，其正常值为 5 cm（男）、4.5 cm（女），见图 3-3。拇指的对指功能评价可用记分法，即拇指可与示、中、环、小各指对指时分别记 1、2、3、4 分，拇指可与小指基部接触时记 5 分。注意测试时使拇指在掌侧外展位以指腹与诸指指腹接触，防止以拇指内收屈曲代替对指。

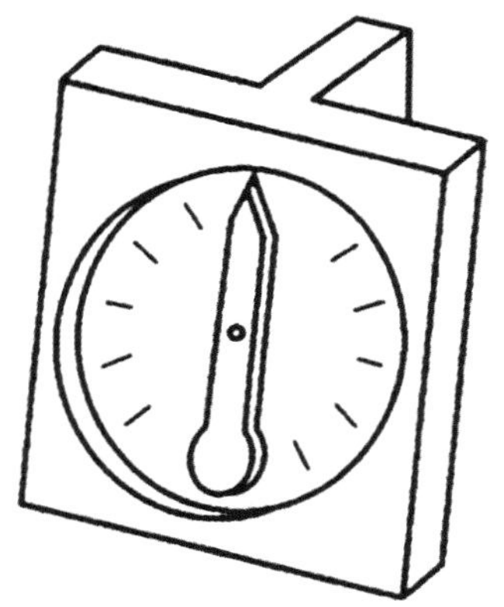

图 3-2　方盘量角器

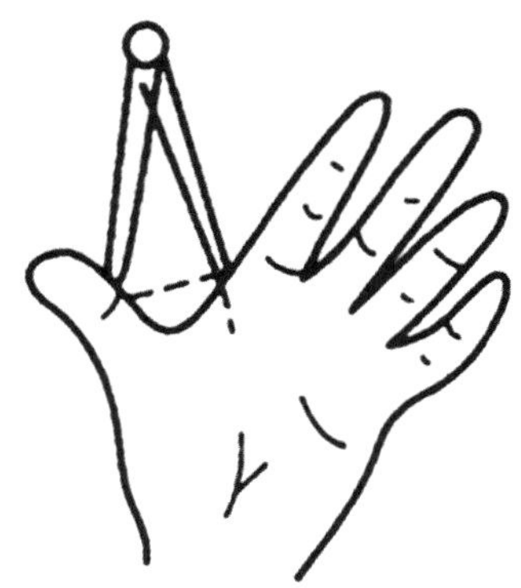

图 3-3　拇指外展测量

4.关节活动度的记录方法

一般有两种情况：一是若采用关节活动度检查表格，在相应关节栏内写下测得度数即可；二是若写在病历上，四肢关节可记录为伸（°）～屈（°）等，如肘关节伸屈活动可记为 0°～150°。通常记录被动关节活动度，有时也需记录主动关节活动度。记录的结果能反映关节活动范围，如肘关节伸 0°，屈 120°，则肘关节活动范围为 120°。假如肘关节可屈 120°，但伸不能达到 0°，而处于屈肘 30°位，则记录为伸－30°，肘关节实际活动范围为 120°＋（－30°）＝90°。有时尽管关节活动范围相同，但因起止度数不同，关节的功能明显不同，还是以肘关节为例加以说明，测得肘关节伸屈活动为 0°～50°，则活动范围为 50°；若测得活动范围为－70°～120°，活动范围也是 50°，但二者临床上的诊断和决策截然不同。

（二）评定标准

（1）采用目前国际通用的中立位作为 0°的测量方法。以关节中立位为 0°测量各方向的活动度。通常解剖位即是中立位，也是关节活动的起点。

(2)上下肢大关节活动度的测量，见表 3-1。

表 3-1　正常的关节活动度

关节	运动	检查体位	量角器轴心	固定臂	移动臂	正常活动度
肩	屈、伸	坐或立位，臂置于体侧，肘伸直	肩峰	与腋中线平行	与肱骨纵轴平行	屈：0°～180°；伸0°～50°
	外展	坐或立位，臂置于体侧，肘伸直	肩峰	与身体中线（脊柱）平行	与肱骨纵轴平行	0°～180°
	内旋、外旋	仰卧，肩外展 90°肘屈 90°	鹰嘴	与腋中线平行	与前臂纵轴平行	各 0°～90°
肘	屈、伸	仰卧、坐或立位，臂取解剖位	肱骨外上髁	与肱骨纵轴平行	与桡骨纵轴平行	0°～150°
桡尺	旋前、旋后	坐位，上臂置于体侧，屈肘 90°	尺骨茎突	与地面垂直	腕关节背面（测旋前）或掌面（测旋后）	各 0°～90°
腕	屈、伸	坐或站位，前臂完全旋前	尺骨茎突	与前臂纵轴平行	与第二掌骨纵轴平行	屈：0°～90°；伸：0°～70°
	尺、桡侧偏	坐位，屈肘，前臂旋前，腕中立位	腕背侧中点	前臂背侧中线	第三掌骨纵轴	桡偏：0°～25°；尺偏：0°～55°
髋	屈	仰卧或侧卧，对侧下肢伸直	股骨大转子	与身体纵轴平行	与股骨纵轴平行	0°～125°
	伸	侧卧，被测下肢在上	股骨大转子	与身体纵轴平行	与股骨纵轴平行	0°～15°
	内收、外展	仰卧	髂前上棘	左右髂前上棘连线的垂直线	髂前上棘至髌骨中心的连线	各 0°～45°
	内旋、外旋	仰卧，两小腿垂于床沿外	髌骨下端	与地面垂直	与胫骨纵轴平行	各 0°～45°
膝	屈、伸	俯卧、仰卧或坐位	股骨外髁	与股骨纵轴平行	与胫骨纵轴平行	屈：0°～150°；伸：0°
踝	背屈，跖屈	仰卧、踝中立位	腓骨纵轴线与足外缘交叉处	与腓骨纵轴平行	与第五跖骨纵轴平行	背屈：0°～20°；跖屈：0°～45°

(三)影响测量结果的因素

许多因素均可影响结果，如关节活动的方式(主动或被动运动)、患者或检查者的不良体位、测量工具放置不当、骨性标志(参考点)未找准、软组织过多、关节活动时患者感觉疼痛、随意或不随意的阻力、患者缺乏理解与合作、手术伤口、限制性支具以及患者年龄、性别、职业等。检查者在测量关节活动范围时应尽可能排除或减少影响测量的因素，保持测量时相关条件的一致性。

三、关节活动度检查的注意事项

(1)检查前对患者讲明目的及方法,使患者充分理解和合作。

(2)检查时患者应充分暴露受检部位,保持舒适体位,测量时固定部分不得移动,以免代偿性活动影响检查结果。

(3)检查者应熟悉各关节解剖和正常活动范围,熟练掌握测量技术,严格按照关节活动度测量的操作规范进行,提高检查的准确性与可重复性。关节活动度检查可有3°～5°的误差,为了提高测量的准确性,最好由专人负责。

(4)避免在运动或按摩后立即进行检查。

(5)临床上应分别测量关节主动活动度和被动活动度,并将主动及被动关节活动度分别记录,但通常以测量和记录关节被动活动度为准。

(6)关节活动度存在一定个体差异,因此应测健侧(对侧)相应关节的活动度并作比较。若双侧同时存在病变,则以正常关节活动范围做参考。亦应测量患部上、下关节的活动范围。

(7)不同器械、不同方法测得的关节活动度值有差异,不宜互相比较。

四、关节活动度评定的临床意义

引起关节活动度异常的常见原因有:关节内、外软组织损伤后疼痛所致的肌肉痉挛,制动、肌力不平衡及慢性不良姿势等所致的软组织缩短与挛缩,关节内组织损伤引起的积液水肿,关节周围软组织瘢痕与粘连,关节内骨与软骨等碎裂后形成的游离体的存在,关节结构异常,神经与肌肉疾病引起的肌肉瘫痪或无力等。

关节被动活动正常,但主动活动受限应考虑为神经麻痹、肌肉无力或肌肉、肌腱断裂。关节被动活动与主动活动同时部分受限,称为关节僵硬,可能是关节内粘连,肌肉、肌腱、韧带挛缩,长时间制动所致。关节不能主动与被动活动时,称为关节强直,提示关节内存在牢固性的骨性连接。

第三节　平衡和协调功能评定

一、概述

平衡是保持人体稳定的能力或保持身体重心落在支撑面内的能力。临床上,平衡是指人体处在一种姿势或稳定状态下以及不论处于何种位置时,当运动或受到外力作用时,能自动地调整并维持姿势的能力。前者属于静态平衡,后者属于动态平衡。力学上,平衡是指当作用于物体的合力为零时物体所处的一种状态。人体保持平衡处于一种稳定状态的能力与人体重心的位置和人体支撑面的面积两方面有关。如果人体重心的重力线落在支撑面之内,人体就是平衡的,否则人体将处于不平衡状态。人体平衡的维持取决于感觉与运动系统和固有姿势反射的整合,具体地说,取决于下列因素:①正常的肌张力。②适当的感觉输入,包括视觉、本体感觉及前庭的信息输入。③大脑的整合作用。④交互神经支配或抑制,使人体能保持身体某些部位的稳定,同时有选择地运动身体的其他部位。⑤骨骼肌系统能产生适宜的运动,完成大脑所制订的运动方案。其中任何一种因素发生障碍都会造成姿势的稳定性和运动的协调功能障碍。

二、平衡功能评定

(一)平衡的分类

人体平衡可以分为两类。

1.静态平衡

静态平衡即人体或人体某一部位处于某种特定姿势,例如坐或站等姿势时保持稳定状态的能力。它需要肌肉的等长收缩。

2.动态平衡

动态平衡包括两个方面:①自动动态平衡,即人体在进行各种自主运动,如由坐到站或由站到坐等各种姿势间的转换运动时能重新获得稳定状态的能力。②他动动态平衡,即人体对外界干扰,如推、拉等产生反应,恢复稳定状态的能力。平衡的这种分类包括了人体在各种运动中保持、获得或恢复稳定状态的能力,具有一定的科学性和完整性。此类平衡需要身体不断地调整姿势以维持平衡,它需要肌肉的等张收缩。

(二)平衡评定的目的

平衡功能评定的主要目的有以下几个方面:①确定患者是否存在平衡功能障碍。②如果患者存在平衡功能障碍,确定引起平衡功能障碍的原因。③确定是否需要进行治疗。④重复评定以评定治疗手段是否有效。⑤预测患者发生跌倒的危险性。

(三)平衡反应

平衡反应是指当身体重心偏离时,机体恢复原有平衡或建立新的平衡的过程,包括反应时间和反应过程。人体 6 个月形成俯卧位平衡反应,7～8 个月形成仰卧位、坐位平衡反应,9～12 个月形成蹲起反应,12～21 个月形成站立位平衡反应。另外还有保护性伸展反应、跨步及跳跃反应等特殊的平衡反应。

(四)平衡功能评定的方法

1.观察法

临床上普遍使用的观察法包括单腿直立检查法及强化的 Romberg 检查法,如一足在另一足的前方并交换、上肢置于不同的位置站立及在活动状态下能否保持平衡的方法(如坐或站立时移动身体、在不同条件下行走),具体方法有脚跟碰脚趾行走、足跟行走、足尖行走、走直线、侧方走、倒退走、走圆圈及绕过障碍物行走等方法。以上评定的评分标准:4 分——能完成活动;3 分——能完成活动,但需要较少的身体接触才能保持平衡;2 分——能完成活动,但为保持平衡需要大量的身体接触;1 分——不能完成活动。观察法由于较粗略和主观,且缺乏量化,因而对平衡功能的反应性差。但由于其应用简便,可以对具有平衡功能障碍的患者进行粗略的筛选,因此目前在临床上仍有一定的应用价值。

2.量表评定法

量表评定法(功能性评定)虽然属于主观评定,但不需要专门的设备,应用方便,且可以进行评分,因而临床应用日益普遍。目前国外临床上常用的平衡量表主要有 Berg 平衡量表(BBS)、Tinetti 量表及"站起-走"计时测试及功能性前伸、跌倒危险指数等。Berg 平衡量表、Tinetti 量表和"站起-走"计时测试 3 个量表评定平衡功能具有较高的信度和较好的效度,因此在国外应用非常普遍。

Berg平衡量表(BBS)由Katherine Berg于1989年首先报道,最初用来预测老年患者跌倒的危险性。BBS包括站起、坐下、独立站立、闭眼站立、上臂前伸、转身一周、双足交替踏台阶、单腿站立等14个项目,每个项目最低得分为0分,最高得分为4分,总分56分,测试一般可在20min内完成。BBS按得分分为0～20分、21～40分、41～56分3组,其代表的平衡能力则分别相应于坐轮椅、辅助步行和独立行走3种活动状态。BBS总分少于40分,预示有跌倒的危险性。由于BBS具有较高的信度和较好的效度,因此,在国外被广泛用于评定患者的平衡功能,目前国内也开始应用BBS评定平衡功能。

3.平衡测试仪评定

平衡测试仪(定量姿势图)主要由压力传感器、计算机及应用软件三部分组成。压力传感器可以记录到身体的摇摆情况并将记录到的信号转换成数据输入计算机,计算机在应用软件的支持下,对接收到的数据进行分析,实时描计压力中心在平板上的投影与时间的关系曲线,这就形成了定量姿势图。定量姿势图可以记录到临床医生在临床上不能发现的极轻微的姿势摇摆以及复杂的人体动力学及肌电图的参数,并且姿势图可以比较定量、客观地反映平衡功能,便于不同测试者之间进行比较。平衡测试仪包括静态平衡测试和动态平衡测试。

(1)静态平衡测试:静态平衡测试测定人体在睁眼、闭眼及外界视动光线刺激时的重心平衡状态。其主要参数包括重心的位置(center of gravity,COG),重心移动路径的总长度、面积,左右向和前后向的重心位移平均速度,重心摆动的功率谱,睁、闭眼时的重心参数比值等。静态姿势图仅对静力时压力中心的变化情况进行描述和分析,以此了解平衡功能,但不能将影响平衡功能的3个感觉系统完全分别开来进行研究。

(2)动态平衡测试:动态平衡测试要求被测试者以躯体运动反应跟踪出现在显示器上的视觉目标,在被测试者无意识的状态下,支撑面移动(如前后、水平方向,前上、后上倾斜),或显示器及其支架突然摇动,测试上述情况下被测试者的平衡功能,了解机体感觉和运动器官对外界环境变化的反应能力及大脑感知觉的综合能力等。动态平衡测试的测试内容主要有感觉整合测试、运动控制测试、应变能力测试和稳定性测试等。动态平衡测试可以将影响平衡功能的3个感觉系统分别开来进行研究,从而能够进一步确定引起平衡障碍的原因并指导治疗。

三、协调功能评定

协调是完成平稳、准确和良好控制的运动的能力,有的学者也称协调为共济,它要求患者能按照一定的节奏和方向,在一定的时间内用适当的力量和速度完成稳定的动作,达到准确的目标。中枢神经系统参与协调控制的结构有3个,即小脑、基底核、脊髓后索。

(一)常采用的协调评定

(1)指鼻试验:让患者肩外展90°,伸直位,然后用示指指尖指鼻尖。

(2)指-指试验:患者与检查者面对面,检查者将示指举在患者面前,让患者用自己的示指指尖触检查者的示指指尖。检查者可以变换其示指的位置,以评估距离、方向改变时患者的应变能力。

(3)拇指对指试验:让患者先双肩外展90°,伸肘,再向中线靠拢,双手拇指相对。

(4)示指对指试验:让患者先双肩外展90°,伸肘,再向中线靠拢,双手示指相对。

(5)对指试验:让患者将拇指依次与其他各指尖相对,并逐渐加快。

(6)握拳试验:交替地用力握拳和充分伸张各指,并逐渐加快。

(7)旋转试验:上臂紧靠躯干,屈肘 90°,掌心交替向上和向下,并逐渐加快。

(8)拍手试验:屈肘,前臂旋前,在膝上拍手。

(9)拍地试验:患者坐位,足触地,用脚尖拍地。膝不能抬起,足跟不离地。

(10)指-趾试验:患者仰卧,让其用趾触检查者的手指,检查者可改变方向和距离。

(11)跟-膝-胫试验:患者仰卧,让其用一侧的足跟在另一侧下肢的膝及胫骨前方上下滑动。

(12)画圆试验:患者用上肢或下肢在空气中画出想象中的圆。

(13)轮替试验:患者屈肘 90°,双手张开,一手向上,一手向下,变替变换,并逐渐加快。

(二)评分标准

(1)5 分——正常。

(2)4 分——轻度障碍,能完成,但速度和熟练程度比正常稍差。

(3)3 分——中度障碍,能完成,但协调缺陷明显,动作慢,不稳定。

(4)2 分——重度障碍,只能开始动作而不能完成。

(5)1 分——不能开始动作。

各试验分别评分并记录。有异常,提示协调功能障碍。

第四节　心肺功能评定

近年来,不仅急性心肌梗死及冠状动脉搭桥术后等心脏疾病需要康复医疗,还包括对心绞痛、隐匿型冠心病病例,以及有高血压、高血脂、吸烟、体力活动少等易患因素的中年人,也需要进行预防性心脏康复锻炼。慢性肺疾患可引起不同程度的肺功能障碍,且病情发展常累及心脏,因此需要对心肺疾病患者进行心肺功能的评定,进而指导心脏和肺功能的康复。

一、心电运动试验

运动可诱发出心血管异常反应,而这种反应在安静时常常不表现出来,因此,常用运动试验对心功能进行评定。在运动试验中,通过一些重要的参数变化来反映心脏和整个身体的情况包括症状、体征、心脏电生理指标和以耗氧量和二氧化碳排出量等为基础的一系列代谢指标,如代谢当量。

(一)心功能容量(FC)

心功能容量又称心脏有氧能力,其单位是代谢当量(MET),1 个代谢当量系指机体在坐位休息时,摄氧 3.5 mL/(kg · min)。心功能容量是指在有氧运动范围内,机体所能完成的最大运动时的 MET 值,是和最大耗氧量相当的 MET 值。即心功能容量是机体进行最大强度活动时的耗氧量,但其单位常以 MET 值来表示。据研究,正常人的心功能容量为:FC=17.6－0.13×年龄(岁)(MET);对于有冠心病危险的人,其 FC 降至:FC=12.0－0.08×年龄(岁)(MET)。

即同为 60 岁,健康人和有冠心病危险的人的 FC 分别为 9.8MET 和 7.2MET。

(二)心功能分级

据美国医学会《永久病损评定指南》修订 3 版的资料，心功能分 4 级(表 3-2)。

表 3-2 心功能分级

级别	特点
Ⅰ	患者有心脏病，但未导致体力活动受限。一般体力活动并不引起不适当的疲劳、心悸、呼吸困难或心绞痛
Ⅱ	患者有心脏病，导致体力活动轻度受限。患者休息时进行通常轻的活动时舒适，但在进行超过一般的体力活动时，出现疲劳、心悸、呼吸困难或心绞痛
Ⅲ	患者有心脏病，导致明显的体力活动受限。患者休息时舒适，但一般的体力活动导致疲劳、心悸、呼吸困难或心绞痛
Ⅳ	患者有心脏病，导致不能舒适地进行任何体力活动甚至休息时也有心输出不足、肺充血、全身淤血或心绞痛症状，若采取任何体力活动，则不适加剧

(三)运动试验

1.定义

又称递增负荷运动试验(GXT)，是让患者利用定量准确的测功计进行负荷递增的运动，同时进行心电、血压、脉搏的测定，直至患者出现预定的终止运动的指征为止，以测定患者心功能容量(FC)的方法。

2.分类

(1)按运动量或终止试验的标准可分为极量、次极量和症状限制性 GXT。①极量运动试验(MGXT)：要求患者运动到筋疲力尽，心率达到按年龄预测的最大心率，最大心率为 220－年龄。②次极量运动试验(SMGXT)：要求患者运动到心率达到最大心率的 65％～85％不等。主要用于评定患者的健康水平或用于监测心血管系统的健康水平，近年有被症状性运动试验取代的趋势。③症状限制性试验(SLGXT)：要求患者运动到出现指定的、具有一定的危险讯号意义的症状或体征时为止，故又称体征限制性运动试验。在心脏康复中，症状限制性试验应用很普遍。

(2)按试验的目的分诊断性 GXT 和治疗性 GXT。①诊断性 GXT：用来诊断潜在的心脏血管异常，以应用 MGXT 和 SLGXT 为多见。②治疗性 GXT：主要用于制订运动处方，以供心脏康复和其他治疗之用，在心脏康复中以应用 SLGXT 为多。

(3)按使用的测功计分为下肢踏车测功计 GXT、跑台测功计 GXT、上肢转轮测功计 GXT 和登梯 GXT。使用时可参考表 3-3。

表 3-3 GXT 测功计类型的选择

患者情况	跑台	下肢踏车	上肢转轮	登梯
不能久坐	良	差	差	一般
不能久站	差	良	佳	差
不能久走	差	良	佳	差
腰屈受限	一般	一般	一般	差
骶髂疾患	差	一般	一般	差
下肢疾患	差	一般	佳	差
上肢疾患	佳	良	差	一般

3.心脏康复中运动试验的目的、禁忌证和停止试验的指征

(1)试验的目的:康复医学中主要应用于功能评定方面,用于一般症状明显、诊断明确、需要进行康复治疗的心脏病患者。常用 SLGXT。

(2)试验的禁忌证:①绝对禁忌证:未控制的心力衰竭、严重的左心功能障碍、严重的心律失常、不稳定型心绞痛、急性心包炎、心肌炎、心内膜炎、严重而未控制的高血压(高于28/14.7 kPa)、急性肺动脉栓塞、急性全身性感染等。②相对禁忌证:严重的高血压、中度瓣膜病变和心肌病、明显的心动过速或过缓、完全性房室传导阻滞及高度窦房阻滞、严重冠状动脉左主干狭窄或类似病变、严重的肝肾疾病、严重贫血、未能控制的糖尿病传导、甲状腺功能亢进和精神疾病发作期间。

(3)停止运动试验的指征:若出现严重的心律失常,如心电监护发现有室性心动过速或室上性心动过速,运动试验应马上停止。如果出现下列潜在性危险的症状、体征和情况时,运动试验也应停止:①运动产生的疼痛、头痛、眩晕、晕厥、呼吸困难、乏力等;②与一般反应不相称的苍白、出冷汗;③血压过度升高:收缩压>32 kPa(240 mmHg),舒张压>16 kPa(120 mmHg);④血压逐渐下降;⑤心电监护显示异常;⑥运动中 ST 段压低或升高超过 3 mm;⑦运动产生的心律失常,如室性期前收缩的频率增加及室上性心动过速;⑧运动产生的各种类型的传导阻滞。

4.GXT 的方法

以跑台试验为例:跑台上的履带不断地向患者步行前进方向相反的方向运动,患者在履带上向前走的速度必须与履带运动的速度相等才能将身体维持在履带上。每隔一定时间通过增加履带运动速度或增加跑台的坡度或同时增加两者以增大运动的负荷,直到达到终止试验的标准为止。

(1)跑道的坡度:以百分数表示,坡度的含义如图 3-4。

坡度为 θ 角的正切,即坡度$=\tan\theta=a/b$,据此求出每 1%的坡度=0.567°。

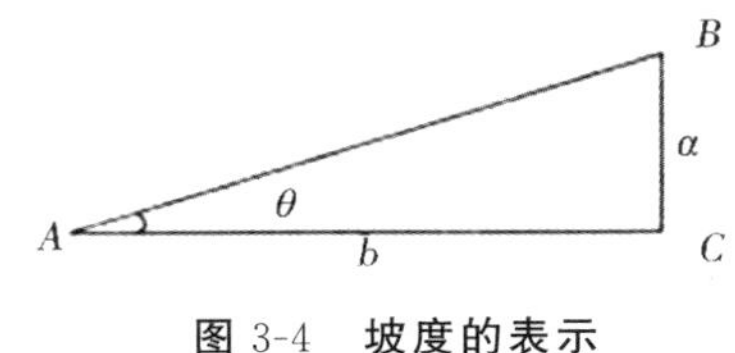

图 3-4 坡度的表示

(2)跑台 GXT 的试验方案:心脏康复中常用低水平方案,见表 3-4。

(3)监测:①心电监测:为避免运动妨碍连线和干扰,常采用特殊的双极导联,最简单常用的是 CM_5 导联。CM_5 导联:正极在常规 V_5 位置,负极在胸骨柄上,地极在正常 V_{SR} 处。心电监测在运动中至少可于每 2~3min 末时描记 1 次,达终点时维持描记 1~2min,停止运动后描记停止后 2、4、6min 心电图,如6min仍不恢复,每 2min 再描记 1 次,直到恢复为止,有时为了方便也可只描记运动停止后 1、5、10、15min的心电图。②血压:每级最后的 1min 测 1 次,运动停止后,测第 1、3、5、10、15min 的血压。③脉搏:每级最后 1min 测 10s 的脉搏,乘以 6,求出 1min 的脉搏。

(4)试验的进行和终点的确定:选好试验方案,安排好监测仪器和准备好安全措施后,即可

按方案中规定的阶段、选定坡度、进度和时间，逐级连续地进行，直到出现上述停止试验的指征时，立即停止试验，让患者休息。

表 3-4　低水平方案

阶段	坡度(%)	速度(km/h)	时间(min)	心功能容量(MET)
1	0	2.4	2	1.5
2	3	2.4	2	2.1
3	6	2.74	2	3.2
4	10	2.74	3	4.9
5	12	4.02	3	7.0
6	14	5.5	3	10.1
7	16	6.76	3	13.1
8	18	8.05	3	16.1

(5)应用 GXT 选取试验终点时的心率、血压和心功能容量值，填写 GXT 报告单。

5.根据 GXT 结果评定心脏功能级别

据 GXT 测得的 FC 或 VO_2，可依下表判定其功能处于何级(表 3-5)。

表 3-5　GXT 时供能分级的代谢指标

阶段	坡度(%)	速度(km/h)	时间(min)	心功能容量(MET)
1	0	2.4	2	1.5
2	3	2.4	2	2.1
3	6	2.74	2	3.2
4	10	2.74	3	4.9
5	12	4.02	3	7.0
6	14	5.5	3	10.1
7	16	6.76	3	13.1
8	18	8.05	3	16.1

二、呼吸功能评定

(一)呼吸功能的初步评定

在对患者肺功能评定之前，先根据患者出现气短的程度对呼吸功能做出初步评定。

0 级：日常生活能力和正常人一样。

1 级：一般劳动较正常人容易出现气短。

2 级：平地步行无气短，较快行走或登楼、上坡时出现气短。

3 级：慢走 100 m 以内即感气短。

4 级：讲话、穿衣等轻微动作便感到气短。

5 级：安静时就有气短，不能平卧。

(二)肺功能测定

1.基本肺容积和肺容量的测定

(1)基本肺容积：潮气量、补吸气量、补呼气量和残气量是肺的 4 种基本容积，它们互不重叠,全部相加等于肺的最大容量,如图 3-5。①潮气量:是指平静呼吸时每次呼出或吸入的气量,正常值为 500 mL。②补吸气量:是指平静吸气末再尽力吸气所能吸入的气量。正常成年人为 1500～2000 mL。③补呼气量:是指平静呼气末再尽力呼气所能呼出的气量。正常成年人为 900～1200 mL。④残气量:是指最大呼气末尚存留于肺中不能再呼出的气量,只能用间接方法测定,正常成年人为 1000～1500 mL。支气管哮喘和肺气肿患者,残气量增加。

(2)肺容量(图 3-5):①深吸气量:是指从平静呼气末做最大吸气时所能吸入的气量,是潮气量和补吸气量之和,是衡量最大通气潜力的一个重要指标。正常成年男性为 2600 mL,女性为 1900 mL,占肺活量的 75%。深吸气量减少,提示限制性通气功能障碍,如胸廓、胸膜、肺组织和呼吸肌等的病变。②功能残气量:是指平静呼气末尚存留于肺内的气量,是残气量和补呼气量之和。正常成年人约为 2500 mL。临床中检测方法是让患者在 5000 mL 纯氧中呼吸 7min,根据氧吸收情况计算而得。功能残气量增加,表示平静呼气后肺泡充气过度、肺弹性减退、气道阻塞等疾病,功能残气量减少见于肺间质纤维化、肺切除术后。③肺活量:是指最大吸气后从肺内所能呼出的最大气量,是潮气量、补吸气量和补呼气量之和。正常成年男性约为 3500 mL,女性为 2500 mL。肺活量是反映通气功能的基本指标,阻塞性通气功能障碍时,肺活量可正常或轻度降低,而限制性通气障碍则明显降低。④肺总(容)量:是指肺所能容纳的最大容量,是肺活量和残气量之和。正常成年男性约为 5000 mL,女性约为 3500 mL。肺总量增加见于阻塞性肺疾患,如肺气肿等,肺总量减少见于限制性肺疾患,如弥漫性肺间质性纤维化。

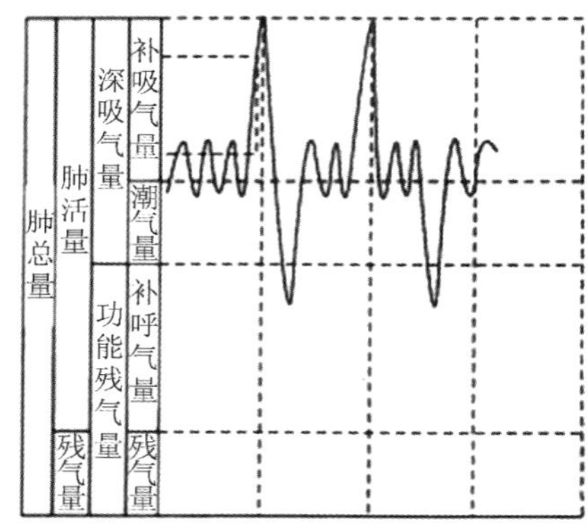

图 3-5 基本肺容积和肺容量图解

2.通气功能的测定

(1)每 min 静息通气量(VE):每 min 静息通气量是指平静呼吸时每 min 进或出肺的气体总量。

VE=呼吸频率×潮气量。平静呼吸时,成人呼吸频率如每 min12 次,潮气量为 500 mL,则每 min 静息通气量为 6 L。

(2)最大通气量(MVV):最大通气量是指尽力作深快呼吸时,每 min 所能吸入或呼出的最大气量。它反映单位时间内充分发挥全部通气能力所能达到的通气量,是估计一个人能进行多大运动量的一个生理指标。测定时,一般只测量 10s 或者 15s 的最深、最快的呼出或吸入气量,再换成每 min 的,一般可达 70～120 L。

(3)用力肺活量(FVC):由于测定肺活量时不限制呼气的时间,所以不能充分反映肺通气功能的好坏。例如,某些患者肺组织弹性降低或呼吸道狭窄,通气功能已经受到损害,但是如果延长呼气时间,所测得的肺活量可以是正常的,因此,提出了用力肺活量的概念。

3.通气功能障碍的分型

通气功能障碍可分为3种类型,即阻塞性、限制性和混合性。临床上需结合病史资料与肺功能各项测定指标进行综合分析,方能做出准确评定。以下是3种类型通气功能障碍的肺功能表现,见表3-6。

表3-6　3种类型通气功能障碍分型

		阻塞性	限制性	混合性
肺容量	肺活量(VC)	正常或下降	明显下降	下降
	功能残气量(FRC)	明显下降	明显下降	不一定
	肺总量(TLC)	正常或上升	明显下降	不一定
	残气量/肺总量(RV/TLC)	上升	不一定	不一定
通气功能	时间肺活量(FVC)	正常或下降	明显下降	明显下降
	第一秒用力呼气量(FVC_1)	明显下降	下降	明显下降
	FVC_1/FVC	明显下降	正常或上升	正常或下降
	最大通气量(MVV)	明显下降	下降	明显下降
	最大呼气中期流速(MMEF)	明显下降	下降	明显下降

三、有氧运动能力测定

(一)有氧运动

在人体运动的不同阶段,所需能量与从呼吸中吸入的氧的关系有所不同(图3-6)。

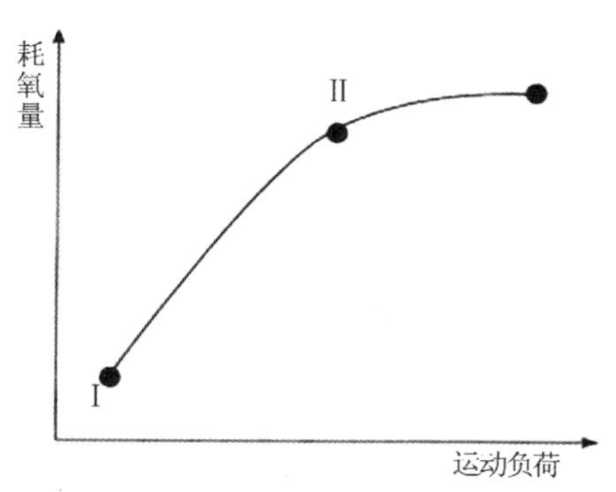

图3-6　运动量与耗氧量的关系

图中纵轴为耗氧量,横轴为运动负荷。由图可见,在Ⅰ～Ⅱ段,运动负荷与耗氧量呈线性关系,即负荷越大,耗氧量也越大,在此阶段,运动中所需的能量由吸入的氧来供给,称为有氧运动。在Ⅱ点以右,曲线已进入平台段,意味着达到这一水平以后,耗氧量已不随运动负荷的增大而增加,这一水平的耗氧量称为最大耗氧量,用 VO_2 表示。

图中Ⅱ点以右,耗氧量已不随运动负荷的增大而增大,表明运动中所需的能量已不由吸入的氧供给,称为无氧运动。

(二)从 GXT 结果求心肌耗氧量(MVO_2)(心脏有氧运动能力)

1.首先求心率与收缩压乘积(RPP)

其意义是 GXT 终点时测得的 RPP 可以认为是心血管能力充分的程度,亦即心肌有氧能力的一种指标。

RPP 的计算公式为:RPP=心率(HR)×收缩压(SBP)/100(此式中 SBP 的单位为 mmHg)。

RPP 大表明受试者能通过增加心肌耗氧量来满足一定活动水平时的代谢需要。对于缺血性心脏病患者,RPP 又称为缺血阈,即如 RPP 越大,表示患者活动到心率和收缩压越高时才出现缺血症状。

2.根据 RPP 与 MVO_2 的关系求 MVO_2

可用下述间接法测出:MVO_2[mL/(100 gLV·min)]=0.14×(HR×SBP/100)-6.3。

心肌耗氧量的单位是每 min 每 100 g 左心室所需氧的毫升数,如某患者低水平运动试验时终点 HR 达 130 次/min,血压达 170/90 mmHg,其 MVO_2 应为:MVO_2=0.14(130×170/100)-6.3=30.94-6.3=24.64[mL/(100 gLV·min)]。

第五节 神经肌肉电生理评定

一、肌电图检查

肌电图(EMG)又称针电极肌电图,是指以同心圆针插入肌肉中收集针电极附近一组肌纤维的动作电位,包括在插入过程中、肌肉处于静息状态下和肌肉做不同程度随意收缩时的电位活动。肌电图是记录肌肉静止和收缩时的电活动以诊断肌肉疾病的电生理学方法。肌电图可用于鉴别神经源性和肌源性肌肉萎缩,了解神经损伤的程度、部位和再生的情况,帮助制订正确的神经肌肉康复治疗计划,作为康复训练中的肌肉作用、力量和疲劳的指导。

(一)概述

1.肌电图原理

肌电图是将电极接触肌肉时记录到的肌肉的生物电活动。运动神经元包括 α 神经元和 γ 神经元,α 神经元支配梭外肌,γ 神经元支配梭内肌。α 神经元的末梢在肌肉中分成许多小的分支,每一小支支配一根骨骼肌的纤维,一个 α 神经元支配肌纤维的数目为 5~2000 根不等。由一个 α 运动神经元及其所支配的全部肌纤维组成的功能单位,称为运动单位。

当某一 α 运动神经元兴奋时,兴奋传导到神经末梢,引起它所支配的肌纤维兴奋,产生动作电位,骨骼肌细胞的电位变化是肌电图的发生源。测量到一个肌纤维的电位变化是单相的,但是在同一个运动单位内测量的电位变化往往是多相或时程延长。这是因为运动神经末梢各分支的长短不同,兴奋到达所支配的各肌纤维的时间不同,因而各肌纤维开始兴奋的时间不同,这就造成了运动电位合成电位的多相或时程延长。

2.肌电图检查目的

肌电图可反映运动系统不同环节的损害,包括上运动神经元(皮质和脊髓)、下运动神经元

（前角细胞和脊髓轴索）、神经肌肉接头和肌肉。

肌电图可看作是临床体格检查的延伸，通过EMG可以了解到以下几点。

（1）肌肉病变是神经源性还是肌源性损害。

（2）神经源性损害的部位（前角、根、丛、干、末梢）。

（3）病变是活动性还是静息性。

（4）神经的再生能力。

（5）提供肌强直及分类的诊断和鉴别诊断依据。

3.记录

肌电图的波形变异很大，从一块肌肉可以记录到不同形状、不同时限的运动单位电位。这些差异不只是由于每个运动单位本身的结构、空间排列和兴奋时程不同引起的，也取决于电极与受检运动单位的彼此位置关系。运动单位电位的基本波形如图3-7所示，并以此图说明肌电图的基本参数。

（1）相：波形偏离基线再回到基线为一相。运动单位电位多为四相或三相，大于四相称为多相电位。正常情况下，多相电位少于12%。

（2）峰：每次电位转向称为峰。不论是否过基线，只要转向幅度超过20 μV为一峰。

（3）极性：习惯上以基线为零，基线以下为正，以上为负。

（4）电位时限：自一个电位的第一个相偏离基线开始，到电位波形最后一个相回到基线所经历的时间称为时限。单个运动单位电位时限一般在5～15 ms，超过正常值±20%以上属异常（图3-8）。

（5）波幅：一般取峰－峰之间的电位差为波幅。可通过对最高的正向和负向波幅间的距离来进行测定。正常情况下，在轻收缩时记录的运动单位电位中最高的幅度一般不超过5.0 mV（图3-9）。

（6）频率：每秒钟单个电位发生的次数或电位群的发放次数。

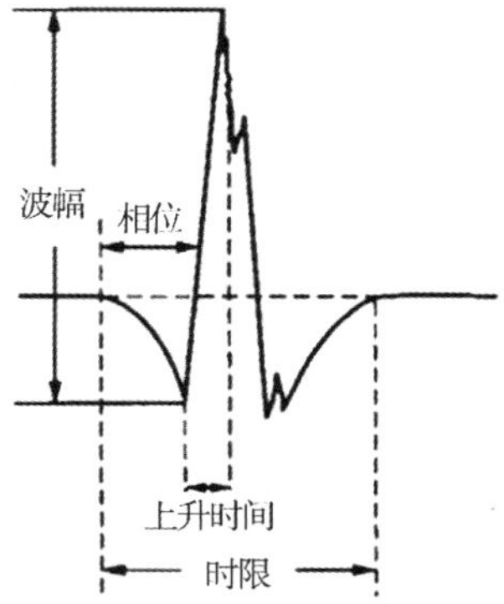

图3-7　**运动单位点电位波形**

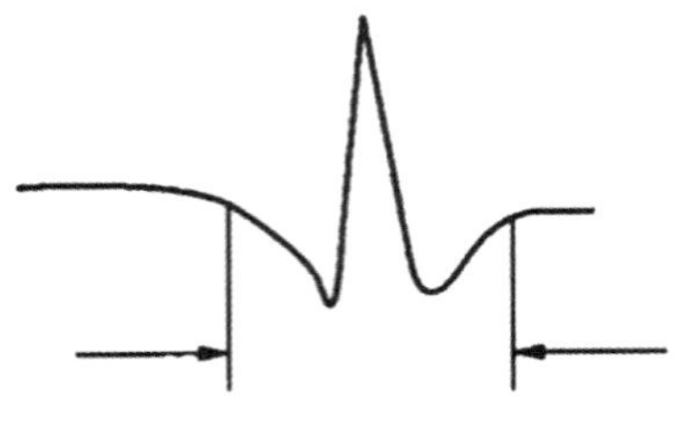

图 3-8 时限测量

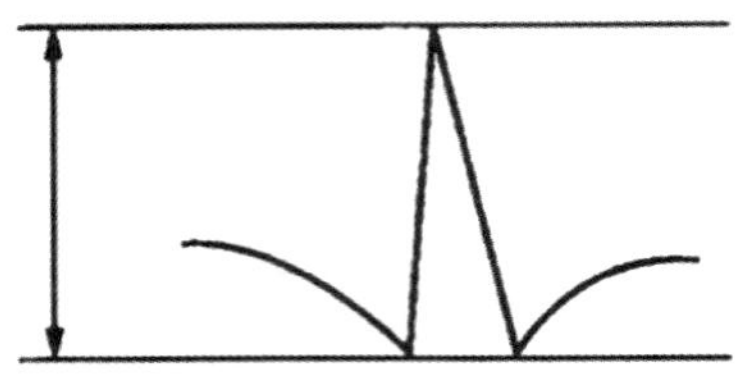

图 3-9 波幅测量

(二)正常肌电图

1.针电极插入及肌肉放松时的肌电图

(1)插入电位:是指针电极插入肌肉时,因针的机械刺激及损伤作用,而引起肌纤维活动,出现一阵短暂的电位发放。在示波屏显示爆发性成组出现的重复发放的高频棘波,持续时间为几百毫秒,针电极一旦停止移动,插入电位也迅速消失(图 3-10)。

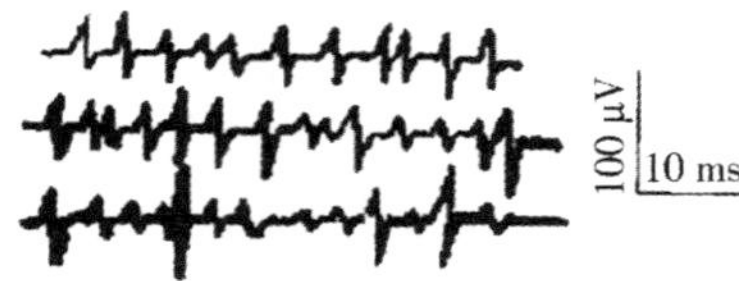

图 3-10 插入电位

(2)终板电活动:终板电活动有两种:终板噪声和终板负电位,是针电极插在终板区引起的。患者诉进针处疼痛。终板噪声为不规则的电压波动,听到海啸样杂音。而终板负电位呈单相、双相或三相,起始波总为负相,须与纤颤电位相鉴别(图 3-11)。

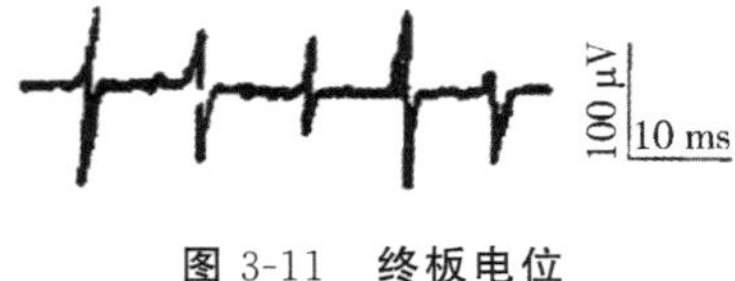

图 3-11 终板电位

(3)电静息:肌肉完全放松时,不出现肌电位,示波屏上呈一直线。

2.运动单位电位

在电静息状态,当受检者做轻微肌肉收缩,在基线上会出现单相、双相或三相,少数为四相的电位,波幅在 0.1～0.2 mV,时限在 5～15 ms,频率在 5～20 Hz,此电位是一个运动神经元所支配的多根肌纤维同步兴奋的电活动,称为运动单位电位,在肌电图中又称为单纯相(图 3-12)。

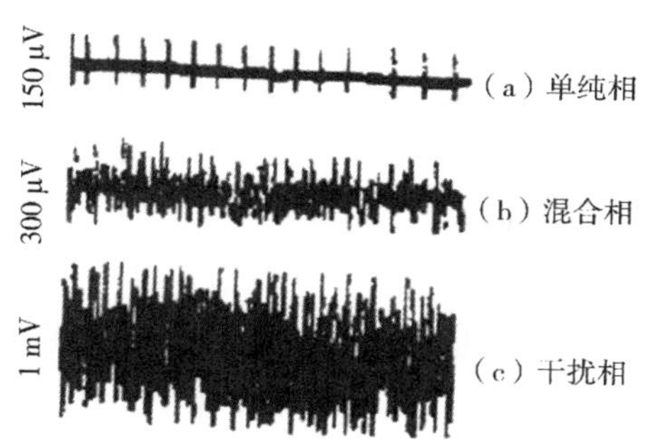

图 3-12　肌肉不同程度用力收缩时的肌电图

3.干扰电位

随受检者用力程度逐渐增加、肌肉收缩力逐渐增加、参与活动的运动单位的数目也增加，肌电图上不再是一个个孤立的运动单位电位，而是显示募集众多的运动单位的密集电位。当肌肉收缩达到各电位互相重叠，称为干扰电位。肌肉收缩时因用力程度不同，参加收缩的运动单位数目和放电频率也随之不同，故可出现不同形状的波形。

（1）混合相：中等度用力，动员较多的运动单位参加收缩，致使有些区域电位密集，不能分辨出单个电位，有些区域仍可见单个运动单位电位。

（2）干扰相：肌肉最大用力收缩时，动员更多的运动单位参加工作，并且放电频率增高，致使运动单位电位彼此重叠而无法分出单个电位。

（三）异常肌电图

1.插入电位异常变化

（1）插入电位减弱或消失：见于失用性肌萎缩、重症进行性肌萎缩。

（2）插入电位时间延长：针电极挪动停止后电位并不立即消失。插入电位延长者常见于神经源性疾病，这是肌肉去神经支配后肌膜兴奋性异常增高的结果，在周围神经损伤中最常见。多发性肌炎、皮肌炎中也可见到，但肌肉纤维化后，则插入电位消失。

（3）肌强直电位：是插入电位延长的一种特殊形式，针电极插入后，肌肉产生不自主的持续收缩，其电位频率和波幅随时间延长而逐渐增加，达到一定程度后又降低，示波屏显示一组节律性放电现象，扬声器上可闻及俯冲轰炸机样的特殊音响。见于肌强直疾病、少数神经源性疾病和肌源性疾病（图 3-13）。

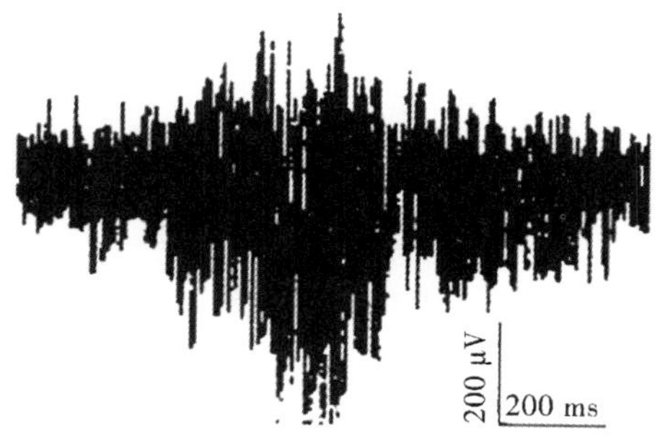

图 3-13　肌强直电位

2.电静息异常变化

正常肌肉放松时，肌电图应记录为电静息，当神经、肌肉异常时，可出现纤颤电位、正相电位、束颤电位等。

(1)纤颤电位：波形可呈单相、双相、三相，以双相多见，以起始相为正、主相为副是其特征，时限大多<3.0 ms，电压<300 μV，在扬声器上可出现尖调叩击声，音响特殊，可以凭听觉识别。如在肌肉的非终板区找到两个以上的纤颤电位为最有诊断价值的客观指标，常见于失神经支配肌。切忌对偶见的、孤立的局部纤颤电位做出神经源性的诊断(图 3-14)。

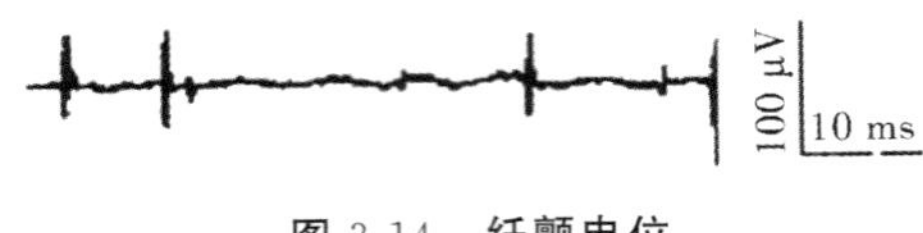

图 3-14　纤颤电位

(2)正相电位(称正锐波)：是从肌肉损伤部位记录到的肌纤维活动电位，形似锯齿，起始为正相波，可伴有一个时限较宽、波幅较低的负相波。时限变化较大，平均 5.0 ms 左右，电压 20～200 μV，频率通常间隔较规律，扬声器上可听到粗钝的“砰砰”声(图 3-15)。

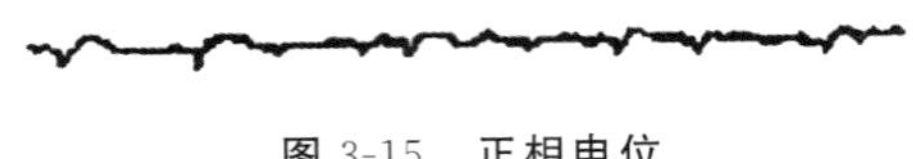

图 3-15　正相电位

(3)束颤电位：是一自发的运动单位电位，与轻收缩时运动单位电位的区别：①自发的，时限宽，电压高；②频率慢，节律性差，发放不规则(图 3-16)。常见于前角细胞病变，必须与纤颤、正相电位同时存在才有意义。

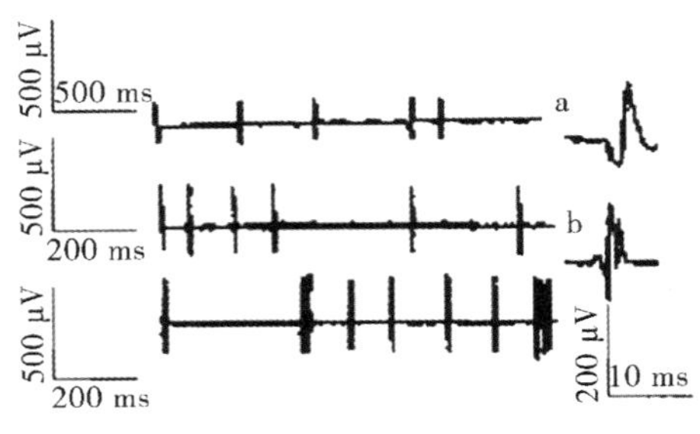

图 3-16　束颤电位

3.运动单位电位异常变化

运动单位电位时限的平均值偏离正常值的 20%则可考虑时限缩短或延长，运动单位电位电压的差别很大，当电压超过 5.0 mV 时，有明显的诊断价值，称为“巨大电位”(图 3-17)。

(1)时限延长、电压增高：见于脊髓前角细胞病变及陈旧性周围神经损伤、卡压、小儿产伤等。

(2)时限缩短、电压降低：见于肌源性疾病。

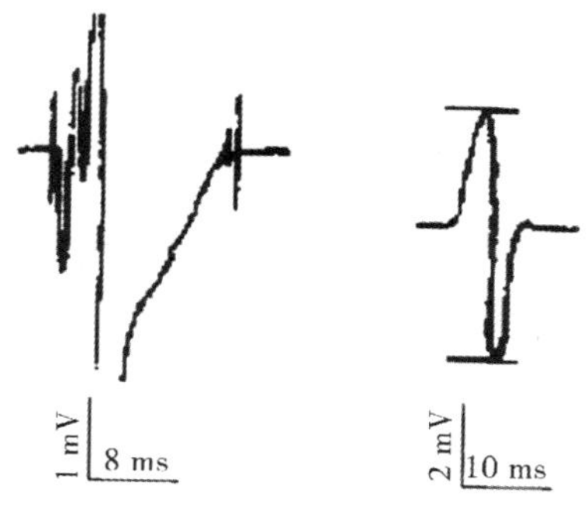

图 3-17　巨大电位

（3）多相电位数量增多（＞12％）：多相电位波形特点对诊断价值较大，按多相电位波形特点可分为：①短棘波多相电位：此波时限短，呈毛刷状，时限＜3.0 ms，波幅不等，为 300～500 μV。在神经再生早期称新生电位，见于肌源性疾病时可将其称之为肌病电位（图3-18）。②群多相电位：此波时限较长，可达20～30 ms，多见于陈旧性神经损伤、脊髓前角细胞疾病。

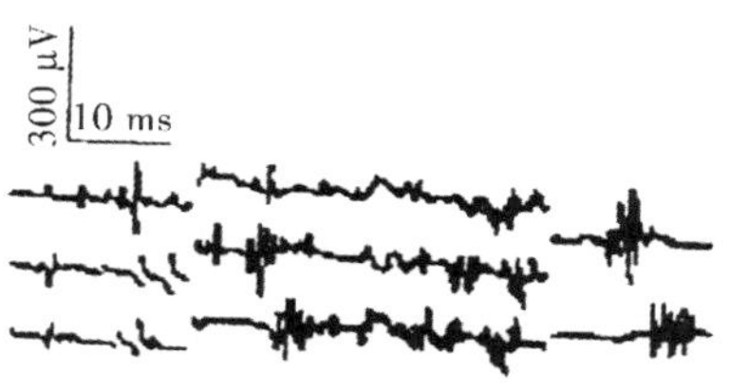

图 3-18　短棘波多相电位

4.干扰电位异常变化

用力收缩时波形异常表现为运动单位电位数量和放电频率的改变，依损害的性质和程度不同有下列表现。

（1）完全无运动单位电位：肌肉最大用力时，不出现任何运动单位电位，表示运动功能完全丧失，见于严重的神经肌肉疾患、神经失用及癔症性瘫痪。神经失用及癔症性瘫痪刺激可诱发运动单位，而在肌肉放松时，可无纤颤波、无正锐波。

（2）运动单位电位数量减少：肌肉最大用力时出现单纯相或混合相是神经源性病变的典型表现。因为运动单位脱失，单个运动单位的放电频率增加可部分代偿运动单位数目减少。

（3）病理干扰相：肌肉最大用力时，肌纤维数目减少，而运动单位数正常，虽出现完全干扰电位，但时限缩短、波幅降低。多见于肌源性，如皮肌炎、肌营养不良、失用性肌萎缩（图 3-19）。

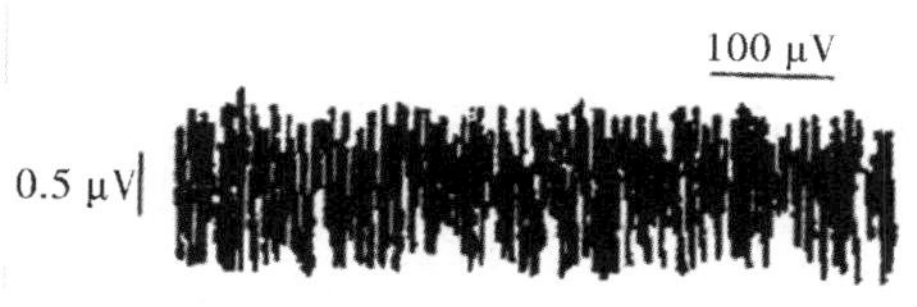

图 3-19　病理干扰相

二、神经传导速度检查

(一)概述

1.定义

神经传导速度检测是应用脉冲电流刺激运动或感觉神经，记录激发电位，计算冲动在某一段神经的传导速度。神经传导速度检查是评定下运动神经元病变及神经功能状态较为可靠的方法，包括感觉、运动神经传导检查和反射检查。能了解神经功能的正常、异常或缺失，并能区分脱髓鞘性病变与轴索性病变。神经传导检查研究运动神经和感觉神经传导的功能，反映检查研究神经传入传出通道(反射弧)的功能。

2.神经传导的基本原理

(1)神经兴奋性和传导性:神经的兴奋性表现为神经冲动。神经冲动能从一个部位传播到整个神经，即为神经的传导性。

(2)神经冲动按一定的方向传导:感觉神经将冲动传向中枢，即向心传导;而运动神经纤维则将兴奋冲动传向远端肌肉，即离心传导。但所有神经均能双向传导。

(3)刺激的特征:一个有效刺激(引起神经冲动使肌肉收缩)必须包含刺激强度、时限、频率3个因素。

①刺激强度:引起神经冲动必须有一定的刺激强度，称为阈值强度，即为阈值刺激。当刺激强度使所有的神经纤维发生兴奋后，即使再增加刺激强度，肌肉收缩不再增加，称为最大刺激强度。刺激电流强度随测定神经部位、病变程度而异，一般需取超强刺激才能引起肌肉最大收缩。②刺激电流时限:常选用0.1～0.5 ms，神经损伤时，对短时限电流兴奋性降低，可将电流时限加到 1.0 ms。③刺激电流频率:频率常选用 1 Hz，脉宽常选用 100～200 ms，患者对高频电刺激会有不适和疼痛感。所以刺激频率不应过高，以避免刺激落入前一个刺激的绝对不应期内，导致神经不发生兴奋。

(二)检查方法

1.运动神经传导速度(MNCV)的测定

运动神经传导速度检测是用电刺激运动神经使支配肌产生动作电位，记录电位的潜伏期、波幅、形态、时限，计算运动神经传导速度。

(1)测定方法:一般采用两点刺激法，在神经干通路上选择 2 个以上的点，在各点分别施以超强刺激，并从该神经支配的远端肌肉上记录各刺激点的诱发电位。

(2)计算方法:由不同点施以刺激到出现诱发电位的时间称为潜伏期(latence，LAT)，2 个刺激点的 LAT 之差称为传导时间，再从人体测两点间距离，代入下列公式，即为传导速度:

$$\text{运动神经传导速度(m/s)}=\frac{\text{近端、远端刺激点间的距离(mm)}}{\text{近端刺激点诱发电位 LAT}-\text{远端刺激点诱发电位 LAT(ms)}}$$

以尺神经为例:记录电极为小指展肌，在尺神经腕部刺激，复合肌肉动作电位(CMAP)潜伏期为2.8 ms，肘部刺激，CMAP 潜伏期为 6.9 ms，测出两点刺激距离为 220 mm，则尺神经由腕-肘的 MNCV 为 220/(6.9－2.8)＝53.7 m/s(图 3-20)。

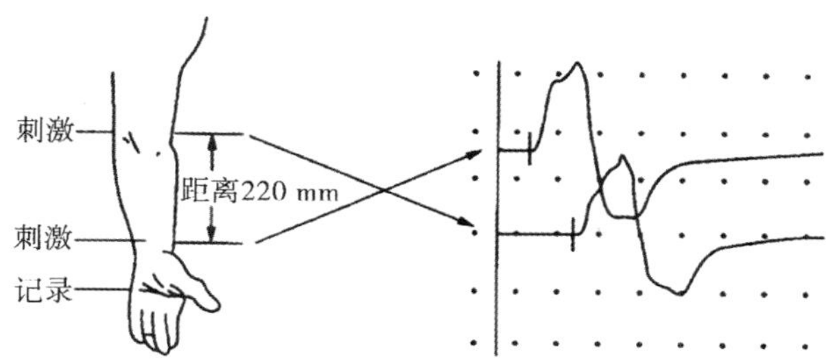

图 3-20　运动神经传导检测示意图

2.感觉神经传导速度(SNAP)的测定

感觉神经传导因没有神经肌肉节头和肌肉参与,所以记录的是神经电位而不是运动单位电位,故又称神经电图。

(1)测定方法:①顺向法:在神经远端刺激,顺感觉神经传导方向在神经干近端记录激发电位。②逆向法:在神经近端刺激神经干,逆感觉神经传导方向在神经干远端记录神经激发电位。感觉电位一般很小,故要求仪器有高增益、低噪声性能,并采用叠加平均技术。

(2)计算方法:感觉神经传导速度(m/s)=近端刺激与远端记录点间的距离(mm)/诱发电位的LAT(ms)。

以尺神经为例:小指刺激,腕部尺神经记录的 SNAP 潜伏期为 2.0 ms,量得刺激与记录间距离为115 mm,则尺神经小指-腕的 MNCV 为 115/2.0=57.5 m/s(图 3-21)。

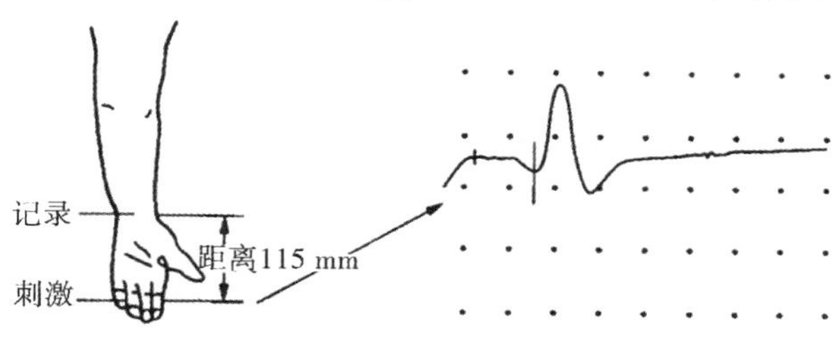

图 3-21　感觉神经传导检测示意图

3.神经反射检测

(1)F 波:F 波是同一运动神经元的回返兴奋,引起靶肌肉产生的一个迟发电位。用特定刺激作用于外周神经时,产生的冲动沿神经干呈双向传导:向远端传导引起肌肉兴奋,在该肌记录的电位称 M 波;向近端传导则沿神经轴索传至脊髓前脚运动细胞,使该细胞兴奋后又发出冲动沿同一神经传至支配肌,产生 20～50 ms 的迟发电位,称为 F 波(图 3-22)。

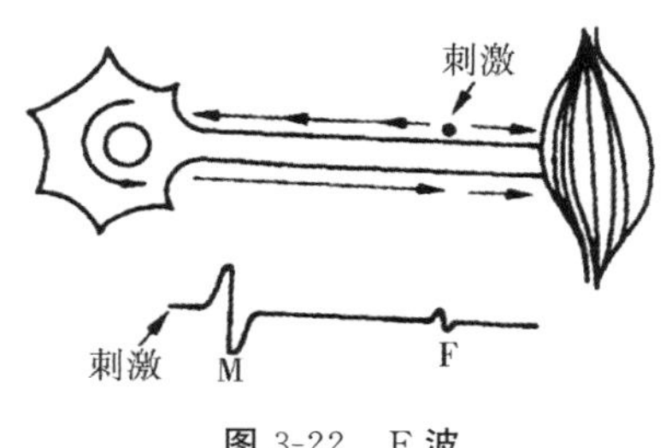

图 3-22　F 波

方法为用刺激强度为 30～50 mV，频率为 0.5～1 Hz，qi10～20 刺激的平均值，记录 F 波和 M 波的潜伏期、波幅、频率、时限和形态，并测量刺激点至脊髓的距离。

传导速度计算为测量出 F 波与 M 波潜伏期，即能计算出该神经近端的传导速度，其计算公式：

$$F波传导速度=\frac{刺激点至C7(或L1)棘突的距离\times 2(mm)}{F波潜伏期-M波潜伏期-1(ms)}$$

在公式中 C_7 为第 7 颈椎，L_1 为第 1 腰椎。检测上肢 F 波传导时，测量距离以 C_7 棘突为止点，检测下肢 F 波传导时，测量距离以 L_1 棘突为止点。公式中的减 1 则是减去冲动在脊髓前角细胞的时间延搁。

(2)H 波及其反射测定：H 波及其反射是一种单突触节段反射，用运动阈以下、感觉阈以上的刺激作用于混合神经干时，产生的神经冲动经传入神经至后根，又进入脊髓至前角，经突触传递而兴奋运动神经元，再从前根传至外周神经，在该神经支配肌上引出一激发电位，记录的波形称为 H 波。①H 波和 M 波的关系：因引出 H 波的阈强度低于引出 M 波的阈强度，故 H 波出现在 M 波前为其典型特征。此时的 H 反射波幅达最大值。当电流进一步加大时，H 波的幅度逐渐减小而 M 波反而持续增大，当 M 波达到最大时，H 波却很小乃至消失。②测定方法：用单电极电刺激，刺激脉冲一般为 0.5～1 ms，频率为 0.2 Hz，开始用低强度引出 H 波，然后逐渐增加刺激强度，每次刺激间隔为 3 秒。H 波的波幅将随刺激强度增加而上升，在刺激强度接近 M 波阈值强度时，波幅达最大；一旦 M 波出现后，再继续加大刺激强度时，F 波即会出现(图 3-23)。③传导速度计算：H 波反射的潜伏期与 F 波相似，但 H 波反射的阈刺激强度小于 M 波的阈刺激强度，而 F 波的阈刺激强度大于 M 波的阈刺激强度。H 波反射的传导速度计算方式同 F 波。

(3)检测注意事项：①检测前必须向患者说明需要一定量的电流刺激，以免引起不必要的紧张，不利于检查的正常进行。②严重的冠心病患者不能进行检测，以免诱发心绞痛、心肌梗死等。③由于各种疾病引起的水肿会影响神经传导速度(NCV)测定的准确性，应加注意。④由于温度每改变 1 ℃，传导速度随即改变 1.2～2.4 m/s，所以室内温度需要保持恒定，皮肤温度不应低于 30 ℃。⑤面神经测定前嘱患者面部勿抹油。⑥重复刺激测定前需停服新斯的明类药物。

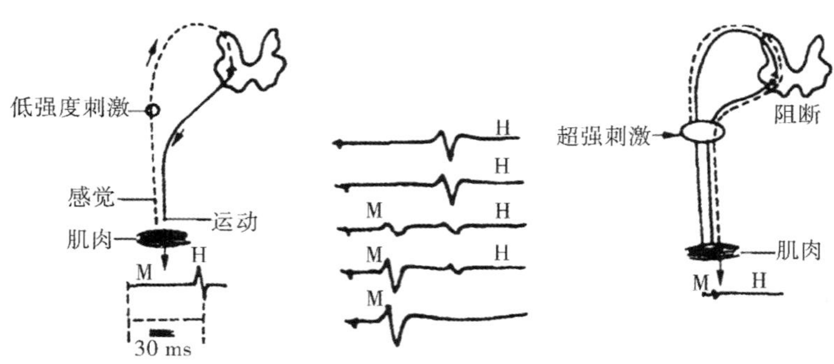

图 3-23　H 波反射

三、诱发电位

广义的诱发电位指一切刺激所激发的电位。但一般讲的诱发电位仅指在头颅记录到的皮质电位和在脊髓记录到的脊髓电位，以及刺激皮质运动区或脊髓在相应肌肉表面记录的电位。诱发电位又分感觉诱发电位和运动诱发电位。

（一）感觉诱发电位

1.躯体感觉诱发电位

是刺激躯体神经，在中枢记录的神经电位，包括头皮和脊髓诱发电位，通过对电位的分析，了解躯体神经通路的功能状态。

2.脑干听觉诱发电位

是通过声音的刺激，引出听神经短暂的潜伏期电位，再对波形、阈值、潜伏期、反应特性等分析，了解听神经、脑干以及皮质相应区的功能。

3.视觉诱发电位

是利用光的刺激，将枕叶皮质记录到的电位进行分析，判断视神经通路的功能状态是否正常。

（二）运动诱发电位

运动诱发电位指应用电或电磁刺激皮质运动区或脊髓，产生的兴奋通过下行传导通路使脊髓前角细胞或周围神经运动纤维兴奋，在相应肌肉表面记录到的运动单位电位。

（1）电刺激因刺激强度要求太大，可致疼痛，故临床较少应用。

（2）需在电磁屏蔽室进行，用电磁刺激相应的脑区，记录电极可放于小指外展肌、肱二头肌、䟴展肌记录诱发电位，主要反映运动神经传导功能状态。

四、表面肌电图

（一）概述

表面肌电图（sEMG），也称动态肌电图或运动肌电图。相对于针电极肌电图而言，其检测电极为表面电极，它将电极置于皮肤表面，不须刺入皮肤，使用方便、安全、无创，可用于测试较大范围内的肌电图信号。另外，它不仅可在静止状态测定肌肉活动，而且也可在运动过程中持续观察肌肉活动的变化；不仅是对运动功能有意义的诊断方法，而且也是一种较好的生物反馈治疗技术。

1.表面肌电图信号产生的模式

表面肌电图的起源是运动单位动作电位，活动电位由给定的肌肉收缩过程中每一被激活的运动电位所发放。在任何一个给定的募集模式，众多的运动单位以非同步的模式被激活，这种非同步激活模式提供了流畅运动的可能性（图 3-24）。这些运动单位活动的总和构成了肌电信号的强度。

因此，表面肌电图信号实质上是多个运动单位电位的代数和，其波幅典型的在 1～5000 μV，频率范围为 10～400 Hz。信号最终也是受中枢神经系统所控制。肌电图与肌肉收缩之间有着十分密切的关系。一般情况下，当肌肉轻度收缩时，肌电信号相对较弱，且频率也低，而肌肉强力收缩时，肌电信号则较强，且频率也高。

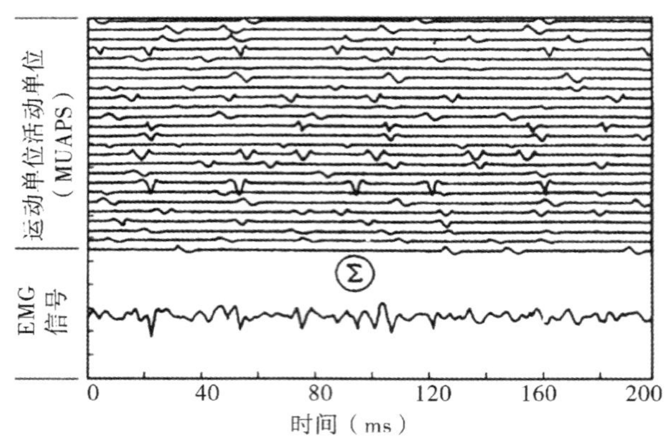

图3-24 sEMG信号产生模式示意图

2.表面肌电图与针电极肌电图的区别

表面肌电图将电极置于皮肤表面,肌电信号来自多个运动单位,可很好地反映运动过程中肌肉生理、生化等多方面的改变,但缺点是仅能有效地应用于浅表肌肉。针电极肌电图将电极插入肌肉,可很好地研究深层肌肉的运动学和神经生理学活动,且很少被串扰(邻近肌肉组织将能量传递到所记录的肌肉组织的现象)所影响,但其所能测试的范围远比表面电极小得多。此外在重复检查时,由于针电极在重复插入肌肉组织过程中很难保持一定的定位,因此重测信度较表面肌电图为低。

(二)表面肌电图在康复医学中的应用

表面肌电图的应用范围十分广泛,所有涉及肌肉功能方面的领域几乎都有所应用。在康复医学领域,表面肌电图可广泛地用于评定、治疗和研究。主要应用在以下几个方面:①间接评定肌力;②量化评定肌肉疲劳程度;③评定肌张力,判断被动运动时的放松程度;④测定步行过程中的肌肉活动,为步态分析提供有价值的信息;⑤评定平衡功能,帮助加强平衡训练。

第六节 心理功能评定

心理评定是采用心理学的理论和方法对人的心理品质及水平做出全面的鉴定,常需要采用一套方法,包括非正式的评估方法(如观察)和正式的方法(如晤谈、评定量表、调查表、问卷和心理测验)来进行。急、慢性疾病和躯体残疾患者或多或少存在心理问题,在康复过程中,心理评定不仅能对临床诊断、治疗和康复训练提供正确的科学依据,还可对康复的效果予以客观地评估。心理评定的方法包括观察法和心理测验法,康复医学中常用的心理测验方法包括智力测验、神经生理测验、人格测验以及情绪测验等。

一、心理评定的意义及临床应用注意点

(一)心理评定的意义

(1)为临床诊断、治疗和康复训练提供科学和完整的依据,尤其是了解头部损伤或皮质损害所引起的智力、认识和情绪的精确变化,为安排或调整康复计划提供重要依据。

(2)预测患者康复中或其后一段时期的活动内容和方式,及时识别刺激和行为强化因素。

(3)了解患者的潜在能力,解释患者所需的行为改变和最易达到这些改变的途径和方法。

(二)临床应用注意点

(1)评定使用的心理测验及方法、使用次数在不同心理学家有所差异,在同一试验中,所定的刺激物和对试验反应做出的分析判断也各有不同,很难认定哪一种心理试验是全面的。

(2)心理测验仅是一种行为取样方法,为预测被检者在非试验状态下的行为提供依据,心理测验的反应只是个性行为的一个片段,心理测验结果并不能解释过去、将来所有的心理、行为特征。

(3)康复计划在实施过程中会遇到许多心理评估问题,对待一些随机出现的心理问题,只能由临床心理学家根据自己的能力和经验做出估计和预测。

(4)在选择试验方法时应全面考虑病残者的境况,以便选择最适宜的检查手段,康复医师应与临床心理学家密切配合和沟通,以便使其及时总结,提高预测水平。

(5)通过评定,对患者康复过程中需要强化的行为及其心理适应性做出具体说明,同时也指出康复过程中可能会受到惩罚的行为。

二、智力测验

智力测验时通过测验的方式衡量个体智力水平高低的一种科学方法,是康复医学评定和科研工作中常用的测验手段之一。常用于脑卒中、脑外伤、缺氧性脑损害、脑性瘫痪、中毒性脑病以及老年变性脑病等脑部疾患的智力评定,并根据测验结果指导患者进行康复训练,或指导学习困难儿童的训练。

(一)韦克斯勒(Wechsler,简称韦氏)智力量表

是目前使用最广泛的智力测验量表,包括韦氏成人智力量表(WAIS)、韦氏儿童智力量表(WISC)和韦氏幼儿智力量表(WPPSI)。我国修订了韦氏成人智力量表(WAIS-RC)、韦氏儿童智力量表(WISC-CR)和韦氏幼儿智力量表(C-WYCSI)。韦氏成人智力量表由言语测验和操作测验两部分组成,共 11 个分测验。分测验的主要内容有:常识、理解、算术、类同、数字广度、词汇、数字符号、填图、木块图案、图片排列、拼图、迷津、几何图形、语句背诵及动物下蛋。WAIS-RC 测定前 11 项,WISC-CR 的量表结构、分测验、计分原则基本与 WAIS-RC 相同,但题目难度较浅。其中类同以图代词(So);数字符号改为编码(Co),其中一项以图代数字;另加迷津(Ma)以测验预见性、计划能力和空间能力。C-WYCSI 实施与评定基本同 WISC-CR,将数字方法改为语句背诵,类同改为图片概括,词汇改为图片词汇,数字符号改为动物下蛋,但没有图片排列、拼图,增加视觉分析和临摹几何图形。

(二)成人简易智力测验

(1)简明精神状态检查量表(MMSE):操作简单、易行、效度较理想,适用于临床认知障碍的检查,还用于社区人群中阿尔茨海默病患者的筛选。包括定向力、语言、记忆力、运用等 30 项,每项 1 分,共 30 分,评定为痴呆的标准依文化程度而不同,文盲<17 分,小学程度<20 分,中学以上程度<24 分。

(2)长谷川量表:在脑卒中患者,特别是老年人中合并痴呆者较多,长谷川量表以省时、可靠广泛应用于临床。该量表通过对患者提出 11 个问题得分进行评价,诊断为正常、临界、痴呆

前期和痴呆。但需要注意的是在诊断痴呆时要十分慎重，尤其要与急性期的意识障碍、长期卧床的假性痴呆鉴别。

(三)其他智力测验量表

除韦氏智力测验外，还有中国比奈智力测验量表、贝利(Bayley)婴儿量表、丹佛发育筛查测验(DlDST)以及盖瑟尔(Gesell)发育量表等。

三、神经心理测验

神经心理测验是测量患者在脑部病损时所引起心理变化的特点，了解不同性质、不同部位的病损以及不同病程时的心理变化以及仍保留的心理功能的情况，为临床诊断、制订干预计划和康复计划提供有益的依据。

神经心理测验的范围包括感觉、知觉、运动、言语、注意、记忆、思维、情绪和人格等，用于研究正常人脑和行为之间的关系，研究各种脑损伤后对心理或行为的影响，了解脑损伤的部位、性质、和氛围对心理功能的影响。

神经心理测验分为单项测验和成套测验两类。单项测验的测验形式单一，测量目标比较局限，但重点突出，常用的有 Kohs 的积木图案测验、Seguin 的形板测验、Benton 的视觉保持测验(BVRT)、Graham 的图案记忆测验(MFD)以及 Stott 等的运动损害测验(TMI)等。成套测验由多个分测验组成，形式多样，测查范围广泛，全面反映脑功能状况，常用的有 Halstead-Reitan 成套测验(HRB)、Luria-Nebraska 成套测验(LNB)以及韦氏记忆量表(WMS)等。

(一)Halstead-Reitan 神经心理成套测验(HRB)

HRB 是涉及全部认知功能的一套行为测定方法，它是以实验为基础的，完成需要 5～8h，它可以取样检查认知的全部功能，并帮助确定一些还不明显的病变所在部位。我国修订的 Halstead-Reitan神经心理成套测验(HRB-RC)，包括不同年龄组的成人式(15 岁以上)、儿童式(9～14 岁)和幼儿式(5～8 岁)。

成人式 HRB-RC 包括了从简单感觉运动测验到复杂的抽象思维测验，对大脑损伤的定性定位诊断敏感可靠，该测验已经标准化、计分客观、能定量、有正常值对照，目前应用广泛。该量表包括 6 个重要的分测验和 4 个检查：①范畴测验。②触觉操作测验。③音乐节律测验。④词语声音知觉测验。⑤手指敲击测验。⑥连线测验。⑦感知觉检查。⑧失语甄别测验。⑨侧性优势检查。

(二)Luria-Nebraska 神经心理成套测验(LNNB)

LNNB 包含 11 个分测验，共 269 个项目，并在 11 个分测验的 269 个项目中派生出 3 个附加量表，即疾病特有的病症量表，左半球和右半球定测量表，根据临界水平和剖析图判别有无脑病损并定侧。

(三)韦氏记忆量表(WMS)

韦氏记忆量表是应用较广的成套记忆测验，有甲乙两个平行本，各含 7 个分测验：个人经历、数字顺序关系、逻辑(理解)记忆、顺背和倒背数字、视觉再生和联想学习等。我国修订的韦氏记忆量表，仍分甲乙平行本，增改了测验内容，共 10 个分测验，包括：①长时记忆 3 个分测验：个人经历、时间空间(定向)以及数字顺序关系。②短时记忆 6 个分测验：视觉再认、图片回忆、视觉再生、联想学习、触摸测验以及理解记忆。③瞬时记忆：顺背和倒背数目。

四、人格测验

人格测验是对个性心理特征进行测量，对人格特点的揭示和描述，即测量个体在一定情境下经常表现出来的典型行为和情感反应，通常包括气质或性格类型的特点、情绪状态、人际关系、动机、兴趣和态度等内容。

人格测验的常用方法有问卷法和投射法。问卷法采用一些命题或问题，要求被检者根据自己的情况来选择回答；投射测验则采用隐含意义的图或意义不明的图形作为测试材料，让被检者做出解释，从其解释中投射出自己的经历、内在世界的感受与想法。常用人格测验可分为两种。

（一）艾森克人格测验（EQP）

艾森克个性问卷有成人版和儿童版，由 N 量表（调查神经质）、E 量表（内向、外向）、P 量表（调查精神质）和 L 量表（掩饰量表）所组成。通过 88 个题目的回答，根据得分的多少查出被试者的个性特点。并可制出 E 和 N 的关系图，即用 E 量表为横坐标，N 量表为纵坐标，于 T_{50} 处垂直相交，分为 4 个象限，即内向而稳定、内向而不稳定、外向而稳定、外向而不稳定。将被检者的 E 和 N 分标定在 X 与 Y 轴上，其焦点所在象限即为被试者的人格特征。

（二）明尼苏达多相人格问卷（MMPI）

MMPI 包括 566 个题目，由 4 个效度量表（疑问分数、说谎分数、诈病分数、校正分数）和 10 个基本临床量表（疑病症、抑郁、癔症、精神病态、男子气和女子气、妄想狂、精神衰弱、精神分裂症、轻躁狂、社会内向）组成。MMPI 测验适合年满 16 岁，小学毕业以上文化，无明显生理缺陷（视觉障碍或书写障碍）的被检者。13～15 岁的青少年也可做此测验，但要用青少年的常模做比较。测验仅采用“是”和“否”两种选择方式。采用手工或计算机记分方式。测验结果用电子计算机或模板统计分数，将 14 个量表的原始分换算成量表分。以量表分为纵坐标，14 个量表为横坐标，绘出曲线图形，成为被试者个性剖面图，与常模比较，分析得出该人的人格特征倾向。

五、情绪测验

情绪是人对于客观事物是否符合人的需要产生的一种反应。情绪状态有积极和消极之分。在临床上常见的消极情绪状态有焦虑和抑郁两种。焦虑是对事物或内部想法与感受的一种不愉快的体验，焦虑的各个侧面诸如认知、情感和行为等是相互联系的；抑郁可表现为一组临床综合征，又具有特定诊断标准的精神障碍，表现出精神症状。

（一）抑郁自评量表（SDS）和焦虑自评量表（ASA）

SDS 和 ASA 由 Zung 分别于 1965 年和 1971 年编制。量表各包含 20 个项目，分 4 级评分，特点是使用简便，能直观地反映患者抑郁或焦虑的主观感受。使用者也不需要特殊训练。此外，还有简明精神病量表（BPRS）、汉密顿抑郁量表（HDS）和汉密顿焦虑量表（HAMA）等也在临床广泛应用，但这些量表属于他评量表，对使用者的专科知识以及量表使用经验等要求较高。

（二）90 项症状自评量表（SCL-90）

该量表由 Parloff 编制，共 90 条目，测查 9 个因子的内容：躯体化、强迫症状、人际关系、抑郁、焦虑、敌意、恐怖、偏执和精神质。每一症状由轻至重分 5 个等级。最后评定以总平均水平、各因子分和表现突出的因子为据，借以了解患者问题的范围、表现及其严重程度等。SCL-90 可前后几次测查以观察病情的发展或评估治疗效果。

(三)汉密尔顿焦虑量表

Hamilton 焦虑量表(HAMA)内容有焦虑心境、紧张、恐怖、睡眠障碍、认知障碍、抑郁心境、躯体症状、自主神经功能障碍、交谈行为等 14 个项目，每项可按轻重程度评为 0～4 五级。

(四)汉密尔顿抑郁量表(HAMD)

内容包括抑郁心境、罪恶感、自杀、睡眠障碍、工作和活动、迟钝、焦虑、躯体症状、疑病、体重减轻、自知力、人格解体、妄想、强迫、孤立无援、失望、无价值等 24 个项目。每项有评为 0～2 三级，有评为 0～4 五级。由主试者根据其观察，将每个项目中最符合患者情况的描述画圈圈出，总分最高可达 74 分。

六、慢性疾病及残疾的心理反应特征

残疾人躯体存在着某些方面的残缺和功能障碍，导致个人生活不便，使他们的家庭地位、社会地位与角色、社交能力等均发生改变，这种情况在心理学上被视为重大挫折。在这种情况的影响下，残疾人可能出现自责、自卑，产生对自身的无价值感、情绪抑郁、沮丧、意志活动减退、对未来没有打算，以及个性方面的某些变化等。随着医学科学的发展，许多严重的急性病患者经抢救得以生存，成为残留不同后遗症的慢性病患者，如糖尿病、冠心病、原发性高血压病、各种肿瘤、肢体残缺疾患、精神分裂症、抑郁症等患者。根据世界卫生组织调查，在一般人群中因患慢性病造成一定程度的躯体或心理功能缺损，而影响社会适应者占 8%左右。慢性病患者因为承受长期的疾病折磨，经历漫长的病程，容易产生极为复杂的心理问题。

(一)外向投射性心理反应

指患者在遇到自己不能接受的意念、欲望或遭受精神挫折时，将原因完全推诿于客观情况，责己少，责人多。他们对躯体方面的微小变化颇为敏感，常提出过高的治疗和护理要求，经常责怪医师未精心治疗，责怪家人未尽心照料，好挑剔、任性、易感情用事，人际关系紧张。

(二)内向投射性心理反应

指患者自我压制、压抑，有不能接受的意念、感情和冲动。患者往往是心理内倾者，遇事对己严、对人宽者，患病后容易自责，感到患病给家庭和他人带来负担，对疾病治疗失去信心，从而失去生活的信念，产生消极厌世的意念，呈现出抑郁、自责、自卑、退缩等心理问题，甚至有自杀行动。研究显示，慢性疾病伴抑郁障碍的发生率：脑卒中为 47%，心肌梗死为 45%，帕金森病为 39%，恶性肿瘤为 42%。

(三)“患者角色”的习惯化

患者生病以后，个体原有的社会身份被患者身份所取代，这种患者身份又称为“患者角色”。慢性病患者一旦进入患者角色，会慢慢地觉察到这是一个长时期的过程，需要休养、服药、打针和照料。这一心理适应过程有利于慢性病的治疗，使患者能面对现实、执行医嘱、配合治疗。患者角色也会因为解除患者某些责任或约束而使其得到某些利益，即“继发性获益”，从而使患者逐渐形成对患者角色的习惯化，长期依赖医师的治疗、他人的照顾，心安理得地休养下去，心里产生严重的依赖性。

第七节　言语及吞咽功能评定

一、言语功能评定

(一)概论

1.言语与语言

语言是人类社会生活中约定俗成的符号系统,人们通过应用这些符号达到交流的目的。语言包括对符号的运用(表达)和接受(理解)的能力。言语是口语交流的机械部分。

语言是人与人之间交流思想感情的工具,它有理解和表达两个方面。人们常用的交流形式是口语和文字,即听、说、读、写。这4种功能是人类交流的基本方式,还包括表情、手势语等。言语偏重于口语,是沟通语言的基本方法。为使口语发声清晰,需要相应的神经肌肉协同活动。言语和语言又相互依赖,常常难以区分,单纯使用语言障碍或言语障碍都不能完全概括这一领域发生的所有异常。

2.言语的产生、传递和接受过程

人们在平时的生活中,产生和运用言语的过程常常是无意识的,意识不到言语器官如何进行活动。但实际上言语的处理过程是非常复杂的,可分为言语学水平、生理学水平和声学水平3个环节。言语学水平是在脑部完成的,无论哪一种言语都是以一定的符号为基础,然后用语言学概念将要说的内容组合起来。要说的内容确定后,就要利用构音器官说出想要说的内容,构音器官包括横膈、声带、腭、唇等,通过上述器官在脑的支配下的协调运动才能正确说出单词、句子和段落。说出的内容一方面通过听者的听觉器官传到其听觉中枢,另一方面也传到说者的听觉中枢,以便调节说话的音量、语速等,这就是言语复杂的生理学水平。说话者通过构音器官的协调运动说出的内容以声的形式传递,包括声的大小(强度)、声的高低(音调)和音色3个方面要素,即言语的声学水平。不管是先天的脑发育障碍还是后天的疾病、损伤都会影响言语学水平和生理学水平,进而影响声学水平。

3.言语—语言功能障碍的主要类型

言语-语言障碍分为儿童语言发育迟缓、失语症、构音障碍、听力障碍所致的言语障碍、口吃及发声障碍等。

(1)儿童语言发育迟缓:儿童语言发育迟缓是指语言发育没有达到实际年龄应有的水平,常见于大脑功能发育不全、脑瘫和自闭症等疾病,多有发声缺陷、口齿不清、口吃、语音节律异常等。

(2)失语症:失语症是指语言功能获得后的障碍,多由脑血管疾病或颅脑损伤而致大脑半球的语言中枢损伤导致,表现为理解和运用语言符号能力的障碍,有听、说、读、写、计算等多种语言形式的缺陷。

(3)构音障碍:构音障碍是指由于周围或中枢神经系统或两者同时损伤而致的言语肌肉本身或中枢神经系统对言语肌肉的控制失调引起的一组发声障碍。构音障碍有运动性、器质性和功能性构音障碍之别。由神经肌肉病变引起的构音器官的运动障碍,表现为发声不准,吐字不清,语调、语速异常等症状者,称为运动性构音障碍,常见病因有脑血管病、脑外伤、脑瘫和多发性硬化等。由腭裂等疾病所致的构音器官形态结构异常而产生的构音障碍，称为器质性构音障碍。构音器官不存在任何运动障碍和形态异常，但发声存在明显异常者，称为功能性构音障碍，多见于学龄前儿童，这种构音障碍通过训练可完全恢复。

（4）听力障碍所致的言语障碍：听力障碍所致的言语障碍包括获得言语之前和获得言语之后的障碍。儿童在 7 岁左右言语发育完成后，称之获得言语，获得言语之后的听觉障碍的处理只是听力补偿问题。获得言语之前特别是婴幼儿时期的中度以上的听力障碍所导致的言语障碍，不经听觉言语康复治疗，获得言语就会很困难。

（5）口吃：口吃是指言语的流畅性障碍，表现为重复说初始的单词或语音、停顿、拖音等。口吃与部分儿童在言语发育过程中不慎学习了口吃有关，或与遗传和心理障碍等因素有关，通过训练大多数可以得到改善。

（6）发声障碍：发声障碍是指发声的异常，也包括发声时伴有疼痛等不舒适状态。发声障碍多由呼吸及喉头调节存在器质或功能异常引起，多见于声带、喉头疾病。

（二）言语—语言功能评定的目的

对于脑部损害、周围神经损伤导致语言交流异常的患者应进行言语-语言功能的评定，评定的主要目的包括：①了解患者是否存在言语—语言功能障碍，判断障碍的性质、类型、程度和可能的原因。②判断患者是否需要进行言语治疗，为选择正确的治疗方法、评价治疗效果提供依据。③预测患者言语—语言功能障碍恢复的可能性。

（三）言语-语言功能评定的注意事项

（1）意识障碍、严重痴呆、情绪不稳定等无法合作者不宜进行言语-语言功能评定。

（2）评定环境应安静，最好采取“一对一”形式评定，避免干扰。陪伴人员在旁时不可暗示、提示患者。

（3）评定前准备好评定用具，如录音机、图片等。

（4）评定要在融洽的气氛中进行，评定时注意观察患者的情况、是否合作、疲劳等。

（5）评定过程中不要随意纠正患者的错误，注意记录患者各种反应（如替代语、手势、肢体语言、书写表达等）。

（四）失语症的评定

失语症（aphasia）是由于脑损害所致的语言交流能力障碍，是指后天获得的对各种语言符号（口语、文字、手语等）的表达及认识能力的受损或丧失。具体而言，是通过口语或书面语言或手势语来传达思想、感情、意思和需要的交流能力，即听、说、读、写能力的缺陷。患者虽然没有意识、精神和严重的智能障碍，也没有视觉及听觉缺损及发声器官肌肉瘫痪等现象，却不能说出要表达的意思，也不理解或写不出病前会读、会写的字句，且还会出现听不懂别人及自己讲的话等症状。失语症常见于脑血管疾病、颅脑损伤以及脑肿瘤等。

1.失语症的主要症状

（1）听觉理解障碍：听觉理解障碍是指患者对口语的理解能力降低或丧失，是失语症患者常见的症状。根据失语症的类型和程度的不同，表现在理解字词、短句和文章时出现不同水平的障碍。①语音辨认障碍：患者听力正常，但对所听到的讲话声音不能辨认，给人一种似乎听不见的感觉，患者可能会说听不懂你的话或不断地反问或让对方重复。典型症状即纯词聋，但临床上偶见。②语义理解障碍:在失语症中最多见。患者能正确辨认语音,但存在着连续音义的中断,以致部分或全部不能理解词意。重症患者对日常生活常用物品名称或简单的问候语不能理解,轻症患者往往在句子较长、内容和结构复杂时不能完全理解。

(2)口语表达障碍:表现为发声障碍、说话费力、错语、杂乱语、找词困难、刻板语言、言语的持续现象、模仿语言、语法障碍、复述障碍等。

(3)阅读障碍:阅读障碍是阅读能力受损,也称失读症,由脑病变所致。阅读包括朗读和文字的理解,这两者可以出现分离现象。

(4)书写障碍:主要表现为书写不能、构字障碍、镜像书写、书写过多、惰性书写、象形书写及错误语法等。

2.失语症的分类及特征

脑病变导致的失语症可以表现为自发谈话、听理解、复述、命名、阅读、书写 6 个基本方面的障碍。根据病因和病变部位的不同,失语症的临床表现也不尽相同,多以某一种语言障碍为主,同时伴有不同程度的其他语言功能受损,也可伴有失用症、失认症或肢体瘫痪等。

(1)布罗卡(Broca)失语:曾称为表达性失语和运动性失语。临床以口语表达障碍为最突出特点,口语呈非流利型、电报式,语量少,每 min 讲话常少于 50 个字。表现为讲话费力,语调、发声障碍,找词困难;听理解相对保留,但对含语法词句和长句不理解;复述、命名、阅读及书写都有不同程度受损。病变多累及优势半球额下回后部的 Broca 区及皮质下白质、脑室周围白质甚至顶叶及岛叶。

(2)韦尼克(Wernicke)失语:曾被称为接受性失语和感觉性失语。其突出特点为听理解严重障碍,轻者可以理解常用词、简单句,重者对别人和自己讲的话均不理解,常答非所问。谈话为流利型,因找词困难和大量错语,以致说出的话难以被理解。患者同时表现出与理解障碍大体一致的复述及听写障碍,存在不同程度的命名、朗读及文字理解障碍。病变位于优势半球颞上回后部的 Wernicke 区。

(3)传导性失语:传导性失语的主要临床特点是复述不成比例受损,口语倾向流利型。患者口语清晰,发声、语调正常,能自发讲出有完整意义的短语或短句,以及语义完整、语法结构正常的句子。但复述不成比例的受损是最有诊断意义的特点,患者能听懂的词和句不能复述,或自发谈话时容易说出的词,在复述时说不出或以错语复述,多为语音错语(如将“铅笔”说成“先北”)。常自知错误欲纠正而显口吃,或因找词困难而常中断,以致说话不很流利。命名及朗读中出现明显的语音错语,伴不同程度的书写障碍。病变部位于优势半球缘上回皮质或深部白质内的弓状纤维。

(4)经皮质性失语:经皮质性失语又称分水岭失语综合征。此类失语的共同特点是复述相对保留,病灶均在分水岭区,因病变部位有所不同,临床表现亦不一样,可分为经皮质运动性失语、经皮质感觉性失语以及经皮质混合性失语。①经皮质运动性失语者谈话为非流利型,患者说话费力,发声和语调障碍比 Broca 失语者轻,主要是言语扩展有困难。听理解尚可,对语法句和长句的理解有困难。复述较好,表达性命名障碍,阅读有轻度障碍,书写障碍较重。病变主要在优势半球 Broca 区的前、上部。②经皮质感觉性失语者谈话为流利型,口语表达有错语,听理解障碍重,但比 Wernicke 失语者轻些。复述较好,倾向模仿,命名和阅读严重障碍,书写不正常。病变主要在优势半球颞、顶分水岭区。③经皮质混合性失语谈话为非流利型，主要特点除复述相对保留外，所有语言功能均明显受损，可有模仿语言，听理解、命名、阅读和书写均严重障碍。病变常为优势半球分水岭区大片病灶。

(5)完全性失语：完全性失语又称混合性失语，是最严重的失语类型。临床特点为所有语言功能均有明显障碍，口语常限于刻板言语，以刻板言语回答或表达。听理解、复述、命名、阅读和书写均严重障碍，预后差。患者可逐渐学会通过非语言形式，如结合语境、表情、手势、姿势、语调变化等进行交流。多见于优势侧大脑半球较大范围的病变，如大脑中动脉分布区的大片病灶。

(6)命名性失语：命名性失语的主要临床特点是命名不能，大多可接受选词提示。在口语表达中表现为找词困难、缺实质词，多以描述物品功能代替说不出的词，表现出赘语和空话较多，听理解和复述较好。病灶多在优势半球颞中回后部或颞枕交界区。

(7)皮质下失语：皮质下病变产生的失语较皮质病变少见，症状常不典型。丘脑性失语表现为音量小、语调低甚至似耳语，发声尚清晰，找词困难，可伴错语。基底节性失语则以发声和语调的变异为主，患者说话含混不清，字音和语调不准，但不影响对语意的理解。

3.汉语失语症的评定方法

(1)常用的汉语失语症检查法：目前在国内常用的汉语失语症检查法有北京医科大学的汉语失语症成套测验、中国康复研究中心的标准失语症检查法、河北人民医院康复中心改编的波士顿诊断性失语症汉语版和实用能力交流检查。国外常用的有波士顿诊断性失语症检查、西方失语症成套测验、标记测验等。

(2)失语症的分类评定流程：对于有言语障碍的患者，首先要根据有无听理解障碍确定是语言还是言语障碍。如果患者既有口语表达障碍，又有听理解障碍，则可判断为语言障碍，即失语症。然后要通过口语表达的特点，确定口语表达障碍属于流利型、非流利型还是其他类型。

复述障碍对分类评定很重要，根据复述障碍的有无，将流利型和非流利型失语各分为复述有障碍的流利型和非流利型失语、复述相对保留的流利型和非流利型失语两类，然后再根据听理解障碍的严重程度做出最后的分类。复述和听理解是严重受损还是相对保留的判定，应该将各项计分汇总并换算成百分率，百分率＜40％为严重受损，百分率在41％～60％为中度受损，百分率在61％～89％为相对保留。听理解的判断则需要综合3个亚项的评分。以上分类步骤可供在评定时参考，准确的失语症分类评定还需要具体分析，可参照失语症分类中对各型失语特点的描述进行。

(五)构音障碍的评定

构音障碍属于言语障碍，主要由于发声器官神经肌肉的病变而引起的发声器官肌肉无力、肌张力异常和不协调等，表现为发声不准，吐字不清和语调、语速、节奏等言语运动控制障碍。患者通常听理解正常并能正确地选择词汇和按语法排列词句，但不能很好地控制重音、音量和音调。

构音障碍常见的病因有脑血管疾病、脑炎、脑外伤、急性感染性多发性神经根炎和舌咽神经、迷走神经、舌下神经损伤，以及运动神经元病、多发性硬化、重症肌无力等。

1.构音障碍的类型

根据构音障碍的病因将构音障碍分为器质性构音障碍、功能性构音障碍和运动性构音障碍 3 个大类。

(1)器质性构音障碍:器质性构音障碍是由于发声器官结构异常所致,常见病因包括先天性唇腭裂、先天性面裂、巨舌症、齿列咬合异常、外伤、神经疾患导致的构音器官麻痹、先天性腭咽闭合不全。

(2)功能性构音障碍:功能性构音障碍患者构音器官无形态异常和运动功能异常,找不到构音障碍的病因,听力在正常水平,仅表现为固定状态的错误构音。导致功能性构音障碍的原因目前尚不清楚,可能与语音的听觉接受、辨认、认知因素和获得构音动作的技能因素等有关,一般通过构音训练可以完全恢复正常。

(3)运动性构音障碍:运动性构音障碍是由发声器官神经肌肉病变造成的言语肌瘫痪、肌张力异常和运动不协调等因素所致的言语障碍。运动性构音障碍又分为弛缓型、痉挛型、共济失调型、运动减少型、运动过多型和混合型 6 类。

①弛缓型构音障碍:常见于下运动神经元疾病如颅神经核、颅神经病变,还可见于重症肌无力等构音肌肉的病变。言语异常的特点是呼吸音、鼻音过重,辅音不准,单音调音量降低,气体由鼻孔逸出而语句短促。临床伴有进食呛咳、流涎、舌肌萎缩、震颤、咽反射减弱。②痉挛型构音障碍:常见于上运动神经元病变,如脑卒中、脑炎、脑外伤、脑肿瘤等疾病所致的假性延髓性麻痹。言语异常的特点是辅音不准,单音调,紧张窒息样声音,鼻音过重,偶尔音调中断,言语缓慢无力、音调低、语句短。临床伴有吞咽困难、流涎、舌唇运动减弱。③共济失调型构音障碍:常见于小脑系统疾病。言语异常的特点是不规则的言语中断,音调和响度辅音不规则、不正确,发元音变调,刺耳音,音节重音相同,音节与字间隔延长,发音不清、含混、不规则,常表现为暴发性言语。临床伴有运动不协调,肌张力低下,运动缓慢等症。④运动减少型构音障碍:常见于帕金森病及药物中毒等疾病。言语异常的特点是单音调、重音减弱、辅音不准、不适当的沉默寡言、刺耳音、呼吸音、语音短促、速率缓慢。临床伴有运动缓慢、活动范围受限、肌强直、丧失自主运动、震颤等症状。⑤运动过多型构音障碍:常见于舞蹈症、肝豆状核变性、手足徐动症等锥体外系疾病。言语异常的特点是语音不准、拖长,说话时快时慢,辅音不准,元音延长、变调,刺耳音,语音不规则中断,音量变化过度或声音终止。临床伴有快速不自主运动、肌张力异常、扭转或扭曲运动、运动缓慢等症。⑥混合型构音障碍:包括痉挛型与弛缓型,痉挛型、弛缓型与共济失调型。痉挛型与弛缓型常见于肌萎缩性侧索硬化、脑外伤等疾病。言语异常的特点是速率缓慢,低音调,紧张窒息音,鼻音过重,气体由鼻孔逸出。临床伴有无力、运动缓慢、活动范围受限。痉挛型、弛缓型与共济失调型常见于多发性硬化。言语异常的特点是音量控制障碍,刺耳音,鼻音过重,不适当的音调和呼吸音,重音改变。临床伴有无力、肌张力增高、反射亢进等症。

2.构音障碍评定法

对构音障碍的评定是通过对构音器官功能检查和器械检查,了解言语产生过程中某一言语组成部分(呼吸、喉部声带、腭咽机制、口腔发声动作)受损的情况,做出正确判断,确定治疗目标,评定治疗效果。构音器官功能检查包括:①倾听患者说话时的声音特征。②观察患者的颜面、双唇、舌、颌、腭、咽、喉部、呼吸在静态下的情况。③请患者做各种言语肌随意运动以确定其异常情况。器械检查则可采用空气动力学测量、声谱分析、放射学检查、纤维镜观察以及肌电图检查。

构音器官功能检查常常受评定者经验的影响，器械检查则可进一步明确某一言语组成部分解剖结构与生理功能的受损严重程度，以便确定治疗重点，两者可以相辅相成。Frenchay构音障碍评定法是常用的构音器官功能检查法，我国张清丽、汪洁等依据汉语的特点，对Frenchay构音障碍评定法进行了增补和修改，目前已广泛应用。

Frenchay构音障碍评定法包括8个项目29个分测验，每个项目均根据障碍严重程度由轻到重分为a～e 5个等级，其中a为无异常，e为最严重的异常，根据a级所占的比例评定构音障碍的损伤程度，为诊断和判断疗效提供客观动态的指标。

二、吞咽功能评定

（一）概述

1.定义

吞咽困难是一种常见的临床症状，指由多种原因引起的，吞咽时出现不同部位的咽下困难。吞咽困难可影响摄食及营养吸收，如果食物误吸入气管可导致吸入性肺炎，重者危及生命。康复训练是改善神经性吞咽困难的必要措施。

2.生理机制及分型

（1）生理机制：正常生理性吞咽动作是由中枢神经系统和第Ⅴ、Ⅶ、Ⅸ、Ⅺ、Ⅻ脑神经及颈丛共同参与完成。吞咽分为：准备相（食物由唇、齿、颌、舌、颊肌、硬腭、软腭分别嚼碎和操纵）、口腔相（此期舌上的食物被主动送至口腔后部，舌将食物压入咽部）、咽相（食物由咽部运送至食管）和食管相（食团因重力及食管蠕动顺食管进入胃中）。

（2）分型：各种影响正常吞咽生理的因素均可导致吞咽困难，按照病因可分为以下3类。①精神性吞咽困难：即功能性吞咽困难，吞咽机制一般正常。②病理性吞咽困难：吞咽通道出现病理改变，患者常诉吞咽时疼痛，很难吞咽，或食物卡在嗓子里，并常能指出具体部位。③神经源性吞咽困难：因神经系统疾病引起的与吞咽功能有关的肌肉无力、不协调、瘫痪或运动不精确造成的吞咽困难。根据吞咽时发生的时相不同，可分为口腔时相神经源性吞咽困难、咽时相神经源性吞咽困难以及食管时相神经源性吞咽困难。

神经系统疾病引起的吞咽功能障碍可分为上运动神经元性和下运动神经元性两大类（表3-7）。

表3-7 上运动神经元性和下运动神经元性吞咽功能障碍的区别

类型	上运动神经元性	下运动神经元性
病灶部位	中枢	外周
吞咽反射	慢或不协调	弱或无
智力	可有损害	完整
口力量	可正常或不协调	差

（二）临床评定

1.评定意义

（1）筛查吞咽功能障碍是否存在。

(2)提供吞咽功能障碍病因和解剖生理变化的依据。

(3)确定患者有无误咽的危险因素。

(4)确定是否需要改变提供营养的手段。

(5)为吞咽功能障碍诊断和治疗推荐辅助测试及必要程序。

2.评定方法

(1)摄食前的一般评价:①基础疾病:把握不同基础疾病如脑损伤、肿瘤、重症肌无力等的发生发展,有利于采取不同的康复手段。②全身状态:注意有无发热、脱水、低营养、呼吸状态、体力、疾病稳定性等方面的问题,确认患者是否属于适合摄食的状态。③意识水平:用格拉斯哥昏迷评分量表等评价意识状态,确认患者的意识水平是否可进行清醒进食,是否随着时间发生变化。④高级脑功能:观察语言功能、认知、行为、注意力、记忆力、情感或智力水平。

(2)摄食-吞咽功能评价:主要有以下几种。

口腔功能:观察唇、颊黏膜有无破损,腭、舌咽弓的完整性,舌体及牙齿外形,口腔内分泌物及食物残渣的情况;观察静止状态有无口角闭合不全、流涎,令示齿鼓腮等观察唇颊部运动;观察静态、说话、咀嚼时下颌的运动是否对称,是否能抗阻力运动;观察静止状态舌的位置及外观,伸缩舌、舌体左右上下运动、舌体交替运动及说话时的运动,测试舌对温度、味觉的敏感程度;令患者发“a”音,观察软腭的抬升程度及是否对称,刺激腭弓观察是否有呕吐反射,说话时是否有鼻腔漏气;观察吞咽时喉部上抬的状态,检查者分别将示指放于下颌骨下方的前部、中指放于舌骨、环指放于甲状软骨上缘、小指放于甲状软骨下缘,令患者做吞咽动作,正常甲状软骨能触及中指。观察说话时的音量、音高。

吞咽功能:不需要设备,在床边便可进行的测试有以下两种。①反复唾液吞咽测试:被检查者多采取坐位,卧床时采取放松体位。检查者将手指放在被检查者的喉结及舌骨处,让其尽量快速反复吞咽,观察 30s 内喉结及舌骨随着吞咽运动越过手指,向前上方移动再复位的次数。高龄患者做 3 次即可。②饮水试验:让患者喝下两三口 1 茶匙水,如无问题,嘱患者取坐位,令患者饮 30 mL 温水,记录饮水情况:Ⅰ.可一口喝完,无噎呛;Ⅱ.分两次以上喝完,无噎呛;Ⅲ.能一次喝完,但有噎呛;Ⅳ.分两次以上喝完,且有噎呛;Ⅴ.常常呛住,难以全部喝完。情况Ⅰ,若 5s 内喝完,为正常;超过 5s,则可疑有吞咽困难;情况Ⅱ也为可疑;情况Ⅲ、Ⅳ、Ⅴ则确定有吞咽困难。

摄食-吞咽过程评价:①先行期:意识状态、有无高级脑功能障碍影响、食速、食欲。②准备期:开口、闭唇、摄食、食物从口中洒落、舌部运动(前后、上下、左右)、下颌(上下、旋转)、咀嚼运动、进食方式变化。③口腔期:吞送(量、方式、所需时间)、口腔内残留。④咽部期:喉部运动、噎食、咽部不适感、咽部残留感、声音变化、痰量有无增加。⑤食管期:胸口憋闷、吞入食物逆流。此外,有必要留意食物内容、吞咽困难的食物性状、所需时间、一次摄食量、体位、吞咽困难的帮助方法及其有效性等问题。

辅助检查:为正确评价吞咽功能,了解是否有误咽可能及误咽发生的时期,必须采用录像吞咽造影、内镜、超声波等手段。其中录像吞咽造影法是目前最可信的误咽评价检查方法,它是借助 X 线及录像设备,利用含钡食物可动态观察患者有无误咽及评价摄食-吞咽功能障碍的状态。

第八节　日常生活活动能力评定

一、概述

(一)定义

日常生活活动(ADL)最早由 Dearier 于 1945 年提出。日常生活活动是指人为了维持日常生活活动而需要的一系列最基本的活动,包括进食、穿衣、洗澡、大小便控制、行走等基本的动作和技巧,即衣、食、住、行、个人卫生等活动。ADL 能力也就是个体在家庭、社区中独立生活的能力。广义的 ADL 能力是指个体在家庭、工作机构及社区里独立生活、独立工作以及参与社区活动的能力。当个体丧失 ADL 能力时,会对自我形象产生创伤性的影响,而且还会影响与患者有关联的人群。

(二)分类

1.基础性日常生活活动(BADL)

是指人维持最基本的生存、生活所必需的每日反复进行的活动,包括自理活动和功能性移动两类活动。自理活动包括进食、梳妆、洗漱、洗澡、如厕、穿衣等,功能性移动包括翻身、从床上坐起、由坐到站、行走、驱动轮椅、上下楼梯等。它反映较粗大的运动功能,适用于较重的残疾患者,常在医疗机构应用。

2.工具性日常生活活动(IADL)

指人在社区中独立生活所必需的关键性的较高级的活动,包括使用电话、购物、做饭、家务处理、洗衣、服药、理财、骑车或驾车、处理突发事件以及在社区内的休闲活动等。这些活动常需要使用一些工具才能完成,它反映较精细的运动功能,适用于较轻的残疾患者,多用于生活在社区中的伤残者和老年人。

(三)评定目的

(1)确定日常生活活动独立程度。

(2)确定哪些日常生活活动需要帮助,需要何种帮助以及帮助的量。

(3)为制订康复目标和康复治疗方案提供依据。

(4)为制订环境改造方案提供依据。

(5)观察疗效,评定医疗质量。

(6)作为投资一效益分析的有效手段。

二、常用评定方法

ADL 评定多采用经过标准化设计、具有统一内容、统一评定标准的量表进行评定。依据量表中的评定项目对患者进行评价不会出现遗漏现象。评定过程中观察患者实际的 ADL 动作完成情况并记录下来。评定所使用的环境可以是患者实际生活环境,也可以是医院里的 ADL 评定室,该室模拟家庭环境,配备有必要的家具、厨具、卫生设备、家用电器及通信设备等。根据量表评分标准对每项活动情况予以评分并计算总分,以此衡量患者的 ADL 水平。常用 ADL 评定量表有 Barthel 指数、KatZ 指数、修订的Kenny自理评价、PULSES 及 FIM 等。

本节重点介绍 Barthel 指数和功能独立性测量。

(一)Barthel 指数评定

Barthel 指数(BI),于 1955 年 Mahoney 和 Barthel 开始应用,并于 1965 年首次发表。Barthel 指数评定简单,可信度高,灵敏度也高,不仅可以用来评价治疗前后的功能状况,而且可以预测治疗效果、住院时间及预后,所以是康复医疗机构中应用最广泛的一种 ADL 评定方法,见表 3-8。

表 3-8　Barthel 指数评定等级

项目	评分标准
1.进食	0＝较大和完全依赖
	5＝需部分帮助(夹菜、盛饭)
	10＝全面自理
2.洗澡	0＝依赖
	5＝自理
3.梳妆洗漱	0＝依赖
	5＝自理,能独立洗脸,梳头、刷牙、剃须
4.穿衣	0＝依赖
	5＝需一半帮助
	10＝自理,能系、开纽扣、关、开拉链和穿鞋等
5.控制大便	0＝昏迷或失禁
	5＝偶尔失禁(每周＜1 次)
	10＝能控制
6.控制小便	0＝失禁或昏迷或需由他人导尿
	5＝偶尔失禁(＜1 次/24h,＞1 次/周)
	10＝能控制
7.如厕	0＝依赖
	5＝需部分帮助
	10＝自理
8.床椅转移	0＝完全依赖别人
	5＝需大量帮助(2 人),能坐
	10＝需小量帮助(1 人)或监督
	15＝自理
9.行走	0＝不能走
	5＝在轮椅上独立行动
	10＝需 1 人帮助(体力或语言督导)
	15＝独自步行(可用辅助器)
10.上下楼梯	0＝不能
	5＝需帮助
	10＝自理

Barthel 指数包括 10 项内容，根据是否需要帮助及其帮助程度分为 0、5、10、15 分 4 个功能等级，总分为 100 分。得分越高，独立性越强，依赖性越小。若达到 100 分，这并不意味着他能完全独立生活，他也许不能烹饪、料理家务和与他人接触，但他不需要照顾，可以自理。60 分以上提示被检查者虽有轻残疾，但生活基本可以自理；60～41 分者为中度残疾，生活需要帮助；40～20 分者为重度残疾，生活需要很大帮助；20 分以下者为完全残疾，生活完全需要他人帮助。Barthel指数 40 分以上者康复治疗的效益最大。

(二)功能独立性测量

功能独立性测量(FIM)首先由美国纽约州功能评估研究中心研究人员提出并开始使用，后来逐渐受到重视和研究。目前已在世界许多国家广泛应用。FIM 在反映残疾水平或需要帮助的量的方式上比 Barthel 指数更详细、精确、敏感，是分析判断康复疗效的一个有力指标。它不但评价由于运动功能损伤而致的 ADL 能力障碍，而且也评价认知功能障碍对于日常生活的影响，所以 FIM 应用范围广，可用于各种疾病或创伤者的日常生活能力的评定(表 3-9、表 3-10)。

表 3-9　FIM 评定内容

项目	内容
Ⅰ.自理活动	1.进食；2.洗漱修饰；3.洗澡；4.穿衣；5.穿裤(裙)；6.如厕
Ⅱ.括约肌控制	7.排尿管理；8.排便管理
Ⅲ.转移	9.床-椅间转移；10.转移至厕所；11.转移至浴盆或淋浴室
Ⅳ.行进	12.步行/轮椅；13.上下楼梯
Ⅴ.交流	14.理解；15.表达
Ⅵ.社会认知	16.社会交往；17.解决问题；18.记忆

表 3-10　FIM 评分标准

能力		得分	评分标准
独立	完全独立	7	不需修改或使用辅助具，在合理的时间内完成；活动安全
	有条件的独立	6	活动能独立完成，但活动中需要使用辅助具；或者需要比正常长的时间；或需要考虑安全保证问题
有条件的依赖	监护或准备	5	活动时需要帮助者，帮助者与患者没有身体接触；帮助者给予的帮助为监护、提示或督促，或者帮助者仅需帮患者做准备工作或传递必要的用品，帮助穿戴矫形器等
	最小量接触性身体的帮助	4	给患者的帮助限于轻触，患者在活动中所付出的努力≥75%
	中等量帮助	3	患者所需要的帮助要多于轻触，但在完成活动的过程中，本人自动用力仍在 50%～74%
完全依赖	最大量帮助	2	患者主动用力完成活动的 25%～49%
	完全帮助	1	患者主动用力<25%，或完全由别人帮助

FIM 包括 6 个方面，共 18 项，其中包括 13 项运动性 ADL 和 5 项认知性 ADL。根据患者进行日常生活活动时独立或依赖的程度，将结果分为 7 个等级，每一项最高分为 7 分，最低分

为1分,合计最高分为126分,最低分18分,得分。FIM的功能独立分级,126分:完全独立;108～125分:基本独立;90～107分:极轻度依赖或有条件的独立;72～89分:轻度依赖;54～71分:中度依赖;36～53分:重度依赖;19～35分:极重度依赖;18分:完全依赖。

(三)功能活动问卷法

功能活动问卷法(FAQ)是Pfeiffer于1982年提出,1984年进行了修订。原用于研究老年人的独立性和轻症老年性痴呆,现也用于评定患者社会功能水平。FAQ是典型的工具性ADL,在现有的工具性ADL量表中其效度最高。

第九节　感知、认知功能评定

一、感知功能评定

(一)感觉检查

感觉是指客观事物的个别属性在人脑中的直接反应。感觉是信息的输入过程,是知觉、记忆、思维、想象的源泉和基础。它包括外部感觉,如视觉、听觉、嗅觉、触觉、痛觉、压觉等,内部感觉,如运动觉、平衡觉、内脏觉等。人类的感觉系统是机体感受环境事物的结构。感觉在生理学上是指作用于各个感受器的各种形式的刺激在人脑中的直接反应,分为一般感觉和特殊感觉。一般感觉包括浅感觉、深感觉、内脏觉和复合感觉。浅感觉来自皮肤、黏膜,包括痛觉、温觉、触觉。深感觉也称本体感觉,来自肌腱、肌肉、骨膜和关节,包括运动觉、位置觉和振动觉。内脏觉起自内脏、浆膜、血管,有痛、胀、压、空等感觉。复合感觉又称皮质觉,是大脑顶叶皮质对深浅各种感觉进行分析、比较和综合而形成,包括实体图形觉、两点辨别觉、定位觉、重量觉等。特殊感觉包括视觉、听觉、前庭觉、嗅觉和味觉。

1.感觉障碍的临床表现

根据病变性质,感觉障碍分为抑制性症状和刺激性症状两大类。

(1)抑制性症状:感觉通路被破坏或功能受抑时,出现感觉缺失或感觉减退。感觉缺失有痛觉缺失、温度觉缺失、触觉缺失和深感觉缺失等。在同一部位各种感觉均缺失,称为完全性感觉缺失。如果在同一部位内只有某种感觉障碍,例如皮肤痛觉缺失,而其他感觉保存着,称为分离性感觉障碍。

(2)刺激性症状:感觉通路受到刺激或兴奋性增高时出现感觉过敏、感觉倒错、感觉过度、感觉异常或疼痛。

感觉过敏:指轻微刺激引起强烈感觉,例如一轻的疼痛刺激引起较强的疼痛感受,为检查时的刺激与传导通路上的兴奋性病灶所产生的刺激综合引起。

感觉倒错:系指非疼痛性刺激而诱发出疼痛感觉,例如轻划皮肤而诱发出疼痛感觉;冷刺激反应为热觉刺激等。

感觉过度:为各种刺激引起的强烈难受感觉,见于灼性神经痛、带状疱疹后的疼痛、丘脑的血管性病变(脑出血等)、周围神经外伤的恢复期等。

感觉异常:感觉异常有麻感、木感、痒感、发重感、针刺感、冷或热感、蚁走感、肿胀感、电击感、束带感等,总称为感觉异常。

疼痛：接受和传导感觉的结构受到伤害性的刺激，或者对痛觉传导正常起抑制作用的某些结构受到损害时，都会发生疼痛。在探索疼痛的来源时，必须注意疼痛的分布、性质、程度，是发作性还是持续性，以及加重和减轻疼痛的因素。

根据疼痛的部位、性质、持续时间等的不同，可将疼痛分为不同的类型，临床常见的列举如下。

局部疼痛是指病变所在部位的局限性疼痛，多为感觉感受器或神经末梢受到伤害性刺激引起，如皮炎、关节炎等。放射性疼痛是指在神经干、神经根或中枢神经受病变刺激时，疼痛不仅发生于刺激局部，且可扩展到受累感觉神经的支配区，如周围神经损伤、脊髓后根受肿瘤或椎间盘脱出的压迫以及脊髓空洞引起的痛性麻木等。灼性神经痛是一种烧灼样的剧烈疼痛，迫使患者用冷水浸湿患肢，在正中神经或坐骨神经损伤多见。幻肢痛是指感到已经截去的肢体中发生的疼痛，见于截肢后的患者。扩散性疼痛是刺激由一个神经分布扩散到另一个神经分支而产生的疼痛，如当三叉神经某一支受到刺激时，疼痛会扩散到其他分支(如牙支)。

牵涉性疼痛也是一种扩散性疼痛。内脏有疾病时，在患病内脏相当的脊髓段所支配的体表部分常出现感觉过敏区、压痛点或疼痛。这是由于内脏和皮肤的传入纤维都汇聚到脊髓后角的神经元，当内脏有病变时，内脏的疼痛性冲动便扩散到相应支配段的体表。临床多见的牵涉性疼痛，有心绞痛时引起左胸、左上肢内侧痛；肝胆病变引起右肩痛；肾脏疾病引起腰痛等。

(3)感觉障碍对功能预后的影响：感觉障碍可导致患者触摸困难、持物不稳、站立和行走困难、灵活及协调性运动不协调等；皮质盲者可影响阅读和文字交流，身边动作不能完成。所以，感觉障碍是影响功能康复的重要因素。不同类型的感觉障碍对功能的影响程度也有所不同，例如：脑卒中后感觉障碍致残的严重性依次为本体感觉、触觉、痛觉和温度觉。皮质盲或视野缺损也是致残因素之一。

2.感觉障碍检查方法

检查前应告诉患者检查的目的和方法，以取得患者的合作。检查时患者宜闭目，忌用暗示性提问，注意左右侧、远近端的对比。一般从感觉缺失部位查至正常区。

(1)浅感觉：痛觉可用针尖轻刺皮肤。温度觉可用专用冷水(5～10 ℃)及热水(40～45 ℃)的试管交替接触皮肤。触觉可用棉花束轻触皮肤。如有感觉缺失、减退、消失、过敏，应绘图标出感觉障碍的范围和部位。

(2)深感觉：①运动觉：患者闭目，检查者轻轻夹住患者手指和足趾两侧，上下移动5°左右，询问患者手指或足趾的位置。②位置觉：患者闭目，检查者将其肢体放在一定位置，嘱患者说出所在位置，或用另一肢体模仿。③振动觉：用振动着的音叉置于骨突起处，如足趾、内外踝、胫骨、膝盖、髂棘、手指、桡尺骨茎突、锁骨等处，询问有无振动感觉，并注意感受时间。

(3)复合感觉(皮质觉)：①形体觉：嘱患者闭目，将常用物品，如钢笔、钥匙、硬币等放置其手中，让其用单手触摸后说出物件名称。②定位觉：患者闭目，检查者用手指或棉签等轻触患者皮肤后，嘱患者指出刺激部位。③两点辨别觉：患者闭目，检查者用特制的钝角两角规，将两角分开到一定距离，接触患者皮肤，如患者感到两点时，再缩小距离，至两接触点被感觉到一点为止。两点须同时刺激，用力相等。正常时全身各处数值不同，指尖 2～4 mm，指背 4～6 mm，手掌 8～12 mm，手背 2～3 cm，前臂和上臂 7～8 cm，背部、股部最大。

(二)知觉检查

知觉是人脑对直接作用于感官的客观事物的整体反映，是将多种感觉互相联系起来综合分析、理解，从而得到对外部客观事物和内部机体状态的整体的反映。知觉具有整体性、选择性、理解性和恒常性。人们往往对大量的感觉信息根据其对本人的意义、兴趣、任务、情绪来进行选择，将其理解、归纳、概括为一定的概念或名称，知识越丰富，理解得越精确，越深刻。知觉包括对距离、时间、运动的知觉，以及错觉和幻觉等内容。在临床上，知觉是患者对感觉的认识。知觉障碍主要表现为错觉和幻觉，错觉是对客观刺激的错误认识，而幻觉是在没有客观刺激时产生的感受。这些均可发生于各种特殊感觉的范围内，如神经系统器质性疾病中的错觉和幻觉可容易地在交谈中获知。在康复过程中，距离、时间、运动的知觉障碍往往不易为人所察觉，但对功能预后有明显的影响。

临床上知觉检查一般与感觉检查同时进行，所以也常称为感知觉功能评定。感知功能的评定内容包括精细运动、感觉区分、运动速度与耐力；双侧感官同时接受刺激时的双侧触觉、听觉、视觉等。测量的方法有 Reitan-Klove 感知觉测验，此测验还可推断是否存在外周或中枢加工过程的障碍。感知障碍在康复医学临床中常常表现为失认症和失用症，这也属于后天获得的认知障碍范畴。

1.失认症

不能通过知觉认识熟悉的事物称为失认症，是指由于大脑半球中某些部位的损害，使患者对来自感觉通路中的一些讯息丧失正确的分析和鉴别的一种症状。常见的失认症有半侧空间失认，又称单侧忽略，即患者大脑一侧损害后对对侧一半空间内的物体不能辨别。病灶常位于非优势半球顶叶下部（邻近缘上回）、丘脑。检查方法有以下几种。

（1）平分直线法：在一张白纸上画一垂线将横线平分为左右两段。偏向一侧为阳性。

（2）画人试验：模仿画一个人，如有偏歪或缺少部分时为阳性。

（3）删字试验：随机一组阿拉伯数字，删去指定的数字，一侧未删去时为阳性。

（4）画钟试验：画钟时如数字集中在一侧时为阳性。

2.失用症

失用症是在运动、感觉、反射均无障碍的情况下，患者由于脑部损伤而不能按指令完成以前所能完成的有目的的动作，即通过后天学习获得的生活技能的运用障碍。

（1）结构性失用：患者表现为不能描绘或拼接简单的图形。检查方法有：①画空心十字：让患者画一个空心的十字图形，不能完成时为阳性。②火柴棒拼图试验：患者用火柴棒看图拼接各种几何图形，不能完成时为阳性。③积木拼图试验：韦氏智力量表中的分测验，看图将4 块或 6 块积木拼成指定的图案，不能完成时为阳性。

（2）运动性失用：是最简单的失用，常见于上肢或舌。表现为不能洗脸、刷牙、梳头、划火柴等。检查方法是：让患者做刷牙、洗脸、系鞋带等动作，不能完成者为阳性。

（3）意念运动性失用：是意念中枢与运动中枢之间联系受损所引起。由于两者之间的联系受损，运动的意念不能传到运动中枢，因此患者不能执行运动的口头指令，也不能模仿他人的动作。但由于运动中枢对过去学过的运动仍有记忆，有时能下意识地、自觉地进行常规的运动。如给他牙刷时，他能自动地去刷牙，但告诉他去刷牙时他却又不能刷牙。因此，常表现为有意识的运动不能，无意识运动却能进行。

检查方法有：①模仿动作：检查者做出举手、伸示指和中指、刷牙等动作，让患者模仿，不能完成者为阳性。②按口令动作：检查者发出口头命令，让患者执行，不能完成者为阳性。

(4)意念性失用:正常的有目的的运动需经历认识-意念-运动的过程,意念中枢受损时,不能产生运动的意念,此时即使肌力、肌张力、感觉、协调能力正常也不能产生运动,称为意念性失用。特点是对复杂精细动作失去应有的正确观念,以致各种基本动作的逻辑顺序紊乱,患者能完成一套动作中的一些分解动作,但不能将各个组成部分合乎逻辑地连贯结合为一套完整的动作。如让患者用火柴点烟,再把香烟放在嘴上,患者可能会用香烟去擦火柴盒,把火柴放到嘴里当作香烟。

检查方法是:把牙膏、牙刷放在桌上,让患者打开牙膏盖,将牙膏挤在牙刷上,然后去刷牙。如果患者动作的顺序错乱则为阳性。

二、认知功能评定

认知是认识和知晓(理解)事物过程的总称,包括感知、识别、记忆、概念形成、思维、推理及表象过程。人们通过感知觉、记忆、思维、推理、想象等,将从外界获得的信息在大脑中加工储存,并在需要时提取,与当前信息进行比较,以进行判断、推理,得出评价的过程,叫作认知过程。它反映了人类对现实认识的心理过程。

在康复医学的临床中用认知测试来评估认知领域的主要内容有:定向和远时记忆、注意和警戒、反应时间、学习和记忆、视知觉、听知觉、躯体感知觉、推理和解题、结构性应用和语言功能等。当大脑受到损害出现认知缺陷时,可选择性地对这些功能进行测试并做出判断。在儿童较常见的认知能力缺陷一般有:注意-缺陷失调、特殊阅读不能、特殊算术不能、视知觉困难和运动技能差(发展性应用不能)等。

(一)认知测试方法

1.定向和远时记忆

如时间的定向评定等。

2.学习和记忆

有大量的言语和非言语的测试用于评价记忆的不同方面。记忆是过去的经验和事物在人脑中重现。人脑对以往感知过的事物,思考过的问题和理论,体验过的情感和练习过的技能等都是记忆的内容。记忆是一个复杂的心理过程,它包括识记、保持、回忆和再认 4 个基本环节。识记是识别和记住事物,从而积累知识经验的过程。保持是巩固已获得的知识经验的过程。再认就是对已经历过的事物恢复过去经验的过程。能把经历过的事物重新回想起来称回忆。

康复医学上有关记忆功能的测量方法有修订韦氏成人智力测验中一般知识分测验、韦氏记忆测验、Rey 听觉词汇学习测验、Halstead-Raitan 神经心理成套测验中的触摸操作分测验以及 Rivermead 行为记忆测验。由经过培训的专业人员进行测验。

3.注意和警戒

注意是心理活动对一定事物的指向与集中。注意是心理活动的一种积极的状态,反映心理活动具有明确的指向性。由于这种指向与集中,人们才能够清晰地反映周围现实中某一特定的对象,而避开不相干的事物。注意力测验一般有以下几种。

(1)韦氏记忆测验中的数字长度分测验。

(2)韦氏智力测验中的算术测验、数字广度测验和数字符号测验。它们用于评估注意的不同方面,如选择性注意、长时间注意、转移注意的能力等。

4.思维、抽象推理和解题

思维、感觉和知觉都是人脑对客观现实的反映。但是感觉和知觉是对客观现实的直接反映，而思维是对客观事物间接的、概括的反映，所反映的是客观事物共同的、本质的特征和内在联系。思维障碍分思维过程障碍和思维内容障碍两种。思维过程障碍分为抽象概括障碍、思维动力性障碍、思维动机成分障碍。思维内容障碍主要表现为妄想、超价观念和强迫观念。

目前使用的大量的言语和非言语测试提供了对思维、抽象推理能力、形成概念能力和在解题中转换策略能力的定量手段。评定方法包括：修订韦氏成人智力测验中的图片排列测验和卡片分类测验、Loewenstein 作业治疗认知评定（LOTCA）、神经行为认知状态测验（NCSE）和 Rivermead 知觉评定成套测验（RPAB）等。

5.反应时间

执行简单和复杂反应的速度是大脑完整性的灵敏指标。简单反应时间反映中枢神经系统的激醒水平。复杂作业反应时间是测定做出决定和反应选择的速度。

6.视知觉

视觉辨别、面孔认知、方向与距离判断和颜色-对象匹配等测试常用来评价处理和综合视觉信息的能力。

7.听知觉

一般采用频率、强度和音色辨别、音调记忆、环境声音的认知和音素辨别等测试。

8.躯体感知觉和身体图式作业

一般有触觉物体、形状认知和触觉定位等。

9.结构应用

结构应用是指以部件安装在一起或连接成一个简单实体的任何操作。方法如：画一个正方形或一所房屋，或建筑一个二维或三维的方块模型。

10.语言功能

言语是指人们的语言事件，即个人运用语言的过程或产物。语言是以语音为物质外壳，词汇为建筑材料，语法为结构规律而构成的体系。

言语障碍是指组成言语的听、说、读、写 4 个方面的各环节单独受损或两个以上环节共同受损。目前各国对言语障碍的分类尚无统一意见，一般包括失语症和构音障碍。

很多的测试作为失语症测试组中的组成部分，也可用于诱发出现非失语症患者的语言缺陷，如视觉对照命名（词寻找困难）、控制词联想（言语概念损伤）、句重复（言语记忆缺损）、De-Renzi 和 Viguolo 标志测试（缺陷性听觉言语理解）等。

（二）部分认知评定量表简介

1.简明精神状态检查法（MMSE）

（1）测量工具：Folstein 等编制的 MMSE 目前应用较多，范围较广，不仅可用于临床认知障碍检查，还可用于社区人群中痴呆的筛选。该方法与 WAIS 测验结果比较，一致性较理想。各国在引进时，对其在不同文化背景下的效度和信度，以及影响评定结果的因素也进行过较为系统的研究，认为 MMSE 作为认知障碍的初步检查方法，具有简单、易行、效度比较理想等优点。

北京医科大学精神卫生研究所李格等测试研究结果表明：检查者间一致性和量表的可重复性均达到理想程度，但发现检查结果易受被检查者文化程度和年龄的影响。以临床诊断为标准，选定 MMSE 评定痴呆的界线值为 17 分，其敏感性为 100，特异性为 0.89。下面介绍简易精神状态检查表，见表 3-11。

表 3-11　简易精神状态检查表(MMSE)

项目	评分	
1.今年的年份	1	0
2.现在是什么季节	1	0
3.今天是几号	1	0
4.今天是星期几	1	0
5.现在是几月份	1	0
6.你现在在哪一省(市)	1	0
7.你现存在哪一县(区)	1	0
8.你现在在哪一乡(镇、街道)	1	0
9.你现在在哪一层楼上	1	0
10.这里是什么地方	1	0
11.复述:皮球	1	0
12.复述:国旗	1	0
13.复述:树木	1	0
14.100-7	1	0
15.辨认:铅笔	1	0
16.复述:44 只石狮子	1	0
17.按卡片闭眼睛	1	0
18.用右手拿纸	1	0
19.将纸对折	1	0
20.放在大腿上	1	0
21.说一句完整句子	1	0
22.93-7	1	0
23.86-7	1	0
24.79-7	1	0
25.72-7	1	0
26.回忆:皮球	1	0
27.回忆:国旗	1	0
28.回忆:树木	1	0
29.辨认:手表	1	0
30.按样作图 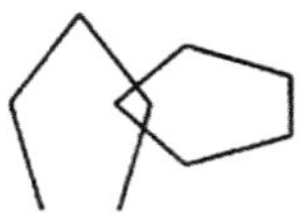	1	0

评分标准:文盲＞17 分,小学＞20 分,中学以上＞24 分,＜17 分即为痴呆。

(2)测量内容:MMSE 由 20 个问题,共 30 项组成。每项回答正确或完成评 1 分,错误或不知道评0分,不适合评9分,拒绝回答或不理解评8分。

(3)评分方法:在积累总分时,8分和9分均按0分计算。最高分30分。全部30项的得分相加即为总分。评分为痴呆的标准依文化程度而不同:文盲<17分,小学程度<20分,中学以上程度<24分。

2.认知功能测量表

在医疗康复工作中常常遇上一些实际问题,如病情较严重、耐力差、配合受限、环境局限以及偏见态度等,所以根据残疾患者的认知缺陷设计一些实用的认知测量表运用于临床,既对患者的认知功能作等级量化的分析,又能直接为治疗提供依据和指导。下面是根据我国背景设计修订的认知功能测量表(表3-12)。

表3-12　认知功能测量表

记分	项目	得分
记忆力	5	(1)姓名、年龄、住址
	5	(2)物件记忆(10件)
	5	(3)视觉保持
	5	(4)背数(顺、倒背8～9位)
注意力	5	(5)100-7,依次减5次
	5	(6)视觉扫描跟踪
	5	(7)1～20,顺、倒读
定向力	5	(8)时间(年、月、日、季节、星期、早晚)
	5	(9)地点(省、市县、区、院、楼、号)
	5	(10)讲出物名(5件)
	5	(11)执行命令
	5	(12)朗读
	5	(13)执行书面指令
	5	(14)书写姓名、物名(图片)
复杂作业	5	(15)用右手将8根火柴摆成金鱼状
	5	(16)用左手将8根火柴摆成金鱼状
	5	(17)积木图案(5种)
	5	(18)图片排列(5种)
	5	(19)画一间房子和一个钟
总分	95	

测量方法如下。

(1)物件记忆:由Fuld物件记忆测验改编。将10件常用物品放入袋中,令其逐一摸后说出全部物品,每件0.5分。

(2)姓名、年龄、地址:说出本人的姓名、年龄、地址。能说出姓名得1分,年龄得2分,住址得2分。

(3)视觉保持:由Benton视觉保持测验改编。出示5张由几何图形组成的图片。每张呈现5s后令患者默画，完成1张得1分。部分有遗漏或增加、变形、持续、位置偏离、错位和大小错误等问题，一处扣0.5分。

(4)背数：参照Wechsler记忆量表。从4位数到8～9位数止，能背出9位或8位得5分，7位得4分，6位得3分，5位得2分，4位得1分。顺背和倒背各占50%。

(5)100减7，依次减5次。减对1次得1分。

(6)视觉扫描跟踪：选自纽约康复医学研究所。嘱患者看每行31个字母或数字组成的读物，找出目标字母并记数，时限10s，共10行。正确者每行0.5分。

(7)顺、倒默读顺序数1～20。参照Wechsler记忆量表。顺读时限20s，倒读时限30s，正确者各得2.5分。

(8)时间：说出当时的具体年、月、日、星期、早或晚等，正确的各得1分。

(9)地点：说出所在地的省、市/县、区、院/楼、房号，正确的各得1分。

(10)讲出物名：出示5件常用物品，让患者一一说出其名称，正确的各得1分。

(11)执行命令：用语言发出包括3个连贯动作的命令，让患者执行，正确者得5分。少一个动作扣2分，至0分止。

(12)朗读：让患者朗读一段长句，顺序完成者得5分。

(13)执行书面指令：用文字发出指令，让患者执行。评分同测验第11项。

(14)书写姓名、常用物品：让患者写出自己的姓名，得3分；写出给予的常用物品名称，得2分。

(15)用右手将8根火柴摆成金鱼状：能独自摆出金鱼图者得5分，经语言提示完成者扣1分；看示例图后摆出者扣2分；按图模仿者扣3分；仅能摆出部分者得1分。

(16)用左手将8根火柴摆成金鱼状：方法及评分同15。

(17)积木图案：参照WAIS。按示范图完成由4块或9块红白两色积木组成的图案。用4块积木的限时60s，共2组，每组1分；用9块积木的限时120s，共3组，每组1分。

(18)图片排列：参照WAIS，选5套图片。每套由3张情节相连的图片组成。要求按内容排出正确的顺序。每套得1分。

(19)画房子和时钟面盘：在纸上分别绘出简单的房子和时钟并标出时间刻度。正确者各得2.5分。以上测验，除(15)、(16)外，在患者不能完成时给予各种提示，所得结果扣50%。整个测量需时为30～40min。

3.Loewenstein作业治疗认知量表(LOTCA)

该方法可用于作业治疗的认知检测，内容分为4类：定向检查、知觉检查、视运动组织检查和思维运作检查。在康复医学科一般用于脑血管病、脑外伤和中枢神经系统发育障碍等疾病导致的认知障碍检测。该测验操作简便、实用，测量时间为30～40min，也可分为2～3次完成。该量表国内目前逐渐开始推广使用，在康复领域使用较多。

第十节　职业和社会参与能力评定

一、职业评定

职业能力的评定可应用 Grewe NW 和 Athelstan GT 拟定的功能评估调查项目进行，该调查总分93 分，实际上是对较全面的功能状态进行的评定，在其他方面也可以选用。

0～5 分：职业能力无明显损伤。

6～31 分：职业能力轻度损伤。

32～62 分：职业能力中度受损。

63～93 分：职业能力严重受损。

（一）视

0 分：无显著损伤。

1 分：在需要敏锐视力的操作中有困难。

2 分：损伤的程度足以干扰阅读、驾车等主要活动。

3 分：视力全部或几乎全部丧失。

（二）听

0 分：无显著损伤。

1 分：会话和用电话时有些困难。

2 分：能借助唇读进行面对面的会话，但不能用电话，不能听见某些环境中有关的声音（如铃声等）。

3 分：极度难听或聋，不能理解任何言语。

（三）言语

0 分：无显著损伤。

1 分：言语易被人理解，但音质或言语方式不悦耳；或说话时特别费力才能使他人听懂。

2 分：言语难以理解，往往必须重复。

3 分：言语不能被他人理解。

（四）行走或活动

0 分：无显著损伤。

1 分：速度或距离不如常人，若用轮椅，可独自驱动和转移而无须他人帮助。

2 分：只能在平地上步行短的距离，若在轮椅上，也不能独立转移，但用电动轮椅至少能不用帮助驱动 100 米左右。

3 分：无行走的可能，若在轮椅上，在他人帮助下能走 100 m 左右。

（五）上肢功能

0 分：无显著损伤。

1 分：一侧上肢完全或部分地丧失功能，另一侧上肢完好。

2 分：双侧上肢至少在某种范围上丧失功能或利手侧上肢有严重的功能丧失。

3分:任一上肢没有有用的功能。

(六)手功能

0分:无显著损伤。

1分:不能进行大多数需要精细灵巧性、速度和协调性的作业。

2分:严重损伤,但用或不用辅助物或假肢仍能进行书写和进食等ADL活动。

3分:几乎没有或没有手功能。

(七)协调

0分:无明显损伤。

1分:眼手协调和粗大运动协调均有一些损伤,但主要功能仍完好。

2分:眼手和粗大运动协调显著损伤。

3分:几乎没有能力去控制和协调地运动。

(八)头的控制

0分:无明显损伤。

1分:保持和确立头的位置有困难,在定向、平衡或外观上可有小问题。

2分:控制或旋转头部有困难,由于不能控制可轻度妨碍注视。

3分:由于缺乏控制,严重地干扰或妨碍了阅读时的注视和谈话时与对方保持眼的接触。

(九)用力能力

0分:无明显损伤。

1分:在需要极度用力的职业中(如需用力上举或需要大量步行、弯腰等职业中)有某些困难,但在中度用力时可以接受。

2分:在任何类型的职业中,甚至只需中等的体力也不能进行。

3分:即使是坐和轻度用手工作的职业都可能是对患者体力方面的苛求。

(十)耐力

0分:无明显损伤。

1分:安排休息阶段可以全天工作。

2分:能半天工作。

3分:每日工作不能超过2h。

(十一)运动速度

0分:无显著损伤。

1分:移动比平均速度慢。

2分:移动极慢,需要速度的竞争性职业完全不能进行。

3分:运动极度迟滞。

(十二)学习能力

0分:无明显损伤。

1分:能学习复杂的就业技能,但速度不正常。

2分:通过特殊的训练,能掌握相当复杂的概念和操作。

3分:只能学习极简单的作业,并且只有通过充分的时间和重复才能完成。

（十三）判断

0分：无明显损伤。

1分：有时做出不恰当的判断，不费时间去考虑替代方案或行为的后果。

2分：经常做出仓促和不明智的决定，往往显示出不合适的行为或选择。

3分：由于愚蠢或冲动性行为的结果，可能危及自己或他人。

（十四）坚持性

0分：无明显损伤。

1分：注意广度或集中于作业或要领上的能力变化大，有时不能坚持到完成他所负责的作业。

2分：注意广度有限，缺乏集中，为使之能进行一种作业需要给予大量的监督。

3分：注意广度极有限，没有持续的监督不能坚持进行作业。

（十五）知觉结构能力

0分：无明显损伤。

1分：其知觉结构能力稍有损伤，以致不能进行任何需要精细分辨的作业，但无明显行为损伤的证据。

2分：偶尔表现出空间失定向（迷路或在粗大知觉问题上有困难）。

3分：行为上证实有极度的知觉畸变（如粗大的空间失定向，撞到墙上，不能鉴别物体等）。

（十六）记忆

0分：无明显损伤。

1分：偶因记忆缺陷，可造成一些困难。

2分：记忆缺陷显著地干扰了新的学习，指示和通知必须频繁地重复才能让受试者记住。

3分：错乱、失定向、记忆几乎丧失。

（十七）言语功能

0分：无明显损伤。

1分：言语能力轻到中度损伤，若听觉受损，能用唇读和言语交流。

2分：交流有严重困难，限于说单个词或短语，或用非发音交流形式表达简单的概念，若听觉受损，用符号语言有效，但不能用唇读或说。

3分：表达性交流几乎不可能。

（十八）阅读写作能力

0分：无明显损伤。

1分：由于文化背景或缺乏教育，阅、写有困难。

2分：阅、写有严重困难。

3分：功能上类似文盲。

（十九）行为和康复目标的一致性

0分：无显著损伤。

1分：行为和康复目标表现出不一致。

2分：口头上同意康复目标，但往往并不遵循合适的动作。

3 分:行为往往与康复的目标相抵触。

(二十)对能力和受限制的准确感知的准确性

0 分:无明显损伤。

1 分:对于由于残疾的结果而引起的职业能力的变化有不正确的理解(如排除掉太多的就业可能性,或否认一些限制的意义)。

2 分:不现实地理解其就业能力(如排除所有的就业可能,或否认重要的限制)。

3 分:拒绝接受或显著地歪曲理解其受限,关于其残疾,经常提供其他虚假的、引人入歧途的或极为不合适的信息。

(二十一)和人们相互作用的有效性

0 分:无明显损伤。

1 分:在社会交往中有些笨拙或口齿不清。

2 分:缺乏在社会中有效交往所必需的技巧。

3 分:明显的攻击性、退缩性、防御性、怪异或不合适的行为,常伤害个人交往。

(二十二)个人的吸引力

0 分:无明显损伤。

1 分:个人外表或卫生在某些方面是不吸引人的,但能为家人所忍受。

2 分:在个人外表或卫生方面,有较严重的问题,难以为他人甚至为家人所接受。

3 分:在个人外表或卫生方面,有极严重的问题,很可能为他人所拒绝。

(二十三)由于治疗或医疗问题的缺勤

0 分:无明显问题。

1 分:由于医学监督、治疗或疾病复发,每个月有 1～2d 的请假。

2 分:平均每周需要请 1d 假以接受医学监督或治疗。

3 分:由于需要频繁的住院,难以坚持工作。

(二十四)状态的稳定性

0 分:无显著损伤。

1 分:若由饮食、治疗或训练控制,则稳定。

2 分:状态可能缓慢地进展,或其过程难以预料,并且可导致功能的进一步丧失。

3 分:状态在可以预见的将来很可能显著地恶化。

(二十五)技能

0 分:无明显损伤。

1 分:没有可以利用的为工作特需的技能,但具有一般的技能,使之能转换到其他一些工作岗位上去。

2 分:缺乏可以转换工作岗位的技能,由于残疾或其他一些因素,工作特需的技能大部分缺失。

3 分:一般的技能也所剩无几。

(二十六)工作习惯

0 分:无明显损伤。

1 分:工作习惯有缺陷(如不守时,仪表不恰当,没有合适的写读方法等),但愿意和能够学习这些技能,而且十分容易。

2 分:工作习惯有缺陷,在受雇之前可能需要进行工作调整及训练。

3 分:工作习惯上有严重的缺陷,似乎没有可能通过工作调整训练来改善。

(二十七)工作历史

0 分:无明显异常。

1 分:由于年轻或其他理由,没有或几乎没有大多数雇主可以接受的工作经验。

2 分:工作历史中有诸如经常拖拉或经常由于失业而变换工作。

3 分:可有 5 年的失业期,可用的工作资历贫乏。

(二十八)雇主的可接受性

0 分:无明显影响。

1 分:身体上或历史上的一些特征可能干扰某些雇主对雇员的接受。

2 分:尽管对行为没有干扰(如已控制住的癫痫,有严重复发性的精神病史等),但历史上有极少为雇主和公众接受的特征。

3 分　目前和新近的特征常使该患者为大多数雇主所不能接受(如新近犯罪史,不能控制的癫痫,显著的行为异常)。

(二十九)工作机会

0 分:无明显影响。

1 分:受雇机会有些受限制(如由于交通问题、地理位置问题、环境状态为雇员不能耐受等)。

2 分:受雇机会显著受限,几乎没有什么合适的工作条件。

3 分:受雇机会极度受限,可能只能居留在乡下或生活在工作机会很少的农村。

(三十)经济上的妨碍

0 分:无显著影响。

1 分:受雇的可能性受到经济上的妨碍(雇员可能要求异常高的薪金或难以找到的特殊情况)。

2 分:由于可能丧失受益,工作选择十分受限(可能会考虑非全天或低收入的工作,以便继续从他处得益)。

3 分:由于会导致目前得到的好处(财政上医疗保险的,或侍候人员等)的丧失,所有可能性都不能提供比这更好的工作。

(三十一)社会支持系统

0 分:无显著影响。

1 分:无或几乎没有支持系统可以利用。

2 分:当时的支持系统与康复目标相违背。

3 分:支持系统的工作明显地对抗康复的行为。

二、社会参与能力评定

社会参与能力包括社会生活能力概况和近况。

(一)社会生活能力概况评定应用下列问卷

1.上学、上班情况

与伤病前大致相同?是:20分;否:0分。

2.参加社交活动(访亲探友等)

从不参加:0分

极少参加:5分

正常参加:10分

3.参加社团活动(工会、联谊会、学会等)

从不参加:0分

极少参加:5分

正常参加:10分

4.与别人进行打扑克、下象棋、参观、旅行、打球、看球赛等文体活动

从不参加:0分

极少参加:5分

正常参加:10分

5.与别人进行看电视、谈话、听音乐、上公园、散步、购物等业余消遣活动

从不参加:0分

极少参加:5分

正常参加:10分

评分标准:最高60分;最低0分。0分提示重度障碍;≤20分提示中度障碍;25～40分提示轻度障碍;60分正常。

(二)患者近1～2个月的现状,可有下列功能状态问卷中有关社会的部分

在过去1个月中您:

1.工作行为

在相同的工作中你和其他人干得一样多吗?

你由于健康状态而缩短工作时间或增加中途的休息次数吗?

每日工作的小时数和常规的一样多吗?

在相同的工作中,你干活的细心和准确性和其他人一样吗?

你由于健康缘故虽然仍可从事通常的工作,但已做出了某些改变了吗?

由于你的健康缘故害怕不能工作吗?

评分:所有时间均如此:1分;大多数时间如此:2分;有些时间如此:3分;任何时间均不如此:4分。

2.社会活动

访亲探友有困难吗?

在街道中参加社会活动或义务工作有困难吗?

照料其他家庭成员有困难吗?

评分:通常无困难:4分;有些困难:2分;由于健康原因通常不这样做:1分;通常由于其他

原因而不这样做:0分。

3.和其他人的相互作用

你将自己从周围的人群中孤立出来吗?

你对他人有深厚感情吗?

你对周围的人易发怒吗?

你对你的家人和朋友提出无理的要求吗?

你和其他人相处很好吗?

评分:所有时间均如此:1分;大多数时间如此:2分;较多时间如此:3分;有时如此:4分;极少时间如此:5分;任何时候也不如此:6分。

将上述所有项目的评分合计,按下述评定标准进行评定。

极重度缺陷:11~25分;重度缺陷:26~38分;中度:39~51分;轻度缺陷:52~62分;正常:63~66分。

第四章　康复治疗技术

第一节　呼吸训练

呼吸训练主要是针对呼吸系统疾病的康复治疗，治疗对象是有呼吸系统功能障碍的患者，主要包括限制性通气障碍及阻塞性通气障碍两种。前者主要指由于肺结核、肺癌术后肺切除和肺实质纤维化所造成的肺泡功能障碍。后者主要指肺气肿、慢性支气管炎、支气管扩张症、哮喘等引起的气道功能障碍，以及颈髓与上段胸髓损伤、进行性肌萎缩症、古兰-巴雷综合征等呼吸肌发生障碍的康复治疗。呼吸训练是通过徒手疗法和物理因子疗法改善肺部的通气功能，提高呼吸的效率(换气运动和改善呼吸方式)，另一方面，指导患者自己咳痰，必要时治疗师给予帮助，同时促进肺残存功能最大限度地利用，达到维持和改善患者的运动耐力的目的。

一、呼吸肌的生理

在高等动物和人体中，机体的呼吸过程是相互衔接并且由同时进行的 3 个环节来完成：肺呼吸又称外呼吸，包括肺通气和肺换气；气体在血液内的运输，即通过血液循环把 O_2 及时送到全身细胞、组织、器官，同时把它们代谢产生的 CO_2 运送到肺，排出体外；细胞呼吸或组织呼吸又称内呼吸，指血液或内环境与组织不仅靠呼吸系统来完成，还需要血液循环系统的配合，这种协调配合，以及它们与机体代谢水平的相适应，又都受神经和体液因素调节。

(一)肺通气

肺通气是指肺与外界环境间的气体交换过程。实现肺通气的器官包括呼吸道、肺泡和胸廓等。呼吸道是沟通肺泡与外界环境的气体通道，同时还具有加温、加湿、过滤、清洁吸入气体的作用和引起防御反射等保护功能；肺泡是肺泡气与血液气体进行交换场所；而胸廓的节律性呼吸运动则是实现肺通气的动力。气体进出肺取决于两方面因素的相互作用：一个是推动气体流动的动力；另一个是阻止其流动的阻力。前者必须克服后者，才能实现肺通气。

1.肺通气的动力

气体出入肺是靠肺内外气体的压力差。在自然呼吸条件下，此压力差产生于肺的张缩所引起的肺内压的变化。吸气时肺扩张，肺内压低于大气压，而呼气时肺缩小，肺内压高于大气压。该压力差是肺通气的直接动力。肺本身主动扩张和缩小，它的张缩是靠胸廓运动(呼吸运动)，即呼吸肌的收缩和舒张实现的。它是肺通气的原动力。

呼吸肌收缩舒张引起胸廓扩大或缩小称为呼吸运动，包括吸气运动和呼气运动。呼吸肌属于骨骼肌，受躯体运动神经支配。主要的吸气肌为膈肌和肋间外肌；主要的呼气肌有肋间内肌和腹肌。膈肌受膈神经支配，收缩时，其穹隆形圆顶下降，胸腔上下径增大。因此，胸廓容积扩大化，肺随之扩张，肺内压下降，产生吸气。膈肌舒张时，腹腔内脏复位，胸廓、肺容积缩小，肺内压升高，产生呼气(被动呼气)。主要由膈肌收缩和舒张产生的呼吸由于腹壁起伏故称为腹式呼吸。平静吸气时膈穹隆圆顶下降 1～2 cm，深吸气时，膈肌收缩加强，可下降 7～10 cm，腹内压增大的幅度也大，胸廓、肺扩张的程度也相应增加，如气道阻力不变，则吸入的气量也增加。肋间外肌受肋间神经支配。肋间外肌收缩时使肋骨、胸骨上提，肋骨下缘向外侧偏转，从而增加胸腔前后、左右径，肺容积也随之增大，产生吸气。肋间外肌舒张，肋骨、胸骨回位，肺容积缩小，产生呼气。以肋间外肌收缩、舒张为主的呼吸称为胸式呼吸。平静呼吸时主要由膈肌和(或)肋间外肌的收缩和舒张来完成，吸气是主动过程，呼气是被动过程。当机体活动量增大、运动时，或者在某些病理情况下，呼吸运动加深加快，这种呼吸称为用力呼吸或深呼吸。此时，吸气时除膈肌和肋间外肌的收缩加强外，其他辅助吸气肌如胸锁乳肌、胸肌和背肌等也参与不同程度的收缩，使胸廓扩展得更大，肺也随之扩大，使吸气量增加。用力呼气时，除吸气肌舒张外，还可以有腹壁肌、肋间内肌等辅助呼气肌主动收缩，使胸廓进一步缩小，肺容积也更缩小，呼出量增加。深呼吸时，一般肺通气量增加，但在某些病理情况下，如气道阻力增加，肺通气量可以不增加甚至减少。

肺内压是指肺泡内的压力。在呼吸运动周期中，吸气之初，肺扩张容积增加，肺内压低于大气压。肺扩张的越大，肺内压越低。到吸气末期，进入肺的空气已充填了肺，此时肺内压与大气压相等。呼气开始时，肺缩小，肺内压高于大气压，肺泡内气体流向外界，到呼气末，肺内压又与大气压相等。在平静呼吸吸气时，肺内压较大气压低 1～2 mmHg(0.13～0.26 kPa)，即肺内压为－2～－1 mmHg(－0.13～－0.26 kPa)；呼气时较大气压高 1～2 mmHg(0.13～0.26 kPa)。

胸膜腔内压是指胸膜腔内的压力，是出生后形成的，低于大气压，为负压。胸膜腔是一个潜在腔，胸膜脏、壁层间仅有少量浆液把它们黏附在一起，浆液不仅起着润滑作用，减少呼吸运动时的摩擦，还由于分子间的吸附作用，使两层胸膜互相贴紧，不易因胸廓增大或肺的缩小而分开。胸膜腔内压随呼吸周期而变化。在平静吸气末为－10～－5 mmHg(－1.33～－0.66 kPa)；平静呼气末胸膜腔内压－5～－3 mmHg(－0.66～－0.39 kPa)。用力呼吸时，胸膜腔内压的变化范围增大。

胸膜腔内负压的形成与作用于胸膜腔的两种力有关：一是肺内压，使肺泡扩张；二是肺的回缩力，使肺泡缩小。胸膜腔内压是这两种方向相反的力的代数和，即胸膜腔内压＝大气压－肺泡回缩力。在吸气末或呼气末，肺内压等于大气压，因而胸膜腔内压＝大气压－肺回缩力。若以大气压为 0，则胸膜腔内压正好等于肺泡回缩力的负值。肺泡扩张越大，加缩力也越大，相应胸膜腔内的负值也越大。平静呼吸时，不论吸气时相或呼气时相，胸膜腔内压总是负压。但是如果关闭声门呼吸、或上呼吸道阻塞、或剧烈咳嗽时，呼气过程是一种用力呼气，此时肺内压急剧升高，可使胸膜腔内压达到正值 110 mmHg(14.66 kPa)。胸膜腔内负压对血液循环也有重要影响。负压可使壁薄的心房、腔静脉和胸导管的容积增大，使它们内部压力降低，有利于血液和淋巴液回流入心脏。胸膜腔内压的负值增大或缩小，静脉回心血量也相应增加或减少。

胸膜腔与外界空气相通称为气胸，自然气胸是一种病理状态。它可以由于胸壁的损坏，也可以由肺泡的破裂造成。气胸时，胸膜腔内压为正压，不仅影响呼吸功能，也影响循环功能。

2.肺通气的阻力

肺通气的动力只是肺通气的一个方面，在肺通气过程中还有阻力。动力克服阻力之后，才能完成通气。这一对矛盾间的力量对比决定了肺通气量。肺通气的阻力包括弹性阻力和非弹性阻力。

(1)弹性阻力：是指物体对抗外力作用所引起的变形的力。弹性阻力大者不易变形，弹性阻力小者易变形。一般用顺应性来度量弹性阻力。顺应性是指在外力作用下弹性组织的可扩张，容易扩张者顺应性大，弹性阻力小；不易扩张者，顺应性小，弹性阻力大。肺和胸廓均为弹性组织，也具有弹性阻力，其大小亦可用顺应性来表示。肺弹性阻力来自肺的弹性纤维和肺泡内层液泡的表面张力。肺泡内壁的表面覆盖一层薄液体，它与肺泡内气体间形成了液气界面。这一液泡将按自己的表面张力，使液泡趋向缩小，是肺泡缩小的一个重要因素，它与肺泡自身的弹性回缩共同构成肺泡回缩的力量。肺泡Ⅱ型细胞分泌的表面活性物质可以使表面张力大为降低，因而减少肺的弹性阻力。肺扩张时所产生的弹性回缩力，其方向总是与肺扩张的方向相反，因而总是吸气时的阻力；而呼气时，其本身扩张后的回缩力，构成了呼气的动力。肺和胸廓好像套在一起的两只橡皮囊，两者同时扩大时，所遇到的弹性阻力是分别扩张两者时的代数和。肺弹性阻力约占总阻力的70%。

(2)非弹性阻力：包括气体阻力和惯性阻力，后者往往忽略不计，非弹性阻力则占总阻力的30%左右。气道阻力来自气体流经呼吸道时，气体分子间和气体分子与气道壁之间的摩擦，是非弹性阻力的主要成分，占80%～90%。非弹性阻力是在气体流动时产生的，故为动态阻力。健康人平静呼吸时总气道阻力为1～3 $cmH_2O/(L \cdot s)$，主要发生在鼻(约占50%)、声门(约占25%)、气管和支气管(约占15%)等部位，仅10%发生在口径小于2 mm的细支气管。气道口径和气流速度对气道阻力的影响甚大。流速快、管径小，阻力大；流速慢、管径大，则阻力小。此外，自主神经系统对气道壁平滑肌舒缩活动的调节和某些化学因素作用，如前列腺素、内皮素等对气道阻力亦有一定影响。在呼吸过程中，气道阻力发生周期性变化。吸气时，跨壁压(呼吸道内外的压力差)增大，肺泡扩大，对小气道壁的牵引力加大，加上此时胸膜腔内负压加大，故气道口径增大，阻力减少；呼气时则发生相反的变化，阻力加大。所以支气管哮喘患者呼气比吸气更为困难。

(二)肺容量和肺通气量

1.肺容量

肺容量是指肺能容纳的气体量，可以用肺量计测定。在呼吸运动中，肺容量由以下几部分组成。潮气量指每次吸入或呼出的气量，正常成人平静呼吸时400～600 mL，深呼吸时则增大；补吸气量指平静吸气末再尽力吸入的气体量，正常成人1500～2000 mL，补吸气量为吸气的最大储备量；补呼气量指平静呼气末再用全力呼出的气体量，正常成人900～1200 mL，补呼气量为呼气的最大储备量。深呼吸时，潮气量加上不同比例的补吸气量和补呼气量为深呼吸时的潮气量。残气量(余气量)指用全力呼气后，肺内所留的气体量，正常成人为1000～1500 mL。支气管哮喘和肺气肿患者，残气量增加。婴儿一出生，只要有过一次呼吸，肺内即存有残气，使肺的比重减轻而能浮出水面，为肺浮沉试验原理。功能残气量指补呼气量加残气量。肺活量指补吸气量、潮气量和补呼气量三者之和，即尽力吸气后，从肺内所能呼出的最大气量，正常成年男子约为3500 mL，女子约为2500 mL。肺活量的大小反映了肺每次通气的最大能力，在一定程度上可作为肺通气功能的指标。时间肺活量即受试者做一次深呼吸后，以最快的速度呼出气体，同时分别记录第1、2、3s末呼出的气量。正常人在第1、2、3s末应分别呼出其肺活量的83%、96%和99%。时间肺活量不仅反映受试者的肺活量容量，还反映了通气的速度。

2.肺通气量

每分通气量等于潮气量乘以呼吸频率，即每min进或出肺的气体总量。平静呼吸时，呼吸频率可因年龄和性别而异。新生儿每min可达60～70次，以后随着年龄增加而逐渐减慢；正常成年人每分钟在12～18次，女子比男子快2～3次。正常成年人平静呼吸量的每分通气量为6～9L。随着呼吸频率的变化，或呼吸深度即潮气量的变化，每分通气量也相应增加或减少。每次呼吸吸入的气体，总有一部分留在鼻、咽、喉、气管和支气管等呼吸道内，这部分气体不参与肺泡与血液之间的气体交换，故这部分呼吸道容积称为解剖无效腔。一般成人解剖无效腔的容积约为150 mL。进入肺泡的气体，也可因血流在肺内分布不均而未能都与血液进行气体交换，未能发生交换的这部分肺泡容量称为肺泡无效腔。肺泡无效腔与解剖无效腔一起合称生理无效腔。健康人平卧时，生理无效腔等于或接近解剖无效腔。因此，每次吸气时真正达到肺泡的新鲜气体为潮气量减去此无效腔容量，它是真正有效的通气量，称肺泡通气量。每min肺泡通气量＝(潮气量－解剖无效腔容量)×呼吸频率。如潮气量为500 mL，解剖无效腔为150 mL，呼吸频率为12次/min，则每min肺泡通气量为4200 mL/min。由此可知，肺泡通气量和肺通气量是不等的，而且当潮气量和呼吸频率发生改变时，对两者的影响也不相同。当潮气量减半，呼吸频率加倍或潮气量加倍，而呼吸频率减半，每分通气量都相等，然而肺泡每分通气量则不同，前者要比后者少。故从气体交换的效果，深而慢的呼吸比浅而快的呼吸效率高。

(三)气体交换和运输

1.气体交换

空气进入肺泡后，和毛细血管中的血液进行气体交换。空气中的氧气(O_2)由肺泡进入血液，而静脉中的二氧化碳(CO_2)从血液进入肺泡。继之，动脉血中的O_2运到身体各部组织，在组织与血液之间再进行一次交换，O_2最后经组织液进入组织细胞，组织细胞代谢所产生的CO_2则经组织液进入血液，随血液循环到肺，再进行气体交换。气体交换是以扩散的方式进行的，它是个物理过程。气体交换的动力是气体分压差，即从分压高处向分压低处扩散。分压就是指混合气体中各组成气体具有的压力。

2.气体在血液中的运输

O_2和CO_2在血液中有两种形式，即物理溶解和化学结合。先要物理溶解后才能进行化学结合。气体的物理溶解量与其分压和溶解度成正比，与温度成反比。在动脉血中，PO_2为13.3 kPa时，每100 mL血液中含有溶解的O_2约为0.3 mL；在静脉血中PCO_2为6.1 kPa时，每100 mL血液中含有CO_2的量约3 mL。显然单靠物理溶解形式来运输O_2和CO_2远不能适应机体代谢的需要。血液中O_2和CO_2绝大部分是以化学结合形式运输的。物理溶解和化学结合两者之间时刻保持着动态平衡。

3.呼吸运动的调节

呼吸运动的特点一是节律性，二是其频率和深度随机体代谢水平而改变。呼吸肌属于骨骼肌，本身没有自动节律性。呼吸肌的节律性活动是来自中枢神经系统。呼吸运动的深度和频率随机体活动水平改变以适应机体代谢的需要。如运动时，肺通气量增加供给机体更多的O_2，同时排出CO_2，维持了内环境的相对稳定，即维持血液中PO_2、PCO_2及H^+浓度相对稳定。这些是通过神经和体液调节而实现的。

1)呼吸中枢：在中枢神经系统，产生和调节呼吸运动的神经细胞群称为呼吸中枢，它们分布在大脑皮质、间脑、脑桥、延髓、脊髓等处。脑各级部位对呼吸的调节作用不同。正常呼吸运动有赖于它们之间相互作用以及它们对各种传入冲动的整合。

(1)脊髓：在猫和兔等动物实验中，在脊髓与延髓间横断，呼吸停止，说明呼吸的节律中枢不在脊髓。现已证明，支配呼吸肌的运动神经元位于脊髓第3～5颈段(支配膈肌)和胸段(支配肋间肌和腹肌等)灰质前角。它们是联系高位脑和呼吸肌的中继站，是整合某些呼吸反射的初级中枢。

(2)低位脑干：低位脑干指脑桥和延髓。横断脑干的实验表明，呼吸节律产生于低位脑干，在不同的水平横断脑干，可使呼吸节律发生不同的改变。在猫或兔等动物的延髓与脑桥交界处横断，动物有节律性呼吸，但不同于正常的节律形式，为一种喘式呼吸，一种节律不规则的呼吸，呼气过程短促。从上述实验表明延髓存在产生节律性呼吸的基本中枢，但正常节律还有赖于延髓以上的脑参与。

电生理、组织化学等近代实验方法研究显示，延髓内有的神经元呈现与呼吸周期相关的节律性放电。这些神经元称为呼吸相关神经元或呼吸神经元，根据呼吸时相可分为吸气神经元、呼气神经元以及跨时相神经元(包括吸气-呼气神经元和呼气-吸气神经元)。吸气神经元集中的核团称之为吸气中枢；呼气神经元集中的核团称之为呼气中枢。在延髓，呼吸神经元主要集中在背侧孤束核的腹外侧部以及腹侧疑核、后疑核和面神经质后核及其邻近区域，分别称为背侧呼吸组和腹侧呼吸组。由它们发出的轴突大部分经交叉后下行，至脊髓颈、胸段支配膈、肋间肌的前角运动神经元。最近的研究发现，在延髓头端腹外侧区，相当疑核头端平面，存在一个含有各类呼吸性中间神经质元的过渡区，称为前包钦格复合体(pre-Bōt C)，可能是呼吸节律起源的关键部位。

在动物中脑和脑桥之间进行横断，呼吸无明显变化。如果在脑桥上、中部之间横断，呼吸变慢变深，如果再切断两侧迷走神经(切断传入神经纤维)，吸气便大大延长，呼气短暂，称为长吸式呼吸。实验提示脑桥上部有抑制吸气的中枢，称为呼吸调整中枢。它们相对集中于臂旁内侧核和相邻的Kōlliker-Fuse(KF)核，它们和延髓的呼吸中枢之间有双向联系。

(3)高位脑部：呼吸还受脑桥以上部位的影响，如大脑皮质、边缘系统、下丘脑等。大脑皮质可通过锥体系随意控制呼吸运动，以保证其他重要的与呼吸运动有关活动的进行，如讲话、唱歌、哭笑、咳嗽等。下丘脑也能调控呼吸运动，体温升高时，呼吸加快就是由于刺激下丘脑体温调节中枢所致。大脑皮质对呼吸的调节属随意呼吸调节系统，低位脑干对呼吸的调节属不随意的自主呼吸调节系统。

2)呼吸节律：关于呼吸节律形成的机制尚未完全阐明。正常呼吸节律的形成无非两种可能机制:即起步细胞学说和神经元网络学说。前者认为在延髓内,有一种如同窦房结起搏细胞样特性的神经元,可以产生原始的自动节律,再由各种神经元之间的相互作用,使其发展成呼吸的自动节律。后者认为呼吸节律的形成发展成呼吸的自动节律。后者认为呼吸节律的形成依赖于延髓内呼吸神经元之间复杂的相互联系和相互作用。由于平静呼吸时,吸气是主动的,所以更多的是研究吸气是如何发生的?吸气又如何转变为呼气?实验研究的"切断机制"假说认为在延髓有中枢吸气活动发生器,可使吸气中枢兴奋,产生吸气;同时延髓还有吸气切断神经元,当它的兴奋达到阈值时,能切断吸气中枢的活动而转变为呼气;吸气切断机制的活动减弱时,又出现吸气活动,如此周而复始,形成了自动呼吸节律。此假说的不足之处是:中枢吸气活动发生器、吸气切断神经元尚未被实验证实。而且此假说还不能阐明,例如加强呼吸时,呼气又如何成为主动过程等问题。

3)呼吸调节:呼吸要供应机体代谢所需的 O_2,并排出代谢产生的 CO_2,以保证内环境相对恒定。机体活动在经常改变,代谢也随之改变。因此,呼吸活动也就需要不断地调节,以适应机体的需要。

(1)反射性调节:节律性呼吸活动虽然起源于脑,但可受来自呼吸器官本身以及血液循环等其他器官系统感受器传入冲动的反射性调节。

由肺扩张或缩小所引起的反射性呼吸变化,称为肺牵张反射又称黑-伯反射。该反射的牵张感受器主要分布在肺泡和细支气管的平滑肌层中。吸气时,当肺扩张到一定程度时,肺牵张感受兴奋,发放冲动增加,经迷走神经中的传入纤维到达延髓,使吸气切断机制兴奋,抑制吸气,而发生呼气。呼气时,肺缩小,对牵张感受器的刺激减弱,传入冲动减少,解除了抑制吸气中枢的活动,吸气中枢再次兴奋,通过吸气肌的收缩又产生吸气。这个反射起着负反馈作用,使吸气不至于过长,它和脑桥的调节中枢共同调节呼吸的频率和深度。动物切断迷走神经后呼吸变深变慢。肺牵张反射的敏感性有种属差异,正常人平静呼吸时,这种反射不明显。要在潮气量增加至 800 mL 以上时,才能引起肺牵张反射。在病理情况时,肺顺应性降低,肺扩张时使气道扩张较大,也可以引起该反射,使呼吸变浅变快。

呼吸肌本体感受性反射,骨骼肌的肌梭和腱器官属本体感受器,它们受到牵张刺激而引起的反射为本体感受性反射。呼吸肌为骨骼肌,也有本体感受器反射(牵张反射),此反射在呼吸肌负荷改变时将发挥更大的作用。

咳嗽打喷嚏均为防御性呼吸反射。咳嗽是一种消除气道阻塞或异物的反射。咳嗽时,先深吸气,关闭声门,再作强而有力的呼气,肺内压急剧上升,然后突然开放声门,呼出气急剧冲出,呼吸道中的异物或分泌物也随之而排出。故咳嗽起到清洁呼吸道的作用。打喷嚏和咳嗽类似,只是呼出气主要从鼻腔喷出,以清洁鼻腔中的刺激物。

针刺、寒冷、疼痛等刺激和血压大幅度变化亦可以反射性地影响呼吸。年龄也是影响呼吸的另一个因素。新生儿的呼吸频率要快得多。

(2)化学因素对呼吸运动的调节:这里的化学因素主要是指动脉血或脑脊液中 O_2、CO_2 和 $[H^+]$。①CO_2 的影响:动脉血中必须保持一定浓度的 CO_2,才能维持呼吸中枢正常的兴奋性。因此,CO_2 是调节呼吸的最重要的生理性化学因素。正常人动脉血中 PCO_2 兴奋呼吸中枢的阈值约为 40 mmHg(5.33 kPa),如在过度通气后,可发生呼吸暂停。这是由于过度通气

排出过多 CO_2，动脉血中 PCO_2 下降，低于 40 mmHg(5.33 kPa)，对呼吸中枢刺激减弱所致。吸入气中 CO_2 浓度适量增加，动脉血中 PCO_2 上升，则呼吸加深加快。吸入气中 CO_2 含量增加到 4%时，肺通气量加倍；增加到 10%时，肺通气量可增加8～10 倍，但出现头痛、头昏等症状；再增加到 40%时，则引起呼吸中枢麻痹，抑制呼吸。CO_2 对呼吸的刺激作用是通过两条途径实现的：一条是通过刺激外周化学感受器(颈动脉体和主动脉体，主要是颈动脉体)，冲动分别由窦神经和迷走神经传入纤维到达延髓呼吸神经元，使其兴奋，导致呼吸加深加快。另一条是刺激延髓腹侧面的中枢化学感受区，引起延髓呼吸神经元兴奋。两条途径中，后一条是主要的。因为动物实验表明，摘除动物外周化学感受器或切断其传入纤维后，吸入 CO_2 仍能加强通气。改变脑脊液中 CO_2 和 H^+ 浓度，也能刺激呼吸。血液中 PCO_2 升高时，CO_2 分子易透过血-脑屏障进入脑脊液，形成 H_2CO_3，解离出 H+，使脑脊液[H^+]升高，刺激中枢化学感受器，再通过神经联系到达呼吸中枢，使呼吸加强加快。②H^+ 的影响：动脉血 H^+ 浓度增高，可导致呼吸加深加快，肺通气增加；H^+ 浓度降低，呼吸受到抑制。H^+ 对呼吸的调节也是通过外周化学感受器实现的。中枢化学感受器对 H^+ 的敏感性较外周的高，约为外周化学感受器的 25 倍。但是 H^+ 通过血-脑屏障的速度较慢，限制了它对中枢化学感受器的作用。脑脊液中 H^+ 是中枢化学感受器的最有效刺激。③O_2 的影响：吸入气中 PO_2 稍降低时，对呼吸没有明显的影响，只有当吸入气中 O_2 的含量下降到 10%左右，使动脉血 PO_2 下降到 8 kPa(约 60 mmHg)，称为低 O_2 或缺 O_2，则通过外周化学感受器反射性地加强呼吸运动。仅在特殊情况下低 O_2 刺激才有重要意义，如严重肺气肿、肺心病时，肺换气功能障碍，导致低 O_2 和 CO_2 潴留。低 O_2 对呼吸的刺激作用完全是通过外周化学感受器实现的。损毁或切断外周化学感受器的传入神经，则动脉血缺 O_2 不再引起呼吸加强反射，因缺 O_2 对中枢的直接作用是抵制呼吸，甚至可以使呼吸停止。

总之，动脉血 CO_2 分压和[H^+]浓度的升高，以及 O_2 分压降低，均能刺激呼吸。要注意的是它们三者之间存在着相互影响和相互作用。因此必须全面分析，综合考虑。

4)异常呼吸：周期性呼吸异常是呼吸形式的一种，表现为呼吸加强与减弱减慢交替出现，最常见的有潮式呼吸(陈-施呼吸)和比奥呼吸。潮式呼吸的特点是呼吸逐渐增强增快再逐渐减弱减慢与呼吸暂停交替出现，每个周期为 45s～3min，往往是中枢性窒息的征象。脑干呼吸中枢的神经元活动受抑制，要发展到低 O_2 和 CO_2 对化学感受器的刺激极度加强，其传入冲动足以使抑制的呼吸中枢神经质元转为活动，呼吸复苏，随着缺 O_2 情况逐渐解除，动脉血 PO_2 升高，PCO_2 降低，它们对化学感受器的刺激不再存在，呼吸中枢神经元活动又减弱到停止活动，再度出现呼吸停止。比奥呼吸的特点是一次或多次强呼吸后，继以长时间呼吸停止，之后又再次出现数次强的呼吸。其呼吸的周期持续时间变动较大，短的仅 10s，长的可达 1min。见于脑损伤、脑脊液压力升高、脑膜炎等疾病，常是死亡前出现的危急症状。

患有慢性呼吸系统疾患的患者，常常采用浅而快的上部胸式呼吸，这种呼吸模式多使用胸锁乳突肌和斜角肌等呼吸辅助肌，呼吸效率差，易导致呼吸肌疲劳。特别是 COPD 患者，由于肺部的过度膨胀使横膈低平，吸气时易向内方移动，形成 Hoover 征(图 4-1)。

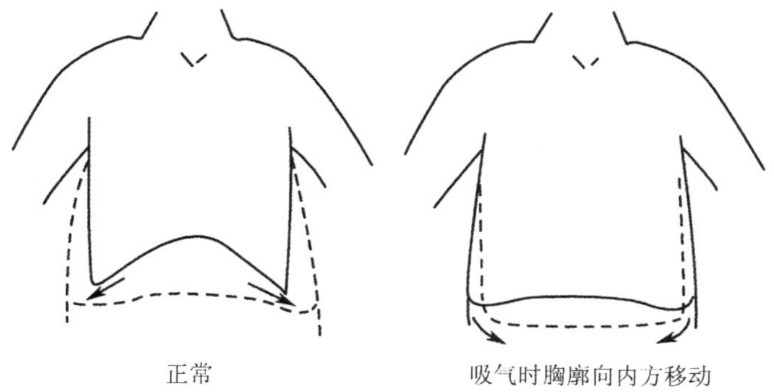

图 4-1　Hoover 征

呼吸训练和呼吸肌训练的目标是锻炼横膈呼吸，减少每 min 呼吸次数和增加每次通气量，增加最大呼吸肌肌力，减少呼吸困难，改善运动的耐力。

二、呼吸系统康复训练的流程

呼吸系统康复训练的流程见图 4-2。

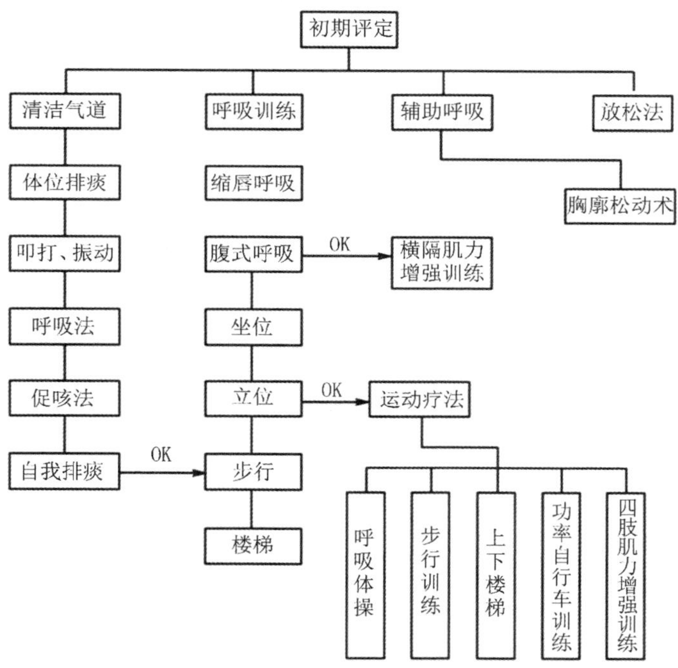

图 4-2　康复训练的流程

三、治疗师在治疗开始前应考虑的问题

(1)患者最重要的问题点。

(2)通过运动疗法能否改善患者的呼吸问题。

(3)患者能否适应运动疗法，耐受度如何。

(4)了解患者耐受的体位。

(5)如有疼痛，应了解疼痛的部位。

四、呼吸训练

对慢性呼吸障碍的患者,活动时易出现呼吸困难的症状,长此以往患者渐渐习惯于胸式呼吸。但是作为基本的呼吸类型的胸式呼吸可造成呼吸效率低下,增加呼吸困难,引发恶性循环。呼吸训练的目的是预防恶性循环发生,指导患者进行高效率的呼吸法。呼吸训练分为缩唇呼吸、腹式呼吸、部分呼吸法及强化呼吸肌的训练。

(一)目的

呼吸训练的目的在于改善换气,改善肺部、胸部的弹性,维持和增大胸廓的活动度,强化有效的咳嗽,强化呼吸肌、改善呼吸的协调性,缓解胸部的紧张,增强患者的体质。

(二)适应证

①因胸部、腹部的疼痛所造成的呼吸障碍。②肺部、胸部扩张受限。③胸部、腹部的术前、术后。④原发性、继发性肺部疾患。⑤重症肌无力、古兰-巴雷综合征等造成的呼吸肌肌力下降。⑥肺栓塞。⑦COPD。⑧换气障碍。⑨支气管痉挛。⑩呼吸障碍引起的代谢不全。⑪使用人工呼吸器的患者。

(三)一般的原则

(1)尽可能在安静的环境中进行训练(背景轻音乐为宜)。

(2)充分向患者说明呼吸训练的目的和合理性。

(3)指导患者穿着轻便的衣服,尽可能地保持全身放松的肢位。①开始采取膝屈曲的仰卧位,使腹肌放松。②适时选择坐位、立位等其他肢位进行治疗。

(4)对患者的日常呼吸方式进行观察评定。

(5)对患者进行放松技术的指导,主要是针对胸廓上部、肩胛带肌的放松。范围包括:①胸锁乳突肌。②斜方肌上部纤维。③肩胛提肌。④斜角肌。

(四)注意事项

(1)对有呼吸困难的患者,首先考虑辅助呼吸法和给予氧气吸入,维持呼吸的通畅。

(2)不要让患者努力地呼吸,呼气时必须有意识地放松,若努力呼气,易引起气管内的气流紊乱,增加气道阻塞,易诱发支气管痉挛。

(3)训练开始时,不要让患者长呼气,这是导致呼吸急促的原因。

(4)吸气初期不要让呼吸辅助肌收缩。

(5)为了避免过度的换气,做3～4次深呼吸练习即可。

(五)效果

①增加每次通气量。②减少呼吸次数。③减少min换气量。④增加呼吸功率。⑤增加动脉血氧分压。⑥降低动脉血二氧化碳分压。

(六)训练法

1.缩唇呼吸

缩唇呼吸指的是吸气时用鼻子,呼气时嘴呈缩唇状施加一些抵抗,慢慢呼气的方法。此方法气道的内压高,能防止气道的陷闭,使每次通气量上升,呼吸频率、每分通气量降低,可调节呼吸频率。

(1)吸气时用鼻子。

(2)呼气时缩唇轻闭,慢慢轻轻呼出气体。

(3)吸气和呼气的比例在1∶2进行,慢慢地呼气达到1∶4作为目标。

2.腹式呼吸

此呼吸法的目的是使横膈的运动变大,胸锁乳突肌、斜角肌等呼吸辅助肌的运动减少,从而使每次通气量、呼吸效率、动脉氧分压上升,使呼吸频率、min通气量减少。腹式呼吸法中主要使用的呼吸肌为横膈,因此也称为横膈呼吸。横膈分割胸腔和腹腔,向上方隆起呈板状,中部有腱膜,在进行深呼吸时可有上下7～13 cm的移动,也就是横膈有1750～3250 mL的通气能力。横膈易受重力的影响,在仰卧位的位置最高,坐位、立位时处于低位。卧位和立位相差2 cm。

横膈呼吸可在卧位、坐位、立位、步行、上下楼梯、上下坡道等日常生活动作中使用。

(1)仰卧位的腹式呼吸。

操作:让患者髋关节、膝关节轻度屈曲,全身处于舒适的肢位。患者把利手放在腹部上,另一只手放在上胸部,此时,治疗师的手与患者的手重叠放置,进行缩唇呼吸。精神集中,让患者在吸气和呼气时感觉手的变化,吸气时,治疗师发出指令让患者放置于腹部的手轻轻上抬,治疗师在呼气结束时,快速地徒手震动并对横膈进行伸张(quick stretch)以促进呼吸肌的收缩,此训练是呼吸系统物理治疗的基础,要对患者进行充分的指导,训练的时间每次5～10 min,训练的效果随次数增加显现。

指导的要点:①把握患者的呼吸节律:呼吸训练失败的主要原因是患者的呼吸节律被打乱,特别是指导者对呼吸训练不熟练时,不注意患者的呼吸节律,只用自己的节律指导训练,可加重患者呼吸困难程度。所以,在训练开始的时候,顺应患者的呼吸节律进行呼吸指导是非常重要的。②开始时不要进行深呼吸:腹式呼吸绝不是腹式深呼吸,在开始时期指导患者进行集中精力的深呼吸,可加重患者的呼吸困难。腹式呼吸的指导应在肺活量1/3～2/3通气量的程度上进行练习。应理解腹式深呼吸是充分的腹式呼吸。③应了解横膈的活动:横膈在吸气时向下方运动,腹部上升,了解横膈的运动,易理解腹式呼吸。④指导者应从患者的斜角肌的收缩把握患者的呼吸类型。⑤可使用姿势等视觉反馈进行患者自我训练。

(2)坐位的腹式呼吸。

操作:坐位的腹式呼吸的基础是仰卧位的腹式呼吸。患者采用的体位是坐在床上或椅子上足跟着地,让患者的脊柱伸展并保持前倾坐位。患者一手放在患者的腹部,感受横膈的收缩。这样能够发现患者突然出现的意外和不应出现的胸式呼吸。正确的腹式呼吸系统是吸气时横膈膜开始收缩,然后斜角肌等呼吸辅助肌使收缩扩大,呼气时吸气肌放松处于迟缓状态。

指导的要点:①在座位的前面放置一面镜子,让患者通过观察理解自身的呼吸辅助肌的活动。②让患者在可能的最大限度内取前倾位,并保持平衡。

(3)立位的腹式呼吸。

手法:患者用单手扶床栏或扶手支撑体重,上半身取前倾位。治疗师按照坐位的腹式呼吸指导法指导患者训练。

(4)平地步行时的腹式呼吸。

操作:这是把呼吸的类型与行走的步数相协调一致起来的训练法。训练的目的是使患者在快速行走、长距离行走时也不出现呼吸急促。一般阻塞性肺疾患的患者在行走时吸气和呼气的比例为1∶2,也就是两步吸气,四步呼气,临床上也有吸气和呼气的比例为3∶2、1∶1进行行走练习的,重要的是在长时间行走时不要出现呼吸急促加重。

指导的要点:①先从短距离开始。②不要快速行走,采用尽量不出现呼吸急促的步行速度。③可利用计步器进行有目的的行走。其优点是可使患者容易设立目标和设定运动处方,患者的运动量明确。

(5)在上下台阶、陡的坡道时的腹式呼吸法。

操作:以步行为基础,在上台阶、坡道时呼气时迈步,吸气时停止迈步,此时的重点是后足伸展锁住膝关节支撑体重,前足迈下一步,到下一次呼气前不支撑体重。下楼梯时与平地步行一样,吸气呼气1∶2往前走。先从一级楼梯练起,逐渐到两级、三级,直到连续上楼梯。

对呼吸功能障碍的患者来说,走坡道是引起呼吸困难的活动之一。将10名健康者作为研究对象,坡道的角度与氧摄取量和心率的研究结果显示,安静时氧的摄取量(VO_2/W)3.6 mL/(min·kg),心率83次/min,当倾斜角度5%、10%、15%、20%、25%增大时,氧的摄取量VO_2/W和心率(HR)急速地增加。呼吸功能不全的患者在行走时伴随倾斜的角度增加时,氧的需求也增加,但是患者不能相应地增加氧的摄取量,因而增强了患者的呼吸困难。

3.部分呼吸法

此方法是对特定的肺部组织进行扩张训练,特别是对肺不张、肺炎、肺部术后疼痛以及胸部肌肉过度紧张引起的部分肺组织换气能力低下所进行的,扩张的部位是胸壁和有病变的肺叶部分。

(1)下部胸式呼吸法:此呼吸法主要在一侧或两侧进行。指导的要点如下:①训练的肢位采取坐位或半卧位。②治疗师的手放在患者的前部一侧下方的肋骨外侧,让患者的意识集中在此。③在患者吸气时治疗师的手向肋骨的外侧方移动,指导患者对抗治疗师的手产生下部胸廓扩张。④在患者呼气时治疗师的手向内侧移动并轻压肋骨辅助呼气。⑤在患者吸气前对肋骨进行快速的牵张。⑥指导患者自行训练。

(2)后肺底区呼吸法:①训练的肢位采取髋关节轻度屈曲的前倾坐位。②治疗师的手放在患者后部下方肋骨上。③以下训练的方法与下部胸式呼吸法相同。

(3)右中叶和左舌区的呼吸法:①训练的肢位采取坐位。②治疗师的手放在3~6前肋之间。③以下训练的方法与下部胸式呼吸法相同。

(4)肺尖部的呼吸法:①训练的肢位采取坐位。②治疗师的手放在患者锁骨下方。③以下训练的方法与下部胸式呼吸法相同。

4.强化呼吸肌的训练

(1)目的:改善通气功能;改善呼吸急促的状态;改善运动能力。

(2)方法:①腹部重锤负荷法:在腹式呼吸(吸气时)对抗腹部膨隆加以重物抵抗,使横膈膜运动的方法。可采用患者膝立仰卧位,上腹部可放一沙袋,沙袋的重量以能够完整做10次腹式呼吸的负重作为负荷的确定值,这也是横膈膜10次反复最大的收缩(10 RM)。以增强肌力为目的的训练设定为10 RM的50%、75%、100%,每全做10次,合计3组30次,以耐力为目的的训练设定负荷的35%~75%做10~15min。②利用呼吸训练器具增强呼吸肌法:此类器具是为胸部外科术前增强患者呼吸肌肌力及耐力、术后预防肺不张所研制开发的。利用此类器具可节省治疗师和护士指导时间。呼吸训练器具分为增强吸气肌和呼气肌两种，前者也称为强制呼吸训练法，后者称为 IDSPE 法。

强制呼吸训练器具代表性的有 PFLEX 和 Voldyne。特点为在吸气时施加抵抗，具有提高吸气肌的抵抗的构造，吸气时的气流量可通过视觉的反馈观察，可提高患者训练的意欲。

IDSPE 法的特点是机械性地增加无效腔，具有在呼气时施加抵抗的构造。

第二节　减重步行训练

一、减重步行训练

(一)概述

步行障碍是神经康复领域的难题，造成步行障碍的原因很多，如患侧下肢负重能力下降、重心转移能力差、关节稳定性破坏、平衡功能障碍以及对跌倒的恐惧等，其中，负重、迈步、平衡是建立正常步态的三大要素，如何将这三大要素有机结合，是建立正常步态模式的关键。

针对步行障碍的常规康复治疗方法很多，如 Bobath 技术、Brunnstrom 技术、Rood 技术和本体感觉性神经肌肉促进技术(PNF)等，这些训练方法按照循序渐进的原理，帮助患者逐步完成床上运动、重心转移、负重和平衡等方面的训练，待具备一定基本功后再进行综合训练，在改善步行能力方面有一定的效果，是目前针对步行障碍最主要的训练方法。但由于未强调早期整体步行练习，使患者步行能力的训练滞后，健侧失用问题不容忽视，而且费时、费力。

减重步行训练(BWST)是 20 世纪 70 年代初专为恢复步行能力而设计的一种训练装置，到 20 世纪 80 年代中期开始应用于人类。它以传统实践为依据，利用悬吊装置不同程度地减少上身体重对下肢的负荷，配合电动跑步机带动患者下肢进行重复和有节律的步行活动，使下肢负重能力不足的患者，在治疗师的辅助下进行患肢完整的步行周期的练习，这样就使在常规运动疗法中被认为尚不适宜开始步行训练的患者，早期进行负重、迈步和平衡相结合的步行训练，也使病程较长、以往认为不大可能再有进步的患者得以继续改善步行动作，提高步行能力。早期步行还能给患者带来信心，改善健侧失用问题和心肺功能，对整个康复治疗有积极的作用。

自 20 世纪 90 年代初以来，国内外多家研究机构相继开展了康复训练机器人进行减重步行康复训练，该训练方法使得步行参数重复性好，时相指标可以准确设定，能够有效加快康复进程，提高疗效，而且也减轻了治疗师的工作强度。目前，康复机器人技术在现代康复医学中有广泛的应用前景。

(二)减重步行训练的发展

传统康复治疗在步行康复训练中可以见到模糊的减重概念。传统的拐杖步行、助行器步行和平行杠步行训练的目的就是减轻患侧下肢的负重，但由于训练时需要患者上肢用力增加，步行时容易造成身体姿态异常，形成新的不正确步态。还有水疗，利用水的浮力减重可以进行水中步行训练，但是水疗需要特殊环境，对患者也有一定的选择性，不易广泛开展。

减重训练的临床应用最早可以追溯到1958年，Margaret等出版了《康复治疗中的悬吊疗法》，但由于方法的局限性以及认识不足，而未得到发展。1982年，Smith和Rossignol等先后将减重平板训练应用于动物实验，获得一定的疗效。1986年，Finch和Barbeau等将这一训练方法应用于人类。1989年，Visintin等在痉挛性截瘫患者身上采用减重平板步行训练，取得了较好疗效，从而掀开了减重平板应用于步行训练的新热潮。20世纪90年代以后康复训练机器人的应用，为减重步行训练提供了新的前景。目前减重步行训练已广泛应用于偏瘫、截瘫、脑瘫、下肢骨关节病患者及假肢安装者等的步行康复训练，取得了一定的成功。

(三)减重步行训练的理论依据

1.步行中枢

迄今为止，人类仍无法准确定位步行中枢和其对步态的具体调控方式。步行的调控中枢存在于大脑皮层、脑干、小脑和脊髓，当中枢受损或传导通路发生障碍时，可出现不同类型的步态异常。研究发现，脊髓中存在中枢模式发生器(CPG)，它是调控步态的低级中枢，接受特定的本体感觉传入及上位中枢的调控。

2.脊髓中枢模式发生器

脊髓中枢模式发生器是调控步态的低级中枢，它是指脊髓中枢在接受某种刺激后产生反复神经激动的机制，是减重步行训练的理论基础。研究人员最早在哺乳动物的脊髓中发现中枢模式发生器存在，中枢模式发生器存在于脊髓的腹侧和中部的两侧，以脊髓颈膨大和腰膨大处最多，通过神经信号联系，神经环路相互关联，最后在$L_{2\sim3}$整合。在脊髓中枢模式发生器存在的情况下，步行时屈肌和伸肌自发性交替活动，屈肌兴奋性冲动通过中间神经元抑制伸肌活动，屈肌兴奋完成后伸肌的神经兴奋释放，引起伸肌活动，从而在步行动作启动之后，产生自发性屈肌-伸肌交替兴奋。

3.大脑可塑性理论

大脑可塑性理论是Bethe在1930年提出的，它是偏瘫康复的生理学基础。可塑性是生命机体适应发生了的变化和应付生活中危险的能力，是生命机体共同具备的现象，中枢神经系统损伤后的功能恢复是残留部分的功能重组的结果。中枢神经系统一旦损伤，神经组织再生非常困难，然而它的功能可以通过代偿而部分恢复。神经的可塑性，发生于损害早期或后期，表现为新的突触连接的侧支发芽、神经发生、休眠突触活化、支配区转移和形成新的神经通路等几个方面。近40年来神经康复领域中最重要的研究成果之一，就是人们逐渐认识到中枢神经系统具有高度的可塑性，这是中枢神经损伤后功能恢复的重要理论依据。

4.运动控制的动力系统理论

运动控制的动力系统理论指出运动的控制是通过与行为有关的目标来组织实现的，这意味着对某些功能性任务——如对步态的干预应重点纠正运动的错误方面，恢复运动控制的某些特点。除了运动控制理论外，信息反馈、语言刺激、触觉暗示等对改善运动功能均可能有效。

在偏瘫或者截瘫患者中，上位神经中枢对脊髓的传入受损伤，但脊髓具有运动再学习能力的中枢模式发生器。减重平板步行训练中来自髋、膝、踝的本体感觉传入到脊髓运动区，作用于腰骶运动神经元和中间神经元，当这种影响累积到一定程度时可被小脑和更高级运动中枢的传出整合系统接受，这些传入有可能扩大皮层和皮层下运动代表区的活动，对皮层代表区产生可塑性作用，反过来又影响脊髓的中枢模式发生器。而在脊髓腹侧下行的网状脊髓运动通路对迈步和步行必不可少，这一通路在偏瘫患者常保存，所以减重平板步行训练可以刺激潜在的中枢模式发生器，促进步态恢复。

二、减重平板车步行训练

(一)减重平板车步行器的组成

减重平板车步行器(TWBWS)由两大部分组成：电动活动平板和减重支持系统。

1.电动活动平板

电动活动平板多为康复专用电动跑步机，要有适宜的长度和宽度，最好在 150 cm×60 cm 左右，要有扶手，最好配备坡面装置，利于乘坐轮椅的患者上下。传送带两侧需有宽度在 25 cm左右的台面供治疗师辅助患者步行。活动平板的运行速度应有较大的调节范围，尤其是低速，能以极低的速度(0.1～0.3 km/h 或 0.01 m/s)运行且无停顿或者抖动，能细微调节，精确至 0.15 km/h，出现紧急情况时能快速、安全地停止传动。可以根据需要调节平板运行时间、速度和坡度，速度和坡度加在一起可以设定出不同的运动强度，以满足患者的训练要求，并且能清晰、可靠地显示速度、时间等参数。

2.减重支持系统

减重支持系统包括固定支撑架、减重控制台、电动升降杆和减重背心。

减重控制台控制电动升降杆的升降，随着升降杆的升高，患者被逐渐向上吊起，下肢负重减少，减少的重量可以在减重控制台上显示出来，治疗师可以根据需要从下肢减重 0(完全负重)到 100%(完全不负重)来调整下肢的减重量。

减重背心应穿脱方便、可靠、舒适，能允许患者上下肢自由活动。减重训练过程中随减重系统牵引力而出现的向上滑动应尽量少，避免出现臂丛神经及局部的软组织受压。减重背心主要有两种形式：一种是泳装式，受力部位主要在腹股沟区、腰部、双腋下；另一种是背心式，通过吊带连于双侧大腿，受力部位主要在胸部、腰部、双腋下及大腿。

安全可靠的减重装置，须满足以下条件：①能承受患者体重的 150%～300%，防止患者跌倒；②能允许患者重心上下移动，而不影响患者的直立姿势；③正常步态行走时重心移动的上下距离约为 5 cm，因此通过减重系统行走时应允许的重心上下位移应为 5.5 cm 左右；④在患者跌倒过程中，即重心上下位移大于 5.5 cm 时，系统应能够在 0.2 秒左右的时间内将其拉回；⑤减重系统所产生的拉力应便于调节，悬吊装置最好与固定架有两个相连点，以避免患者身体扭转，两点间隔距离最少 50 cm。

(二)减重平板车步行训练的方法及参数设定

1.训练方法

患者进行减重平板车步行训练时，需要配备 2～3 位治疗师，一位站在患者身后，帮助患者旋转躯干和骨盆，完成患侧重心转移，并保持髋关节伸展、躯干挺直；另一位坐在活动平板旁帮助患者摆动患肢，保证足跟先着地，防止支撑中期膝过伸，手法延长支撑期，促进对称步幅；如患者长期卧床未经锻炼，存在健侧失用，还需要有第三名治疗师帮助摆动健侧下肢；如果是脊髓损伤患者，也需要有两名治疗师帮助患者摆动下肢。

2.活动平板速度和坡度

活动平板速度和坡度的设定应根据每个患者的具体情况来决定，训练中需要逐步调整活动平板的速度和坡度。大多数学者选择活动平板速度基于这样一个原则，即低于地面行走速度以便可以对步态进行纠正和延长训练期，并根据患者舒适程度、步频、步长等进行调节。通常活动平板速度较慢，训练开始时速度为 0.07～0.11 m/s，结束时达 0.12～0.23 m/s，最大速度可达 0.43 m/s。但也有学者认为，进行减重平板步行训练时，速度不宜过慢，应该采取更加功能化的速度，即接近正常闲逛的速度，如 0.675～1.125 m/s，因为中风后室内运动一般平均速度为 0.58 m/s，社区活动为 0.68 m/s，穿过交通灯为 0.77 m/s，而同年龄控制小组平均步行速度约为 1.2 m/s。活动平板的坡度在 0°～15°，通常刚开始接受减重训练时坡度为 0°，根据训练情况，逐步改变速度和坡度来增加训练强度。

3.减重量及持续时间

适当减重可以降低步行训练的难度，减重过多则不利于患者学习正常的步态，而且负重本身可以促进下肢伸肌群的活动，促进感觉反馈对步行动作的调节作用，因此减重量应维持在使患者能启动步行的最低程度、并能保证正常步态模式及安全性的最小水平，患者能够伸展髋部，患腿能足够负重。研究发现，进行减重步行训练时，减重系统所承担的重量一般建议在患者体重的 10%～45%。一旦患者在训练中取得进步，应尽快减少减重量，直至达到全负重，但仍需要给予减重背心保护。Hesse 教授提出减重量不应超过体重的 30%，因为减重 30%所产生的步态参数最接近完全负重下的步态参数；而减重超过 30%时，患者就失去足够的地面反作用力来推进他们的步行，患肢抗重力肌亦得不到有效刺激和锻炼。另外，每次调整悬吊系统减重时须使患者伸膝，即膝部屈曲不大于 15°。

减重训练的持续时间应该因人而异，原则上尽可能缩短减重的持续时间，因为减重训练减少了相应负重肌的活动。Hesse 发现 9 例偏瘫患者中 7 人在经过 6 个单元的训练后不需要减重了。Visintin 的随机临床试验中 60%的患者在 4 周时只需要减重 10%或不需要减重，90%的患者在训练的第 6 周不需要减重。

4.减重平板步行训练的频率和时程

对一项特定技巧性运动来说，实践越多，技能学习的进步越明显。但具体训练强度须根据患者的原发病、心肺功能情况等制订个体化的训练时间表。一般每次训练 15～30min，每周 3～5 次，连续进行8～12 周。每次训练时间过长会使患者疲劳而诱发异常步态模式，并加重肢体和躯干的痉挛；而治疗师也会因为疲劳而降低辅助治疗的效率。对不能耐受的患者建议在每次训练中每隔 5～6min 休息 1 次，将患者从悬吊装置上放下，坐在活动平板的椅子上。

5.关于训练时机的问题

进行减重平板步行训练时，首先要保证患者的安全，同时尽可能地达到令患者满意的治疗效果。因此，接受训练的患者其原发病必须病情稳定，心肺功能平稳，排除直立性低血压、认知功能障碍、下肢深静脉血栓、骶尾部等处的褥疮、下肢关节挛缩畸形影响站立等不利因素。

具体的训练时机，有学者建议脑卒中患者在发病后 3 周内即应开始；脊髓损伤患者因为存在直立性低血压、骨折、皮肤破损等并发症，可在伤后 8 周左右开始训练。而 Wilson 认为，为取得较好疗效，脑卒中患者应能够站立并且至少能独立行走一步，但速度低于 36 m/min；脊髓损伤患者应达到美国脊髓损伤协会(ASIA)分级的C或D级,能直立,下肢能负重,肱三头肌肌力达到3级。并且参加减重步行训练的患者其平衡功能需达到Fugl-Meyer平衡功能评分≥5分。

6.减重平板步行训练与功能性电刺激

减重平板步行训练过程中,可以配合使用功能性电刺激(FES),在站立相末期刺激腓总神经,诱发踝关节背屈,帮助肌力弱的下肢迈步,同时也可以减轻治疗师工作强度。刺激强度以患者能忍受、并能引出较强的屈曲回缩反应为宜。

(三)减重平板车步行训练在平衡和体位转换方面的应用

减重平板车步行训练除用于步行的康复训练外,还可以用于平衡训练和体位转换训练。

1.减重平衡训练

(1)减重坐位平衡训练。

治疗师辅助患者坐在凳子上,将减重带固定在患者腰臀部,逐渐升高悬吊架达到部分减重,减重量以患者能保持坐位静态1级平衡为宜,维持5～10min,让患者体会坐位的感觉,同时治疗师指导患者挺直胸腰部、躯干左右对称,重复训练2～3d后,逐渐降低减重量直至患者能在完全负重下坐稳。然后让患者坐在巴氏球上,按上述方法重复练习直至完全负重下坐稳,待患者达到坐位静态1级平衡后可在最小减重状态下坐位训练重心转移取物、推气球等坐位自动态2级平衡训练,直至在完全负重下独立完成。

(2)减重站立平衡训练。

患者坐位平衡达到自动态2级平衡、具备一定的躯干控制能力和下肢负重能力时,可以进行减重站立平衡训练,操作过程基本同上。开始的减重量以患者双下肢髋膝关节伸直能支撑重量为宜,患者的手可以握住扶手,体会双下肢站立的感觉,同时治疗师需要指导患者保持正确的站立姿势。经过3～4次、15 min/次的训练,逐渐增加下肢负重,直至双下肢能完全负重站稳达到站立静态1级平衡。然后让患者站立位,在减重背心的保护下进行投球或者取物练习,完成站立自动态2级的平衡训练。

通过减重平衡训练,使患者平衡能力、下肢负重能力、躯干控制能力和重心转移能力等方面得到逐步改善,为坐—站转移做好准备。

2.坐—站体位转换减重训练

当患者下肢负重能力和躯干控制能力不足,不能独立完成坐位—站位之间体位转换或者完成困难时,可以借助于部分减重训练。训练方法如下:患者坐位,固定好减重带,在患者进行坐位到站立的活动时启动减重控制器,随着悬吊架逐渐上升,使患者在部分减重状态下完成坐位到站立的转换。训练过程中强调患者主动的控制完成动作,并将减重量减少到最小状态。反之可以进行站立到坐位的体位转换的训练。

(四)减重平板车步行训练的获益

对于步行障碍的患者来说,减重平板车步行训练在改善步行能力时所带来的获益有很多,列举如下:①在患者有足够的肌力负重前,通过减重,使其在步行时身体重心分布趋于对称,提高步行的稳定性。②减重状态下可以调节下肢的肌张力,避免和缓解由于早期负重行走带来的不必要的下肢伸肌协同运动和由这种异常模式导致的足下垂、内翻等病理性步态,及早输入符合正常人生理的步行模式，促进正常步态恢复，提高步行能力。③下肢关节负荷的减轻可以改善并加大下肢关节的活动范围，步幅相应加大，从而提高了步行速度。④可使患者重复练习完整的步态周期。⑤在支撑末期传送带产生的强迫迈步可通过牵拉帮助髋关节屈曲和踝关节跖屈，延长患侧支撑期。⑥下肢肌肉有机会主动或被动地进行大量重复训练，使患者能提早进行步态训练，防止发生失用，有利于患者的早期下床活动。⑦可增强患者的心肺功能。⑧减少患者对跌倒的恐惧，消除步行中的紧张心理，增加训练的安全性，从而更好地配合治疗师的治疗，提高训练的效率，治疗师也可以把精力主要放在对下肢异常步态矫治上。

（五）减重平板车步行训练的注意事项

进行减重平板车步行训练时，需注意：①减重量要控制适当，减重步行训练时减重量以患者减去重量后双下肢正好能支撑身体为度；减重平衡训练时减重量以患者能保持坐位静态1级平衡为宜，避免患者坐在减重吊带中或完全依赖减重吊带。②固定减重吊带时要注意保证身体前后、左右平衡，减重时两端向上均匀用力，否则将影响减重的效果。每次减重训练前均要将减重机“校零”。③由于多数患者存在感觉障碍，固定减重吊带时需要注意松紧合适，易摩擦的部位要加衬垫保护皮肤，防止擦伤。④久病卧床患者在开始接受减重训练前，要先进行床上坐位训练，防止出现直立性低血压。⑤减重训练过程中需要注意患者血压、心率的变化，有眩晕、心力衰竭、血压波动过大的患者训练需慎重。⑥减重平板训练中，平板的速度控制适当，避免突然加速或停止。

（六）临床疗效的评价

1.临床评价

（1）步行能力：不管是偏瘫还是截瘫患者，减重平板车步行训练对于提高患者的步行速度、步态的协调性、平衡能力和减轻肌肉痉挛等方面均有明显的作用，且基础水平越低的患者，提高越明显，年龄和中风后时间的长短不影响步态能力的提高。

（2）耐力：在减重平板车步行训练中，由于主动肌-拮抗肌的协同收缩减少，使得肢体和躯干的痉挛也减少，从而减少了步行中不必要的运动，肌肉做功减少，步行中氧消耗量显著降低，故运动能力峰值增高，心血管适应性提高。

（3）日常生活能力：患者步行能力的康复直接影响着日常生活能力的恢复，接受减重步行训练的患者，治疗后 Barthel 指数评分明显高于常规康复治疗组。因此，临床康复治疗中，在患者病情允许的前提下，及时应用减重步行训练配合常规康复治疗，使患者尽可能地恢复步行能力，提高日常生活能力，从而改善生存质量，有利于患者回归家庭、重返社会。

2.实验室评价

（1）步态分析仪和测力平台步态分析：目前，可以通过步态分析仪和测力平台分析患者减重平板车步行训练前后的步长、步频、步速和步宽，来评价患者步行能力的提高。经减重平板车步行训练后，患者地面步行的平均速度、步长均有显著性提高，患侧单肢支撑期延长，双肢支撑期减少，步态对称性提高。偏瘫步态在减重情况下，健肢可更早开始摆动而减少双肢支撑期，治疗师可通过使患侧髋过伸人为地增加患侧单肢支撑期，从而纠正步态的不对称性，而髋过伸又可提高患侧抗重力肌的活动。

（2）表面肌电图：在减重平板车步行训练时，通过表面肌电图记录下肢的肌电活动发现，患侧腓肠肌内侧头的早期活动和胫骨前肌的协同收缩显著减少；竖脊肌的电活动中第一峰显著减少，第二峰保持不变，更加生理性；股外侧肌的平均活动有减少的趋势，但未达到显著性水平。患侧腓肠肌内侧头的早期活动是偏瘫足跖屈和内翻的主要原因，胫骨前肌的协同收缩会造成步态紊乱，而减重平板车步行训练使这两块肌肉的异常活动减少，从而纠正偏瘫步态。竖脊肌的两个电活动峰值分别和双下肢支撑期起始与终末的向前方（第一峰）、侧方（第二峰）位移有关。减重平板车步行训练使向前方的第一峰活动减少，反映出悬吊系统能控制矢状位的位移，这是有益的，因为偏瘫患者不能有效地阻止身体前进，破坏了步态中的动势能转换；第二峰电活动未变，说明悬吊系统未妨碍身体侧方移动，而这有利于重心转移。股外侧肌的电活动减少，说明减重减少了抗重力肌的刺激和锻炼，因此应尽快减少减重量和减重时间。

（七）临床应用

减重平板车步行训练已广泛应用于步行康复训练，为步行能力的恢复提供了一种有效的训练方法。目前，减重步行训练主要应用于以下步行障碍的患者，包括：①神经系统疾病：脑血管意外、脑外伤、脑肿瘤、脑部炎症等引起的肢体瘫痪、脑瘫、帕金森综合征，由于各种原因引起的脊髓损伤后截瘫，外周神经损伤引起的下肢肌无力等。②骨关节疾病和运动创伤恢复期：下肢关节置换术后的早期下肢负重训练，骨关节病变术后功能恢复训练，骨关节病变缓解疼痛促进功能恢复的训练；肌腱、韧带断裂等运动创伤的早期恢复训练。③假肢、矫形器穿戴前后的下肢步态训练。④年老、体弱、久病卧床患者早期小运动量安全性有氧步行训练。⑤体重过重、有严重关节退行性病变患者的有氧步行训练。

1.脑血管病

随着我国人口老龄化的到来，脑血管病的高发病率及其引起的偏瘫步态障碍日益受到人们的关注。常规康复治疗针对偏瘫步态障碍的训练方法有很多，而减重平板车步行训练是近年来开展的针对步态康复的又一有效的训练方法。研究发现减重平板车步行训练对急性和慢性脑卒中患者在改善步行能力方面均有疗效。对急性脑卒中患者发病 6 周之内、平地行走之前，进行减重平板车步行训练，可见摆动期膝关节屈曲增加，没有膝关节过度伸展；在最初和最终接触平板位置时观察到更正常的踝关节运动，并且步态的对称性改善，行走距离更长，行走速度更快。通过步态分析和动态肌电图检查发现，减重状态下可以调节下肢的肌张力，避免和缓解由于早期负重行走带来的不必要的下肢伸肌协同运动和由这种异常模式导致的足下垂、内翻等病理性步态，及早输入符合正常人生理的步行模式。对慢性脑卒中患者的研究发现，减重步行训练亦可使患者步行对称性改善，髋关节摆动相的伸展能力提高、抗重力肌肉的兴奋性增高，股二头肌活动增加，同时非受累侧胫前肌活动降低。如果将减重训练与功能性电刺激相结合，则可以进一步提高脑卒中患者的步态训练效果。减重步行训练还可以满足脑卒中患者渴望早日站立及行走的迫切愿望，能有效改善患者的抑郁及悲观心理，使其积极主动地参与日常康复训练，保证了整个康复过程的顺利进行。

另外，有研究发现减重平板车步行训练能改善偏瘫上肢的运动，主要是与注意力、视觉运动及力量无关的偏瘫上肢的技能运动，但疗效的持续时间有待进一步的研究。

2.脊髓损伤

减重步行训练是目前公认的脊髓损伤患者常用的、有效的步态康复训练方法。研究发现，完全脊髓损伤的患者，脊髓神经元回路在损伤后的1年会出现功能退化。因此对于脊髓损伤的患者，亦强调尽可能早地进行肢体运动功能训练。曾有专家提出，对不完全性脊髓损伤患者，无论是截瘫还是四肢瘫，其步行康复应强化在直立位的步态训练，即在部分减重支持下，刺激下肢迈步与负重。运用支持性步行训练把独立步行的三大要素下肢负重、迈步、平衡有机地结合起来。因此，对于脊髓损伤患者，在具备独立行走能力之前，当其平衡功能达到Fugl-Meyer平衡功能评分≥5分时，可以通过减重30%～50%，练习双下肢负重，让患者充分体会双下肢站立的感觉；待双下肢具备一定负重能力时，转入减重平板车步行训练。研究发现，减重平板车步行训练能改善脊髓损伤患者步行距离、步行速度和耐力，而能量消耗降低。更重要的是，尽管患者安静时仍然缺乏下肢的抗重力运动能力，但仍然可以步行。减重平板车步行训练改善脊髓损伤患者运动功能的原因，可能与脊髓中枢模式发生器存在的前提下，神经元可塑性的增强以及脊髓内神经元回路的功能重组有关。但在完全性与不完全性脊髓损伤患者中下肢运动功能的改善存在差异，部分不完全性脊髓损伤患者达到了社区功能性步行能力。

另外，研究还发现，减重平板步行训练在改善脊髓损伤患者下肢运动功能和步行能力的同时，还能改善其心血管功能，血脂、血糖调节功能，减轻痛觉过敏症状。但减重步行训练不能有效阻止骨密度的降低，原因可能与下肢承重的减少有关。减重步行训练的疗效与脊髓损伤水平、损伤时间以及减重量、减重训练频率和时间有关。

3.帕金森病

帕金森病患者由于四肢、躯干和颈部肌肉强直，常呈现出一种特殊的异常姿势步态，表现为走路拖步、迈步时身体前倾，行走时自动摆臂动作减少或者消失，呈“慌张步态”。研究发现，对早期帕金森病患者进行减重平板车步行训练，用统一帕金森病评定量表(UPDRS)进行评定，发现总的和运动的UPDRS均有改善，并且疗效呈强度依赖性。在高强度组可见生物力学分析和快速行走时的步速、步长、髋关节和踝关节的偏移增加，坐到站动作期间重心转移改善，用皮质静息期(CSP)评价皮层运动兴奋性，显示皮层兴奋性恢复正常。

4.骨关节病

对于髋关节成形术后的患者，减重平板车步行训练与拐杖步行一样能降低步频、加大步幅、提高双下肢步行的对称性，但减重步行训练比拐杖更容易提高患侧臀中肌的收缩能力，促进髋关节的外展。对于截肢术后的患者，疼痛、残肢末端皮肤的耐受性差和患者的心肺功能状况不佳是影响患者步行训练的主要障碍。而通过使用减重平板车步行训练，能明显降低截肢术后患者步行时的心率、耗氧量和能量的消耗。

5.老年人

年龄增大会增加步态的可变性，因此老年人发生跌倒的机会大大增加。研究显示，老年人的步态变慢是由于生物系统老化和(或)害怕跌倒的结果。在老年人中，周围神经传导冲动变慢，导致感觉减退，反射变慢，甚至变得笨拙，这是由于血流下降引起髓鞘变性以及轴突不能自身恢复的结果。老年人还由于脊柱变性出现显著的腰背痛，而且老年人步频减慢，步行周期时间增加，髋、膝、踝关节的移动范围减少，双侧支撑的持续时间增加。与年轻受试者相比，老年人步长、步宽和支撑时间的可变性均增加。这些研究均提示步态可变性的增加与跌倒风险的增加密切相关。

减重步行训练可以用于改善老年人的步态，使跌倒减少到最低限度。减重训练在步行时可减轻或者完全缓解腰背痛和腿痛。还发现在受损的周围神经中可增加轴突发芽和延长。因此，减重还可以用于健康年老者，通过水下平板行走和减重步行，改善步行速度和肌肉活动模式。

6.其他

研究显示减重平板车步行训练还可用于脑瘫、脑外伤以及多发性硬化等其他神经系统疾病患者，在改善步行速度、痉挛、耐力和平衡等方面有一定效果，从而改善患者日常生活能力。

(八)减重平板车步行训练的不足

作为一项运动康复技术，减重平板车步行训练中的一些重要参数组合，如减重量的确定及调整、减重训练时间和疗程、活动平板速度及调整以及开始介入减重训练的时机问题等，目前仍缺乏大规模临床试验及循证医学的证据。而减重平板车步行训练最主要的限制则是在训练时需要2～3位治疗师辅助严重功能障碍的患者进行步态训练，因此非常依赖治疗师的体力配合。还有研究显示减重平板车步行训练在健康人中会限制各方向的加速活动，而且悬吊固定系统也会限制垂直加速，但在偏瘫和截瘫患者中尚无相关研究。

三、减重步行康复训练机器人

(一)概述

为了改变单纯依靠治疗师手把手进行康复训练的状况，提高康复训练的效率，改进康复训练的效果，自20世纪90年代初以来，国内外的许多研究机构利用机器人技术相继开展了针对步行障碍而进行的下肢康复训练机器人的研究，利用减重步行康复训练机器人进行步行康复训练，能减轻治疗师的工作强度，而且步行训练参数重复性好，可以准确设定时相指标，有效加快康复进程，提高康复疗效。

研究发现，中枢神经系统损伤后反复的特定任务的功能训练在整个功能恢复过程中必不可少，这为机器人辅助康复技术提供了重要的医学依据。康复训练机器人根据康复医学理论和人机合作机器人原理，通过计算机控制下的走步状态控制系统，使患者模拟正常人的步态规律作康复训练，锻炼双下肢运动功能，恢复神经系统对步行的控制能力，从而使步行能力得到恢复。

(二)减重步行康复训练机器人的构成

减重步行康复训练机器人由机座、走步状态控制系统、姿态控制系统、框架、导轨、重心平衡系统、活动扶手等组成。患者双脚站在走步状态控制系统的脚踏板上，穿好减重背心，背心通过吊缆和机座内的重力平衡系统相连，达到部分减重的目的。当康复训练机器人开始工作后，走步状态控制系统在计算机的控制下带动患者的双腿做走步运动，重心控制系统根据受训者的走步状态，自动计算重心的高低变化，通过吊缆实时调节重心的高低并具有防止摔倒的功能。

(三)减重步行康复训练机器人的分类

减重步行康复训练机器人按动力输入方式可分为腿部驱动和足底驱动两种类型。腿部驱动减重步行康复训练机器人通过牵引患者大腿和小腿协调摆动完成腿部步行动作；足底驱动减重步行康复训练机器人通过驱动患者足部模拟步行过程中踝关节的运动轨迹来进行步行训练。按动力源的不同,减重步行康复训练机器人又可以分为电机驱动、液压驱动和气压驱动,电机驱动因体积紧凑,操作与维护简单方便,而被广泛采用。此外,还有一种由运动平板直接驱动一个机构带动患者小腿屈曲的辅助步行训练装置。

1.腿部驱动减重步行康复训练机器人分类

(1)仿生外骨骼机械腿:仿生外骨骼机械腿的主要特点是具有类似人腿的仿生外骨骼结构,有大腿、小腿、髋、膝、踝关节等。使用时,外骨骼机械腿穿戴在人体下肢,机械腿的大、小腿分别带动患者大、小腿摆动,完成步行动作。这一类设计的典型代表是 LOKOMAT,它是第一套辅助下肢运动障碍患者在医用跑台上自动进行减重步行训练的产品,于 1999 年研制成功,2001 年推向市场。这类设计中还有可调式康复训练机器人的运动训练(ALTACRO)以及清华大学正在研究的步行康复训练机器人(GRTS)。

(2)牵引式机械手:牵引式机械手的特点是采用多个机械手分别与患者大腿和小腿相连,使它们协调摆动,完成步行动作。牵引式机械手与外骨骼机械腿的工作原理相同,但牵引式机械手接近于理疗师的手来牵引患者下肢进行训练,并且训练设备无须全部穿戴在患者身上。这类设计有 Auto Ambulator 牵引式机械臂步行康复训练机器人。

2.活动踏板型减重步行康复训练机器人

活动踏板型减重步行康复训练机器人是由活动踏板牵引患者脚部,通过保证踝关节的运动轨迹与正常步态的踝关节运动轨迹相吻合来进行步行训练的康复训练系统的总称,通常与减重步行训练相结合。它的主要结构是一对可按照一定轨迹运动的活动踏板。训练时,患者站立在踏板上,在它的带动下完成行走动作。这类设计有机械步态训练器(MGT)型步行康复训练机器人以及在此基础上开发的 Haptic Walker 步行康复训练机器人,另外,由我国哈尔滨工程大学研制出的步行康复训练机器人(LLRR)也属于这一类设计。

3.运动平板驱动的辅助步行训练装置

这种辅助步行训练装置由医用电动跑台直接驱动一个机构带动患者小腿屈曲,属于这一类设计的有 2006 年推出的 LOKOHELP 辅助步行训练装置。

(四)减重步行康复训练机器人的前景

在我国,康复医学事业仍然处于起步阶段,康复资源相对比较匮乏,而患者数量众多,治疗不平衡现象突出,因此,发展机器人辅助肢体运动功能康复技术更具实际意义。随着辅助康复机器人的研究和使用,有望通过机器人和计算机控制技术,减轻治疗师的工作强度,建立新的康复治疗工作方式和评估方法,重新评估运动功能的康复机制,在此基础上研究人脑控制肢体运动的机制。而运动功能康复训练的方法如何通过机器人的控制策略得以实现,即在某种意义上如何辅助治疗医师为患者进行治疗,已经成为这类机器人控制研究的难点和热点。可以看出,神经康复机器人技术在现代康复医学有广泛的应用前景。

(五)减重步行康复训练机器人的不足

目前,康复机器人辅助步态训练的研究仍然处于起步阶段,采用这种技术手段的可行性已得到初步证实,而这种治疗方式的有效性还有待进一步确定。研究发现,机器人辅助患者行走时,其骨盆和下肢的活动自由度会受到限制,使肌肉的运动模式与正常人不一样,而且缺乏适应外界环境变化的反馈控制策略;同时,重力平衡问题、机器人与患者肢体干涉的问题等,亦影响康复训练的效果。

另外，参考的步行参数的设定也存在一定的难度。正常参考步行参数的设定是选择一组正常人平地行走的相关数据作为参考，根据一定规律对数据进行调整，而即使是健康人，由于年龄、性别、胖瘦、高矮、行走习惯等原因，其步行参数也存在差异，而由此得出的参考数据应用于减重步行训练的有效性有待临床进一步的检验。

使用康复机器人辅助步态训练时，治疗师适当的辅助和指导仍是不可或缺的，尤其在矫正下肢的关节力线、力矩方面等，使其与正常步行周期接近，以达到最优化效果。

减重步行训练作为一种新兴的步态康复训练方法，已在部分神经系统疾病和运动系统疾病患者中取得了一定的疗效。而随着神经康复机器人技术在临床的应用，为步态康复提供了更广泛的前景。对于步行障碍的患者来说，在常规康复治疗的同时，配合减重步行康复训练，在改善步行能力方面是有效的、可行的。

第三节　紫外线疗法

一、紫外线灯

1.基本结构

紫外线灯是由石英玻璃制成的真空灯管、管内的少量氩气、水银及埋入两端的金属电极构成的氩气水银石英灯，即汞灯。氩气易于电离。通电时灯管内氩气电离，离子在电场作用下于电极间移动，运动中的碰撞使离子数量不断增多，当电离达到一定程度时，发生辉光放电，产生400～550 nm 的蓝紫光。由于离子对电极的撞击使电极发热，水银受热蒸发，成气态时产生弧光，放出紫外线。辐射出大量的 180～390 nm的紫外线。从点燃到水银蒸汽压力达一定程度，灯管工作进入稳定状态，需 12～15min，灯管从稳定到冷却需 8～10min。

2.常用类型

(1)高压汞灯：又称“热石英灯”，水蒸气压强为 0.3～3 个大气压，该灯工作时热辐射温度可高达500 ℃，光谱为 248～577 nm，紫外线主峰为 365 nm。按其功率和用途又分为：①落地式，功率为300～500 W，灯管为直形或 U 形，装于铝合金制成的半球形反射罩内；②台式，功率为 200～300 W，供小范围照射；③水冷式，灯管外罩内有冷水流动冷却，又称“Kromayer灯”，适于贴于皮肤上的照射或石英导子体腔照射。

(2)低压汞灯：又称冷光紫外线灯，管内水银蒸汽压为 0.005～0.01 个大气压，灯管工作时，温度为40～50 ℃，辐射的紫外线光谱以短波为主，80%以上为 254 nm 的紫外线。依功率分为：①落地式：功率 30 W，灯管为盘形，多用于大面积照射；②手提式：功率 10～15 W，灯管为盘形，多用于小面积照射；③体腔式：功率为 5～8 W，灯管为盘形，通过石英导子进行腔内照射；④荧光灯：在灯管内壁涂有荧光物质。当灯管发出 253.7 nm 的紫外线时，荧光物质钙、磷、铊磷酸盐，受激辐射出 280～370 nm 紫外线，峰值为300～310 nm，有较强的红斑效应、促进维生素 D 形成和色素沉着作用；若荧光物质为硅酸钡或磷酸钙，则受激辐射出 300～400 nm 紫外线，峰值为 366 nm，可用于光敏疗法治疗白癜风、银屑病；⑤“黑光”灯与荧光灯的区别在于，其灯管玻璃含镍或钴，能透过紫外线，但可吸收蓝紫光。因此，灯管透出的是300～400 nm的紫外线，峰值为 366 nm。灯管功率为 20～40 W，多支制成灯排可做全身照射，主要用于光敏疗法治疗银屑病、白癜风。目前常用的是透明石英玻璃做的“黑光”灯，其光谱为 300～450 nm，伴有蓝紫光与紫外线。

(3)太阳灯：为一种特殊灯泡，内有小紫外线灯管，功率 100～275 W，钨丝发热时辐射出大量红外线，紫外线灯管辐射紫外线，波长为 289.4 nm 以上长波紫外线，辐射最强的是波长为 313nm、334nm、365 nm 的紫外线。有红斑、色素沉着及热作用。多用于家庭、日光浴。

二、剂量测定

1.物理剂量测定

应用紫外线强度计测定辐射源在一定距离的紫外辐射强度，称为物理剂量的测定。其计量单位为瓦/厘米^2（W/cm^2）。物理治疗剂量是准确的，但临床应用中不同个体、不同部位、不同疾病等因素会导致对同一物理剂量反应的差异。

2.生物剂量概念

根据人体的一定部位对紫外线照射后的反应程度而确定的剂量称为生物剂量，它以出现最弱红斑反应后所需的时间为标准，即某一部位距光源一定距离时，于紫外线照射经历一定潜伏期后，局部出现的肉眼能见的最弱红斑的时间，称为最小红斑量或一个生物剂量（MED）。其剂量单位为秒。

3.生物剂量的测定

(1)生物剂量测定器：孔板由不透光金属或塑料板制成，其上开有 6 个长方形窗孔，孔间距 1 cm，孔大 0.5 cm×1.5 cm。金属板上附有可遮盖窗孔的推拉插板，孔板两侧系布质固定带。

(2)测量法：将生物计量测定器固定于裸露的下腹部或上臂内侧皮肤上，并将插板推上遮盖全部窗孔。置紫外线灯于其垂直的正上方，待灯稳定后，拉动插板，以固定的时间间隔逐个暴露 6 个窗孔。生物剂量测定的灯距和时间间隔可根据具体情况而定。测定生物剂量至观察结果之间不宜做任何热、冷治疗，不宜洗澡。

(3)平均生物剂量：测定 15～30 名正常人的生物剂量的平均值。当患者急需立即治疗时，可用平均生物剂量确定首次治疗剂量，照射 1 次后，根据红斑反应情况酌情调节。

(4)不同灯距的生物剂量换算：灯距不同，其照射面上的照度亦不同，对于点光源可用平方反比定律换算，但紫外线并非点光源，如果灯距小于灯管最大线径的 5 倍时，就不适于平方反比定律。最好实际测量，据报道，可依实测的倍数关系换算：即以 50 cm 距离的照射强度为准，改变距离后欲得相同强度应乘以的倍数，30 cm 时 0.6 倍，40 cm 时 0.7 倍，70 cm 时 1.6 倍，80 cm 时 2.0 倍，100 cm 时 2.8 倍。

三、剂量分级与照射面积

0 级（亚红斑量），照射剂量小于 1 MED，照射后无肉眼可见的红斑反应发生。可用于全身照射。

Ⅰ级红斑量（弱红斑量），照射剂量相当于 1～2 MED，照射后 6～8h 出现可见的轻微红斑反应，24h 内消退，皮肤无脱屑。照射面积以不超过 800 cm^2 为宜。

Ⅱ级红斑量（中红斑量），照射剂量为 3～5 MED，照射后 4～6h 出现明显红斑反应，皮肤稍水肿，轻度灼痛，2～3d 消退，皮肤有斑片状脱屑和色素沉着。照射面积同Ⅰ级红斑量。

Ⅲ级红斑量(强红斑量)，照射剂量为 6～10 MED，照射后 2～4h 出现强红斑，伴皮肤水肿、灼痛，4～5d消退，皮肤大片状脱皮，色素沉着明显。照射面积以不超过 250 cm^2 为宜。

Ⅳ级红斑量(超红斑量)，照射剂量为 20 MED 以上，照射后 2h 出现强烈红斑反应，皮肤暗红，水肿，出现水疱，剧烈灼痛，5～7d 消退，色素沉着明显。照射面积以不超过 30 cm^2 为宜。

四、局部照射方法

1.照射部位

(1)患部照射：以紫外线直接照射患区。

(2)中心重叠紫外线照射法：通过病灶中心区的重叠照射，达到中心区大剂量、周边健康皮肤小剂量的一次性操作方法。病灶中心区 10～20 MED 以上，周围 5～10 cm 的范围 3～5 MED。其目的是加强局部的血液循环，增强抗感染能力。偏心重叠照射法，适于肢体的急性软组织感染，操作同上。

(3)节段照射法：照射皮肤-内脏的一定的神经反射节段，调节该节脊神经支配的某些组织及内脏器官功能的照射法。①领区照射：紫外线照射颈部、上胸部、上背部皮肤，相当于 C_3～T_2 水平。分为 3 个照射野：a.颈前左侧及锁骨上窝区，b.颈前右侧及锁骨上窝区，c.颈后 C_3～T_2。适于颅内、头颈部及上肢病变。②乳腺照射：紫外线照射乳头外的整个乳腺区，相当于 T_4～T_6，适于盆腔病变。③胸廓照射：分胸、背二区或胸左、右及背左、右四区照射法，相当于 T_3～T_8，胸部上至胸骨柄，下至剑突，两侧至锁骨中线；背部上至 T_3，下至 T_8。适于气管、支气管及肺部疾患。④太阳神经丛照射：分二区，即体前剑突至脐上区和背腰部 T_9～L_2 水平。适于胃、十二指肠、胰腺等器官的疾患。⑤盆腔区照射：分二区照射，即体前脐下至大腿上 1/3 区和体后 L_2 椎以下至大腿上臀皱襞区。相当于 L_2～S_5 水平。适于盆腔疾患。

(4)多孔照射：利用有 100～150 个直径及间距皆为 1 cm 的孔巾进行照射。适于需要大面积照射又不能超过 800 cm^2 的病变区。每次治疗时在治疗区移动孔巾，使照射的孔区不重叠，达到大面积照射的目的。

(5)穴位照射：利用有直径 1 cm 的孔巾照射穴位。例如，治疗支气管哮喘时照射肺俞、大椎、膻中穴等。

(6)分野照射法：将大面积治疗区分成多个照射野依次进行照射。常用于照射面积超过 800 cm^2 的治疗。例如，坐骨神经痛的四野照射法，即腰骶区、大腿后区、小腿后区和大腿前区的依次照射。

(7)体腔、窦道照射法：利用水冷式高压汞灯或冷光低压汞灯的石英导子伸入体腔或窦道内进行照射。紫外线体腔照射的光导子即利用了光折射和反射的原理，使紫外线通过导子照射至照射野。照射前应将体腔、窦道内的分泌物清拭干净，然后将相应的导子伸入体腔和窦道的底部进行照射。适于口腔、咽部、鼻腔、外耳道、阴道等体腔的炎症及创腔、窦道的治疗。紫外线通过导子后强度减弱，故照射剂量应适当增加，一般认为：加导子后的剂量＝未加导子的剂量×(1＋导子长度)，导子长度以英寸为单位(1in＝2.54 cm)。黏膜对紫外线的敏感性较皮肤低，故照射剂量宜大，一般需增强 1 倍。

2.照射剂量

(1)首次剂量:首次剂量的确定是非常重要的,通常要求是足够的大剂量,于照射后局部皮肤呈现出轻微红斑反应。首次剂量的大小与诸多因素有关:①治疗目的:对于脏器病变等节段反射治疗,通常用2～4 MED的中红斑量即可。为控制体表、体腔、伤口、窦道等软组织的炎症、感染,宜用强或超红斑量。②治疗部位:局限的小病灶,可用 20 MED 以上,例如疖、痈等;弥散的大范围感染区,宜用 10～14 MED,例如丹毒等。手、足感染,可用 20～30 MED。红肿浸润区,20 MED 以上,周围区 4～6 MED。③全身的敏感性:对机体敏感性高,例如甲亢、高血压患者所选剂量宜小;对敏感性低,例如黏液水肿、营养不良患者所选剂量宜大。④局部的敏感性:人体不同部位对紫外线的敏感性不同,敏感区的剂量宜小,不敏感区的剂量宜大,如腹、胸、腰部的敏感性高,手足的敏感性低。

(2)维持剂量:为维持照射野对紫外线的反应,于首次照射后的各次治疗中,需适当增加照射剂量。①增加剂量的一般规律:亚红斑量增加原剂量的 10%～100%,弱红斑量增加原剂量的 25%,中红斑量增加原剂量的 50%,强红斑量增加原剂量的 75%,超红斑量增加原剂量的 100%。②根据红斑反应和炎症反应增加剂量:红斑反应轻微,炎症呈现被控制趋势,则每次增加 2 MED;红斑反应不明显,但炎症减轻,每次亦增加 2 MED;红斑不明显,炎症无好转,增加 4～6 MED;红斑不明显,炎症加重,增加 6～10 MED;红斑显著,停照 2d 后,重复首次剂量或增加 1～2 MED。③根据感染的伤口、创面、溃疡的情况调整剂量:感染严重,创面污秽,肉芽陈腐,坏死组织黏着时,增加照射剂量;创面逐渐干净,肉芽逐渐新鲜,脓性分泌物减少时,减少照射剂量;创面清洁,肉芽鲜红,脓性分泌物消失,减至弱红斑量;创面肉芽水肿,渗出液增多,立即大幅度减量或停止照射。

(3)照射频度及疗程:通常每日或隔日照射 1 次,若局部红斑反应显著,间隔时间可相对延长。一般6～12 次为 1 个疗程,对于严重的感染,疗程可适当延长。

五、操作要点

1.全身照射

①照射前测定患者本人紫外线生物剂量,按其生物剂量计算照射时间。②被照射者裸体平卧,遮盖乳头及会阴区。

2.分野照射

(1)二野法:分体前、后二野照射,体前以耻骨联合为中心,体后以后正中线与臀折线的交点为中心。灯距 100 cm,剂量不宜大于 1 MED。酌情选用基本进度(由 0.25 MED 开始,缓增至 4.25 MED,共18 次)、加速进度(由 1/2 MED 开始,渐增至 5 MED,共 15 次)和缓慢进度(由 1 MED 开始,缓增至2.75 MED,共 22 次)。多用于治疗佝偻病。基本进度适于机体反应正常者;加速进度适于预防性照射、皮肤病等治疗紧迫者;缓慢进度适于体弱、敏感性高者。

(2)四野法:分上、下、前、后四野照射,体前上野以耻骨联合与头顶连线的中点为中心,体前下野以膝为中心;体后上野以臀褶与头顶连线的中点为中心,体后下野以腘窝为中心。灯距 50 cm,通常用加速进度,多用于皮肤病。

(3)八野法:在四野法的基础上再加上左上、左下、右上、右下侧的体侧照射,将正面与体侧照射交替进行,用加速进度,适于银屑病等严重的皮肤病。

六、注意事项

1.一般规则

(1)治疗室要通风良好,室温保持 18～22 ℃。

(2)工作人员穿长衣裤、戴护目镜。

(3)患者需戴护目镜或用罩布遮盖眼睛,只裸露照射野,其他部位必须用治疗巾遮盖好。对光敏感者应先测紫外线生物剂量。

2.光源的正确使用

(1)灯管不能用手触摸,清洁时应在灯管冷却的状态下进行,以 95%的无水乙醇棉球擦拭。

(2)灯管启燃后,依其灯管的类型不同,给予相应的预热时间,高压汞灯需 10～15min,冷光低压汞灯、太阳灯需 5～10min,日光灯型各种低压汞灯需 1～3min,水冷式高压汞灯需 5min。

(3)光源必须对准治疗部位的中心,并测量灯管与照射野间的距离。

(4)高压汞灯熄灭后不能立即点燃,需等灯管冷却后再重新点燃。这类灯管点燃后宜连续工作。

(5)高压汞灯的工作温度高达几百度,照射距离不宜过短,灯亦不能接触人体。治疗间歇期宜将灯管置于最低位置,并与床、易燃品等保持一定距离。

(6)紫外线灯管的照射强度,随时间的延长而衰减,一般高压汞灯应用 500～1000h 后应换新管,低压汞灯可用 6000h,杀菌灯可用 15000h。因此应登记各灯管的启用日期,一般每隔 3 个月测1 次MED。

(7)伤口、创面的紫外线照射前,应先清洁换药,拭去脓血、渗液,勿施任何外用药物。

(8)紫外线导子于每次用后必须用 75%乙醇浸泡消毒。

3.光化性损伤

在紫外线照射治疗的全过程中,为确保剂量的准确,应该密切观察照射后局部的反应,尤其是应用大剂量照射时,更应注意防止过量的问题。否则有可能引起光化性损伤,表现为照射野皮肤红斑反应剧烈、水疱、糜烂或创面的组织液大量渗出。处理原则为立即脱离紫外线照射,应用超短波、白炽灯等热疗,并保护创面。

第四节　电疗法

电疗法是应用电能作为治疗疾病的一种方法。随着物理学、化学、电工学及电子学的发展,在生理学、电生理学和临床医学的基础上,将各种性质(不同形式、持续的时间、频率、波形等)的电流应用到理疗上来,构成了现代的电疗学,成为康复医学中的一个重要部分。常用的电疗法包括直流电疗法、低频脉冲电疗法、中频电疗法以及高频电疗法等。

一、直流电疗法

(一)基本知识

应用低电压(30～80 V)、小强度(小于 50 mA)的平稳直流电作用于人体以治疗疾病的方法称为直流电疗法。

(二)基本方法

(1)根据病变部位选择适合形状及大小的电极、衬垫。衬垫采用吸水性强的纯棉织品,将电极铅板放入已消毒好,温度和湿度适宜的衬垫内。

(2)患者取舒适体位,暴露治疗部位。检查治疗区域的皮肤有无破损,如有小面积抓伤或点状破损,可垫以绝缘布。皮肤感觉障碍及术后瘢痕部位应酌情减低电流强度。

(3)将治疗衬垫紧密平整地接触治疗部位皮肤,覆盖橡皮布后,酌情用绷带、尼龙搭扣、沙袋、浴巾等将电极固定。

(4)检查治疗仪器的输出调节旋钮是否在"0"位,电流极性转换开关、导线的正、负极和导线的连接极性是否处在治疗的正确位置。

(5)启动电源开关,缓慢调节电流输出,并根据患者感觉,3~5min内逐渐增加强度至治疗量。

(6)治疗结束,按逆时针方向缓慢将输出调至"0"位,关闭电源。取下电极,检查皮肤。

(三)治疗作用

1.促进局部血液循环,加强组织再生

在直流电作用下,治疗电极下皮肤充血潮红,局部血流量可增加140%左右,并可持续40min以上。这种促进局部小血管扩张的作用在阴极下尤为明显。血液循环的改善,可进一步使细胞通透性升高,加快物质代谢,改善组织的应用营养和代谢,提高细胞的再生能力。

2.对神经系统功能的影响

直流电因极性作用,而引起中枢神经系统的兴奋性或抑制。当通以弱或中等强度的直流电时,阴极下组织兴奋性升高,阳极下组织兴奋性降低。

3.消散炎症,促进溃疡愈合

直流电阴极有软化瘢痕、松解粘连,促进溃疡肉芽组织生长的作用;阳极有减少渗出的作用。对经久不愈的慢性溃疡有显著疗效。

4.促进骨再生修复

微弱直流电阴极刺激可促进骨再生修复。

5.改善冠状动脉血液循环

微弱直流电阳极作用于心前区可改善冠状动脉血液循环。

6.对静脉血栓的治疗

较大强度的直流电作用下,静脉血栓从阳极脱落,向阴极退缩。

7.电解作用

电解反应使阴极下产生碱性物质,阳极下产生酸性物质,可借此治疗某些疾病。

(1)肿瘤治疗:肿瘤组织在直流电作用下,电解产物所形成的电场区域改变了肿瘤组织生存的微环境,使肿瘤组织发生电生理、电化学反应,导致肿瘤组织的变性、死亡,适用于体积不大的内脏肿瘤或转移癌。这一方法称为电化学疗法,或称为肿瘤的直流电疗法。

(2)电解拔毛:适用于倒睫。

(3)电解除赘法:利用电解方法除去皮肤和黏膜的赘生物。适用于疣、小血管瘤、淋巴管瘤和痔。

(四)适宜病症

1.神经系统疾病

周围神经伤病、自主神经功能紊乱、神经症。

2.循环系统疾病

高血压病、血栓性静脉炎。

3.骨关节疾病

关节炎、颞下颌关节功能紊乱。

4.慢性炎症性疾病

慢性炎症性浸润、慢性溃疡、慢性胃炎、慢性盆腔炎、慢性附件炎、前列腺炎。

5.其他

瘢痕、粘连、过敏性鼻炎、功能性子宫出血等。

(五)注意事项与禁忌证

1.注意事项

(1)治疗前仪器的检查、准备:①检查仪器的输出是否平稳、正常;各开关、旋钮能否正常工作;导线、接线夹、电极、导线电极焊点是否完整无损;导电橡胶是否老化、裂隙。仪器各部件均正常时方可用于治疗。②根据治疗需要决定电极的极性;选择的主极与辅极等大,或辅极大于主极,两极对置、斜对置或并置。衬垫有电极套时,应注意检查衬垫部分是否紧贴皮肤,严防电极与患者皮肤之间只隔一层单布。③选用两种不同颜色的导线,以区别(+)、(-)极性连接正确无误。导线夹下必须衬以绝缘布,电极插头必须紧紧插入电极的导线插口,切勿使导线夹和导线的金属裸露部分直接接触皮肤。

(2)治疗前患者治疗部位的检查、准备:①检查治疗部位皮肤是否清洁完整,感觉是否正常。同时,去除治疗部位及其附近的金属物,若治疗局部皮肤破损可在该处贴以小块胶布或垫上薄膜,以防止灼伤。②电极与衬垫必须平整,尤其在治疗体表弯曲不平的部位时,必须使衬垫均匀接触皮肤,通电时电流得以均匀作用于皮肤,以免电流集中于某点。

(3)治疗前对患者的解释工作:告诉患者治疗中的正常感觉应为均匀的针刺感。若局部有刺痛、灼痛等异常感觉应及时告诉操作人员,检查原因,妥善处理。

(4)治疗中操作者注意事项:应经常检查电流表的指针是否平稳,是否在所调节的电流强度读数上。注意观察患者表情,询问患者电极下的感觉。对有局部有感觉障碍、血液循环障碍的患者尤应注意巡视观察,防止灼伤。需调换电极极性或电流分流挡时,应先将电流输出调至零位,再行调节。如患者感觉电极下有局限性疼痛或烧灼感,应立即调节电流至零位,中止治疗,检查电流强度是否过大,电极衬垫是否滑脱,导线夹是否裸露或直接接触皮肤,局部皮肤有否烧伤。对不符合要求的情况予以纠正或处理。如无明显异常或错误,则可继续治疗。如有皮肤灼伤,则应停止治疗,予以妥善处理。头部治疗时,要注意电流强度不要过大,以防对脑组织产生强烈刺激。

(5)治疗中患者的注意事项:不得任意挪动体位,以免电极衬垫移位、电极脱落或直接接触皮肤而发生灼伤。不得触摸治疗仪或接地的金属物。

(6)治疗结束时的注意事项:应先调节电流至零位,关闭电源,才能从患者身上取下电极和衬垫。

(7)治疗结束后的注意事项:告诉患者不要搔抓治疗部位皮肤,必要时可使用护肤剂。治疗后,如局部皮肤有刺痒或红色小丘疹,可涂止痒液。嘱患者勿抓破,以免影响治疗。使用过的衬垫,必须彻底冲洗干净,煮沸消毒,整平后在阴凉处晾干备用,破旧的衬垫应予以修补或更新。电极用于治疗后,必须用肥皂水刷洗,去除电极表面的污垢与电解产物。铅板电极应压平,破裂电极应更新。

2.禁忌证

(1)全身状况不佳:高热、昏迷、恶病质、恶性肿瘤、心力衰竭。

(2)局部条件不允许:出血倾向、急性化脓性炎症、急性湿疹、孕妇腰部腹部及骶部、皮肤破损部位、金属异物局部、安装心脏起搏器的相应部位。

(3)过敏体质:对直流电过敏者。

二、直流电药物离子透入疗法

(一)基本知识

利用直流电将药物离子经皮肤、黏膜或伤口透入体内治疗疾病的方法,称直流电药物离子透入疗法。

(二)基本方法

与直流电疗法基本相同,滤纸或纱布浸药物溶剂后置于衬垫上。治疗方法有衬垫法、电水浴法、体腔法以及创面、穴位导入法等。

(三)基本原理和治疗特点

1.基本原理

药物溶液中某些成分可以离解为离子,根据电学的同性相斥、异性相吸的原理,在直流电场力的作用下,带电的药物离子发生定向移动。在阴极衬垫中,带负电荷的药物离子向人体方向移动进入人体;在阳极衬垫中,带正电荷的药物离子向人体方向移动进入人体。

2.治疗特点

(1)通过直流电直接将药物透入治疗部位,不改变透入药物的病理作用,且只透入其有效成分。

(2)具有直流电和药物的综合作用,两者作用相互加强。

(3)在局部表浅组织中,药物浓度可比肌内注射途径用药高20～100倍。因在皮内形成药物“离子堆”,作用时间比注射或口服持续时间长。

(4)直流电药物投入可以通过神经反射途径引起机体反应,达到治疗目的。如颈区钙离子透入,可通过自主神经影响颅内中枢神经,颈、上肢的血液循环和心、肺的功能。用于治疗神经症、血管性头痛等。

(5)透入药量少,不损伤皮肤和黏膜,不引起疼痛,不刺激胃肠道,不会产生药物不良反应,患者易于接受,但药物过敏除外。

(四)适应证

与单纯直流电疗法的适应证相同。

1.神经系统疾病

周围神经损伤、神经炎、神经根炎、三叉神经痛、肋间神经痛、神经症、自主神经功能紊乱、癔症性失语等。

2.骨关节疾病

关节炎、颈椎病、肩关节周围炎、术后等。

3.外科疾病

慢性炎症浸润、粘连、瘢痕,如乳腺炎、慢性静脉炎等。

4.内科疾病

高血压病、胃溃疡、慢性胃炎、胃酸过多过少、胃肠痉挛、慢性结肠炎等。

5.五官科疾病

角膜斑翳、白内障、玻璃体混浊、视神经炎、结膜炎、角膜炎、慢性喉炎、慢性鼻窦炎、神经性耳聋、耳鸣、颞下颌关节功能紊乱等。

(五)注意事项与禁忌证

1.注意事项

(1)用于阳极和阴极的衬垫必须严格区分,分别冲洗,煮沸消毒,分别放置,以防止寄生离子。

(2)药物应保存阴凉处,易变质的药物应保存于棕色瓶内。

(3)药物使用之前必须检查其保质日期,观察有否变色、变浑,使用后应将瓶盖盖严,防止污染。中药透入时,应明确极性和浓度,必要时通过实验确定后再使用。青霉素等药物透入之前,应先做皮肤过敏试验。

(4)配制药物的溶液,除特殊需要外,一般采用蒸馏水、无离子水、乙醇、葡萄糖溶液等,以避免溶液中的寄生离子。配制的药液存放时间不宜超过 1 周。

(5)每次浸滤纸或纱布的药液量一般约 3 mL/100 cm^2。

(6)透入刺激性大的药物,会引起局部皮肤瘙痒、干燥以致皲裂,可在治疗后涂抹止痒液。

(7)其他注意事项与直流电疗法相同。

2.禁忌证

(1)局部皮肤条件不允许、治疗部位皮肤感觉缺失、初愈的瘢痕、邻近有金属异物。

(2)过敏体质对拟透入药物过敏者。

(3)其他与单纯直流电疗法相同。

三、低频脉冲电疗法

(一)基本知识

应用频率低于 1000 Hz 的脉冲电流治疗疾病的方法,称低频脉冲电疗法。

1.电流的特点

(1)电压低、频率低、可调节。

(2)除感应电外,均有极性区别,电极下可产生电解产物。

(3)对感觉、运动神经有较强的刺激作用。

(4)有止痛对用,而热作用不明显。

2.电流的种类及应用

(1)感应电电流:用于感应电疗法、电兴奋疗法、电体操疗法和古典电诊断。

(2)方波电流:用于电诊断、电兴奋疗法、电睡眠疗法和超刺激疗法。

(3)指数曲线形(简称三角波)电流:用于电兴奋疗法、电体操疗法和肌肉神经电刺激疗法。

(4)正弦波电流:用于间动电疗法。

(5)调制波(调幅波)电流:用于调制各种电流频率和幅度的改变。

3.治疗作用

(1)兴奋神经肌肉组织:感应电、方波适用于治疗无神经变性的疾病,如失用性肌萎缩;三角波可治疗神经部分变性和完全变性的疾病。

(2)改善局部血液循环、促进水肿吸收:以间动电疗法最显著。

(3)镇痛作用:间动电优于感应电疗法。

(二)治疗种类和方法

1.感应电疗法

(1)基本知识:感应电流是应用电磁感应原理产生的一种双向、不对称的低频脉冲电流(又称法拉利电流),利用此电流进行治疗疾病的方法,称感应电疗法。其频率为60～80 Hz,尖形正波的t有效为1.75～2.5 ms,而现代晶体管仪器中产生出的频率为50～100 Hz、波宽1ms的锯齿波电流称为新感应电流。

(2)基本方法:①根据病情选择治疗部位和运动点。②电极表面用普通温水浸透,温湿度要适宜。③接通电源后,按所需治疗量调节频率,然后缓慢增加电流强度至所需电流强度。④治疗中在不引起疼痛的情况下,以肌肉收缩情况决定或调整治疗剂量。⑤治疗结束,按相反顺序关闭开关,取下电极。

(3)治疗作用。①防止失用性肌萎缩:应用感应电刺激肌肉,使之发生被动的收缩,防止肌肉萎缩。②防止粘连、促进肢体血液循环。③兴奋感觉神经。

(4)适宜病症:①运动系统疾病,如失用性肌萎缩、肌张力低下、软组织粘连、落枕;②消化性系统疾病,如胃下垂、弛缓性便秘;③泌尿系统、妇产科疾病,如尿潴留、术后或产后排尿无力;④神经系统、精神疾病,如感觉障碍、癔症性瘫痪、癔症性失语等。

(5)注意事项:①电子管感应电极有电解作用(电磁感应产生的感应电无电解作用),治疗时要注意电极的厚度。②治疗强度由弱变强,逐渐增加电流强度。但其电流强度难以精确表示,一般以治疗部位肌肉收缩反应和电极下有麻刺感为度,而不应出现灼痛感。③治疗神经麻痹,应在电诊断后进行。④癔症患者治疗时,需结合必要的暗示,并应适当增加刺激强度。⑤骨折早期,骨痂未长牢时,不宜在骨折附近的肌肉上应用感应电。⑥痉挛性麻痹的肌肉及内脏器官痉挛时不使用感应电。⑦对有感觉障碍者治疗时,电流强度不宜过大。

(6)禁忌证:①肌肉痉挛;②其他禁忌证与直流电疗法相同。

2.神经肌肉电刺激疗法

(1)基本知识:应用低频脉冲电流刺激运动神经和肌肉,使之产生被动收缩,促进肌肉的运动功能恢复的方法称为神经肌肉电刺激疗法(NMES)。神经肌肉电刺激的主要刺激部位为肌肉的运动点。

(2)通用操作方法:①仪器使用前,检查电源(电线、插头)确保使用安全;若使用电池,则确保电池有电,接触良好,无腐蚀。②仪器使用前,检查保险丝是否完整,以防止过量电流;同时,必须良好显示电极极性;操作前后电流强度控制钮必须归零;电流强度计(毫安表)读数显示为零;导线不要缠绕、扭曲,以免折断。③清洁刺激部位,同时除去珠宝等饰物。④患者若为干性或油性皮肤,则会增加皮肤电阻抗,油性者或使用化妆品者,可用肥皂或水清洗,也可采用局部热疗、摩擦皮肤、去除毛发等其他方法降低皮肤电阻抗。⑤准备电极时,先将橡胶电极覆盖一纱布并完全浸入温水中,然后取出,去除过量水分,保持电极清洁,并在放置前涂布导电膏,导电膏必须充分涂布电极,用量以在电极应用前不压出周边为度(如使用自黏电极则无须此过程)。⑥电极贴敷平整,并良好固定,但不能有压迫感,在治疗过程中也应保持电极不松动。同时,不要使电极相互接触或过分靠近,以预防短路。

(3)双极组刺激法操作方法:①治疗前向患者进行必要的解释。并检查患者治疗局部皮肤的完整性和感觉。②让患者取舒适且有利于治疗的体位,并注意根据治疗目的选择有利于肌肉收缩形式的体位。③治疗时机的选择:失神经支配后头 1 个月肌肉萎缩最快,宜及早进行治疗电刺激。即使病程已有数月仍有必要进行此治疗,疗程轻者 3 个月,重者 1 年。只有肯定无望恢复神经再支配时才可放弃治疗。④选择治疗肌群的启动肌。⑤选择治疗参数。所有治疗参数应与治疗目的相应,如波形的选择:理想的电流应能够选择性刺激病肌而不波及其邻近的正常肌肉。⑥分别将两个电极与相应的导线相连。⑦将两个电极置于所需刺激肌肉的运动点上,为预防短路,电极之间的距离至少大于 1 倍直径。将电极有序排列,以便电流纵向通过肌肉或肌群。⑧增大电流直至观察到肌肉或肌群按所需产生相应的收缩;若无,则将电流强度回零,移动电极,重复上述操作;若观察到适当的收缩,调节电流强度至治疗目的所需水平。⑨让患者尝试想象与刺激同步的主动运动。⑩根据治疗目的确定治疗时间。增强肌力一般可选定 10 次收缩;促进耐力则需数小时。⑪治疗结束时,降低电流强度至零,移去电极,清洁皮肤。⑫治疗结束后,进行包括皮肤完整性在内的治疗后评定。⑬治疗频度根据治疗目的确定,作为运动疗法的辅助手段时,其频率应与运动疗法的治疗频度一致。

(4)单极运动点刺激法:一般主张使用双极运动点刺激法,但当肌肉过小(如手部小肌),最好采用单极法,即用一小的主电极放于小肌运动点上,用以较大的电极放在腰部(下肢)或肩胛部(上肢)。其他同双极法。

(5)治疗作用。①对变性肌肉的主要治疗作用:NMES 可使肌肉产生被动的节律收缩,促进肌肉的血液循环,保证肌肉中的正常代谢,从而延缓病变肌肉的萎缩;防止肌肉大量失水和发生电解质、酶系统及收缩物质的破坏;保留肌肉结缔组织的正常功能,防止其挛缩和束间凝集;抑制肌肉的纤维化。②对痉挛肌及其拮抗肌的交替电刺激疗法:应用两组频率(0.66～1 Hz)和波宽(0.2～0.5ms)相同,但输出时间有先后(相隔 0.1～1.5s)的方波分别刺激痉挛肌的肌腱和拮抗肌的肌腹,以达到松弛痉挛肌的治疗目的。

(6)适宜病症。①正常神经支配肌肉的电刺激:脑血管意外后偏瘫、儿童脑性瘫痪、多发性硬化瘫痪、脑脊髓损伤引起的痉挛性瘫(完全性截瘫除外)、帕金森病等。②失神经支配肌肉电刺激:各种原因所致的周围性瘫痪;辅助制动部位的静脉和淋巴回流;骨关节疾患和神经疾患导致的关节活动度受限;便秘;子宫收缩乏力等。③痉挛肌及其拮抗肌的交替电刺激:脑卒中后偏瘫、脑瘫、多发性硬化、脑外伤与脊髓损伤引起的痉挛性瘫痪，帕金森病等。

(7)注意事项：①皮肤感觉缺失的患者治疗时要谨慎，若需要在皮肤感觉缺失部位治疗时，电流强度要低，并密切观察皮肤情况。②开放性伤口由于缺乏高阻抗的角质层，电流极易集中于伤口，应避开。③避免用于较严重的水肿处，传导性良好的液体不利于电流达到靶组织。④避免出现过度刺激，过度刺激表现为治疗过程中肌肉收缩由强变弱，或有震颤现象。⑤治疗数小时后仍有僵硬时，应适当减小电流强度或减少收缩次数。⑥如有条件，失神经支配肌肉病情发生变化时可再进行 1 次强度-时间曲线检查，以及时调整电流参数。

(8)禁忌证：主动运动被禁忌者(如关节融合术后、未固定的骨折、近期神经或肌腱吻合术后)；装有心脏起搏器者；孕妇的腹部及腰骶部、治疗部位活动性出血；治疗部位恶性肿瘤等。痉挛肌及其拮抗肌的交替电刺激禁忌包括：肌萎缩侧索硬化症；多发性硬化的病情进展恶化期等。

3.经皮神经电刺激疗法

(1)基本知识：应用一定参数的低频脉冲电流，经过皮肤输入人体，用于治疗急、慢性疼痛的方法，称为经皮电刺激疗法(TENS)，又称周围神经粗纤维电刺激疗法。其电流特性：①TENS是为刺激感觉纤维而设计的，其频率在 2～160 Hz。②脉冲时间短，脉宽 9～350μs。③多脉冲波形，包括对称双向方波、不对称的双向方波、单向方波、有调制型和非调制型等。

(2)治疗技术：①准备必要的辅助设备，如皮带、导电膏等。②向患者进行必要的解释和说明。③设定每一项参数。④在电极放置之前进行皮肤准备，以确保良好的导电性。⑤将电极与导线相连。⑥将电极置于疼痛局部的周围(包括有关的皮区、肌节、肌筋膜痛扳机点、经络穴位、周围神经干)。若按初始的放置位置进行治疗，未达到满意的疼痛缓解效果，可在与疼痛部位相关的远端和节段进行联合治疗或附加成对电极。注意每一患者及每次治疗的最佳刺激部位是变化的。⑦连接导线与治疗仪。⑧开机，并增高电流强度至患者局部产生舒适感。若疼痛缓解程度不满意，则重新调节参数或改变刺激部位，以保证最大的疗效。⑨大部分疼痛患者刺激时间 30～60min。治疗时间的确定原则是以最小的刺激时间获得最大的镇痛效果。有些患者(术后患者)需要刺激时间达 24 h/d。⑩治疗结束，关机并使所有参数归零。⑪移去电极，清洁患者皮肤和电极。⑫进行皮肤完整性在内的治疗后评定。⑬治疗频度为每天 1～2 次或更多，原则是尽可能使患者保持最长时间的无痛状态。

(3)分类及作用原理。

由于技术的不断发展，目前有各种模式的 TENS 治疗仪。不同的模式由不同的波幅、频率、脉宽等参数决定，具体可分为以下几种。①低频模式 TENS：也称为针灸样 TENS。②断续模式 TENS：也称突发模式 TENS。③强刺激模式 TENS：也称为短暂强烈刺激模式 TENS。④调制模式 TENS。⑤力量-时间模式 TENS。⑥普通模式 TENS：也称为高频模式 TENS。其参数特点：脉宽 50～125μs；频率 50～100 次/s；波幅为低于产生运动的波幅。治疗时患者可产生舒适的震颤感。在临床上应用广泛。

TENS 的作用机制：根据闸门学说，治疗作用通过激活粗大周围神经获得。

(4)适应证：扭挫伤、肌痛、肌筋膜痛、术后伤口痛、截肢后残端痛、头痛、神经痛、幻肢痛、癌痛、关节痛、骨折、伤口愈合迟缓、中枢性瘫痪后感觉和运动功能障碍等。

(5)注意事项:如治疗部位有伤口、瘢痕、溃疡或皮疹时,电极应避开这些部位。

(6)禁忌证:①心脏起搏器及其邻近部位、颈动脉窦、孕妇下腹及腰骶部、头颅、体腔内等部位禁用;②皮肤破损及化脓,对电流过敏者;③认知障碍者不得自己使用本治疗仪;④慎用的情况:眼睛部位;脑血管病患者头部。

4.功能性电刺激

(1)基本知识:功能性电刺激疗法(FES)是指用低频电流刺激丧失功能的肢体或器官,以其产生即时效应来代替或纠正肢体或器官的功能的一种方法。目前 FES 已成为中枢神经性瘫痪患者康复过程中一种有效的治疗方法。

(2)治疗作用:FES 在控制麻痹肢体运动中的作用是减轻痉挛,在损害早期协调恢复随意运动的控制,改善基本运动机制在脊髓水平整合和用电刺激代替某些运动神经元的动作,如足背屈和伸指等。FES 一方面兴奋运动神经纤维,直接控制肌肉的收缩;另一方面,可使传入冲动通过Ⅰa 纤维促进协同肌的运动而抑制拮抗肌的活动,这些有助于建立脊髓反射,这种传入信息进入中枢神经系统,触发本体感觉反射机制,在中枢留下持久的记忆痕迹,从而对步态、姿势和随意运动的控制产生持续的影响。

(3)治疗技术:最常用的是偏瘫患者的垂足刺激器,采用 0.3～0.6ms 的方波,可用表面电极,电极放在腓神经处,采用足底压力或角度感应器,在迈步相时刺激腓神经,达到矫正足下垂的目的。

(4)适应证:偏瘫、脑性瘫痪、截瘫时的下肢运动障碍,马尾或其他脊髓损伤引起的排尿功能障碍,呼吸功能障碍等。

(5)禁忌证:同神经肌肉电刺激疗法。

四、中频电疗

应用频率为 1～100 kHz 的脉冲电流治疗疾病的方法,称为中频电疗法。其电流特点是:①无电解作用;②刺激作用:中频电的每个脉冲周期刺激不能引起神经的兴奋和肌肉的收缩,需要综合多个刺激的连续作用并达到足够的强度才能引起一次兴奋,称为中频电刺激的综合效应。它对皮肤感觉神经刺激性低,治疗时电流强度比直流电大而不引起疼痛。③热作用:若采用较大的电流密度(0.5～1 mA/cm^2),热作用明显,甚至发生皮肤灼伤。④作用深度:中频电流通过组织的电阻明显低于直流电和低频电,电流作用深度增大,可治疗深部组织(骨骼肌)的病变。

(一)等幅正弦中频电疗法

1.基本知识

应用频率为 1～5 kHz 的等幅正弦交电流治疗疾病的方法,因应用频率在音频范围,故又称为音频电疗法。常用频率为 2 kHz。

2.治疗技术

治疗时用双极,将电极置于患处,电流强度以患者有明显震颤感、轻度的紧缩感为宜,每次治疗 20min,每天 1 次,10～30 次 1 个疗程。

3.治疗作用

(1)软化瘢痕和松解粘连。

(2)促进血液循环、消炎、消肿。

(3)镇痛、止痒。

4.适宜病症

(1)软组织、骨关节伤病:如挫伤、肌纤维组织炎、肌肉劳损、肩关节周围炎、腰椎间盘突出症、肱骨外上髁炎、狭窄性腱鞘炎、退行性关节病、关节纤维性挛缩。

(2)其他外科疾病:如瘢痕、瘢痕挛缩、术后粘连、肠粘连、炎症后浸润硬化、注射后硬结、阴茎海绵体硬结、血肿机化、血栓性静脉炎。

(3)内科疾病:风湿性关节炎、类风湿关节炎、肌炎。

(4)神经科疾病:神经损伤、神经痛、神经炎。

(5)妇科疾病:慢性盆腔炎、附件炎、绝育术后并发症。

(6)耳鼻咽喉科疾病:慢性咽喉炎、声带小结、术后声带麻痹。

(7)皮肤科疾病:局限性皮肤、局限性脂膜炎、带状疱疹。

(8)注意事项:①等幅正弦中频电疗仪不应与高频电疗仪同放一室或同时工作,以免高频电疗仪对其干扰,患者可能出现“电击”样的不安全感。②治疗前应对治疗仪进行安全检查,并除去治疗部位及其附近的金属异物。严防电极、导线夹和导线裸露部分直接接触皮肤。③电极必须均匀紧贴皮肤,防止电流集中于某一局部或某一点。④电流密度不宜过大,不应产生疼痛感。⑤治疗过程中,患者不可挪动体位。电极下不应有灼痛感。如治疗中出现疼痛,应终止治疗,检查电极是否滑脱、接触皮肤或电极不平,若出现灼伤,则应中断治疗,处理灼伤。⑥如治疗局部区域有瘢痕,应注意掌握电流强度。如治疗部位皮肤有破损,应避开或贴小胶布予以保护。禁止在孕妇下腹部、腰部及邻近部位治疗。

(9)禁忌证:恶性肿瘤、急性炎症、出血倾向、局部金属异物、心脏起搏器、心区、孕妇下腹部、对电流不能耐受者。

(二)干扰电疗法

1.基本概念

将两组频率为4000 Hz与(4000±100) Hz的等幅中频正弦电流,通过4个电极交叉输入人体,电力线在体内相互干扰,形成干扰场,在干扰场中按差拍原理产生一种“内生”的0～100 Hz低频调制的中频电流,以治疗疾病的方法。又称静态干扰电或交叉电流疗法。近年来在静态干扰电疗法基础上又发展了动态干扰电和立体动态干扰电疗法。

2.基本方法

(1)按治疗要求选用大小合适的电极。将选好的两组电极固定于治疗部位,使病灶处于四个电极的中心,也就是两组电流的交叉点。

(2)依据病情选择差频的范围,治疗分为定频输出(用固定的某一差频)及变频的输出(用0～100 Hz内任意变化的差频)两种。①检查两组输出机钮是否归零,将差频范围调节至所需位置,然后接通电源,分别调整两组输出,达所需电流强度。②治疗时,如要改变差频范围,不必将输出调回零位,可直接调整定频、变频机钮。③动态干扰电和立体动态干扰电的操作与静态干扰点基本相同。

3.不同差频的治疗作用

(1)镇痛作用:100 Hz 固定差频和 0～100 Hz 或 90～100 Hz 变动差频的干扰电流作用后,皮肤痛阈明显上升,有良好的止痛作用。

(2)促进局部血液循环:50 Hz 固定差频干扰电流作用 20min,皮肤平均温度升高 2 ℃。若作用于颈、腰交感神经节,可引起相应肢体血液循环加强,皮肤温度升高。有促进渗出、水肿、血肿吸收的作用。

(3)对运动神经和骨骼肌的作用:差频 25～50 Hz 的电流可引起肌肉强直收缩,人体对干扰电易于接受,可用较大的电流强度,使肌肉产生较大的收缩反应。

(4)对内脏平滑肌的作用:提高胃肠平滑肌的张力;改善内脏的血液循环;调整支配的自主神经。

(5)对自主神经的调节作用:对早期高血压患者有降压作用,使舒张压、收缩压均降低。

4.适应证

(1)软组织、骨关节伤病:颈椎病、肩关节周围炎、扭挫伤、肌纤维组织炎、关节炎、骨折延迟愈合、失用性肌萎缩、坐骨神经痛等。

(2)其他疾病:胃下垂、术后肠粘连、肠麻痹、弛缓性便秘;尿潴留、压迫性张力性尿失禁;雷诺现象。

5.注意事项与禁忌证

(1)注意事项:①电极放置的原则是两组电流一定要在病变部位交叉。同组电极不得互相接触。②在调节电流强度时必须两组电流同时调,速度一致,强度相同。如设备先进可分开调节。③使用抽吸电极时,要注意抽吸的力量大小,时间不宜过长,一般不超过 20min,以免发生局部淤血而影响治疗。有出血倾向者不得使用此法。④电流不可穿过心脏、脑、孕妇腰腹部。

(2)禁忌证:与等幅中频电疗法相同。

五、高频电疗法

医学上将 100 kHz 以上的交流电称为高频电,以高频电作用于人体治疗疾病的方法称为高频电疗法。其电流特性是无电解作用;对神经、肌肉无兴奋作用;具有热效应和非热效应;治疗时电极可以离开皮肤。医用高频电疗根据波长可分为长波、中波、短波、超短波和微波。下面重点介绍常用的超短波和微波。

(一)超短波疗法

1.基本知识

应用波长 10～1 m,频率 30～300 mHz 的电磁波作用于人体,以治疗疾病的方法,称为超短波疗法。由于治疗时采用电容场法,又称超高频电场疗法。超短波治疗机有 3 类:①50 W 的五官超短波;②200～300 W 的落地型或台式超短波;③1～2 kW 的治疗癌症的超短波。

2.基本技术

(1)剂量和电极:超短波的剂量多以患者的感觉作为依据,分为:无热量、微热量、温热量和热量 4 级。急性期用无热量,亚急性和慢性期用微热量或温热量,电极放置有对置法、并置法,五官超短波还可采用单极法。急性期炎症 5～10min,亚急性期 10～15min,每天 1 次,10～15 次 1 个疗程。

(2)操作方法:①除去患者治疗区域的一切金属物品。②根据病情选择电极,电极需大于病灶部位,将电极置于治疗部位,调节好电极与治疗部位体表的距离。③接通电源,预热3~5min后,再调治"治疗挡",调节调谐机钮,使机器处于谐振状态。④治疗中应经常询问、观察患者反应,如诉过热或头晕、心慌等不适,应停止治疗及时处理。

3.治疗作用

(1)神经系统:小剂量超短波电场,能促进周围神经再生,大剂量则抑制再生过程。

(2)心血管系统:无热量和微热量超短波可引起毛细血管扩张,在一定范围内增加作用强度,可使深部内脏血管扩张,比其他物理疗法引起的血管扩张更持久、作用更深。

(3)消化系统:动物实验发现超短波有促进胃肠分泌和胃肠道吸收的作用,在温热的作用下,还有解除胃肠道痉挛的作用。

(4)肾脏:于健康人的肾区,有利尿作用,增大剂量则利尿作用增强。

(5)结缔组织:小剂量有促进肉芽组织和结缔组织再生的作用,加快伤口的愈合,但大剂量长时间则可使伤口及周围结缔组织增生过度、脱水老化、坚硬,影响伤口愈合。

(6)炎症过程:对急性化脓性炎症,应采用无热量超短波治疗,若采用温热量则会因组织细胞通透性进一步增高,渗出加剧而使炎症恶化,当炎症发展至亚急性和慢性期,则应改用微热量和温热量,以促进炎症产物的吸收。

4.适应证

(1)炎症性疾病:包括软组织、五官和内脏器官的急性、亚急性炎症、慢性炎症急性发作等,如蜂窝织炎、脓肿、溃疡、乳腺炎、淋巴结炎、静脉炎、睑缘炎、外耳道炎、中耳炎、扁桃体炎、喉炎、冠周炎、颌面间隙感染、支气管炎、肺炎、胃肠炎、阑尾炎、肾炎、肾周围脓肿、膀胱炎、前列腺炎、盆腔炎、前庭大腺炎、化脓性关节炎、化脓性骨髓炎、术后伤口感染等。

(2)疼痛性疾病:面神经炎、周围神经损伤、神经痛、肌痛、灼性神经痛、幻痛等。

(3)血管和自主神经功能紊乱:闭塞性脉管炎、雷诺现象、痔疮、血栓性静脉炎等。

(4)消化系统疾病:胃肠功能低下、胃肠痉挛、胆囊炎、慢性溃疡性结肠炎、过敏性结肠炎等。

(5)软组织、关节疾病:肌纤维组织炎、软组织扭挫伤、肌肉劳损、肩关节周围炎、肱骨外上髁炎、颈椎病、腰椎间盘突出症、骨性关节病、骨折愈合迟缓、关节积血、积液等。

(6)其他:伤口愈合迟缓、各期冻伤、支气管哮喘、胃十二指肠溃疡、急性肾衰竭、痛经、血肿、术后切口反应。

5.注意事项与禁忌证

(1)注意事项:①超短波治疗时一定要注意使机器处于谐振状态,谐振就是通过调节可变电容的电容量使输出电路的振荡频率与振荡电路的频率一致,使电疗电极获得最大的功率输出。禁止在非谐振状态下治疗。②治疗中电极导线距离不得小于其两个输出插口的距离,不能打圈,不可交叉互相接触,以免烧损导线或发生短路。大功率治疗机一般不采用单极法。③患者在治疗中不要随便移动体位,不能触摸机器外壳及附近的金属物品。④治疗局部伤口分泌物较多时,应进行清洗后再做治疗。治疗局部有汗液应擦干后再治疗。⑤在皮肤感觉障碍、瘢痕、骨突出部位治疗时,应注意距离间隙,防止烫伤。妇女月经期应避免进行下腹部治疗。⑥脂肪层厚的部位进行电容场法热量级剂量治疗时，有患者会因脂肪过热引起皮下痛性硬结，停止治疗后可自行消失。

（2）禁忌证：孕妇、出血倾向、心血管功能代偿不全、活动性结核、恶性肿瘤、置入心脏起搏器患者、局部金属异物。

（二）微波疗法

1.基本知识

应用波长 1 mm～1 m，频率 300～300 000 mHz 的特高频电磁波，经特制的辐射器作用于人体，以治疗疾病的方法。微波根据波长分为 3 个波段：分米波；厘米波和毫米波。微波对人体组织的穿透能力与其频率有关，频率高，穿透能力弱。微波对人体辐射治疗时，分米波（460 mHz）的有效作用深度可达 7～9 cm，厘米波的最大有效作用深度为 3～5 cm，毫米波的有效穿透深度小，通常能量的 70%在 300 μm 的表皮和真皮浅层被吸收。

2.基本方法

（1）辐射器：分米波、厘米波治疗机一般为 200 W，治癌机为 500～700 W。治疗时微波电流由同轴电缆传递到辐射器内的天线上进行辐射，借反射罩集合成束辐射于治疗部位。微波的辐射器根据是否接触人体分为：非接触式辐射器和接触式辐射器。前者包括圆柱形、矩形、长形和马鞍形。圆形多用于脊柱、肢体的治疗，而马鞍形用于治疗腰、双膝、背、臀、胸、腹等面积广阔的部位。接触式辐射器包括耳辐射器和体腔辐射器，作用功率不超过 10 W，用于耳道、阴道、直肠等部位的专用辐射。因其反射消耗少，接触性辐射器只需要相当于圆形或长形辐射器所需功率的 10%～15%。

（2）剂量：微波的治疗剂量与超短波相仿，可根据患者的主管感觉分为无热量、微热量、温热量和热量 4 级。也可根据仪器的输出功率而定，如非接触式辐射器，在距离 10 cm 左右时，根据输出功能分为 3 级：20～50 W 为小剂量，包括无热量和微热量；50～100 W 为中剂量；100～200 W 为大剂量。但接触式辐射器功率小，可在上述范围中，根据输出功率的数值来估算剂量大小。小剂量用于急性病，每次 10min，每天 1 次，6～10 次 1 个疗程。中等剂量用于慢性病，每次 15～20min，每天 1 次，10～20 次 1 个疗程。

3.适宜病症

（1）分米波。①炎症性疾病：丹毒、蜂窝织炎等软组织化脓性炎症吸收期。②软组织、骨关节伤病：软组织扭挫伤恢复期、肌纤维组织炎、肌筋膜炎、关节炎、骨性关节病、颈椎病、腰椎间盘突出症、坐骨神经痛。③内科疾病：慢性支气管炎、迁延性肺炎、慢性胃炎、胃十二指肠溃疡、慢性盆腔炎等。

（2）厘米波。①炎症性疾病：丹毒、蜂窝织炎、乳腺炎等软组织化脓性炎症吸收期。②软组织、骨关节伤病：软组织扭挫伤恢复期、肌纤维组织炎、肌筋膜炎、棘间韧带损伤、肩关节周围炎、肱骨外髁炎、术后伤口愈合迟缓、慢性溃疡、褥疮、烧伤、冻伤等。③组织凝固治疗：适用于皮肤良性与恶性赘生物、鼻息肉、食管癌、胃溃疡出血、胃癌、直肠息肉、直肠癌、宫颈糜烂、宫颈息肉、宫颈癌等。

（3）毫米波。①内科疾病：胃十二指肠溃疡、高血压病、冠心病、慢性阻塞性肺部疾病、肾盂肾炎、前列腺炎、盆腔炎。②软组织、关节伤病：颈椎病、肩关节周围炎、关节炎、骨折、扭挫伤、肌纤维组织炎、伤口愈合迟缓、烧伤。③炎症性疾病：毛囊炎、疖、痈、蜂窝织炎、丹毒、手部感染、淋巴结炎、静脉炎、面神经炎。④其他：颞下颌关节功能紊乱、疼痛、放疗与化疗后白细胞减少等。

4.注意事项与禁忌证

(1)分米波：①不得在眼部、睾丸、小儿骨骺部位进行治疗。②出血倾向、活动性结核、恶性肿瘤、孕妇下腹部、局部严重水肿等禁忌治疗。

(2)厘米波：与分米波疗法相同。

(3)毫米波：禁用于眼部、睾丸部、妊娠、金属异物局部、心脏起搏器局部及其邻近组织、器官。

第五节　光疗法

光疗法是利用各种光源的辐射能量作用于人体治疗疾病的方法。在临床上主要是利用光的热能及光化学作用促进机体功能的恢复。光疗法在疾病的康复治疗中被广泛应用。常用的光疗法有红外线疗法、紫外线疗法以及激光疗法等。

一、红外线疗法

(一)基本概念

利用红外线治疗疾病的方法称为红外线疗法。根据红外线的波长，可将其划分为短波红外线(波长1.5～0.76 μm)与长波红外线(波长 400～1.5 μm)。

(二)基本方法

1.仪器设备

常见的红外线治疗设备有以下几种：红外线灯，分为手提式和落地式两种，手提式功率通常在 200～300 W，而落地式功率通常在 600～1000 W；白炽灯，又称为太阳灯，也有手提式和落地式两种，手提式功率常低于 200 W，而落地式功率为 250～1500 W；TDP 辐射器，又称为特定电磁波辐射治疗仪，TDP 治疗仪等，属于长波红外线。

2.治疗波长选择

较深的病灶选用短波红外线，而浅表病灶选用长波红外线。

3.操作方法

(1)预热：治疗前一般预热 5min，TDP 治疗仪需预热 20min。

(2)治疗体位：患者采取舒适体位，暴露治疗位置。治疗前要检查患者治疗位置的皮肤感觉是否正常，以防止烫伤。治疗头面部病灶时，眼睛应用湿纱布遮盖。

(3)患者告知：告知患者应感受到舒适的温热感，而非最大耐受热感；告知患者不能与治疗仪器距离过近或直接接触，防止烫伤。

(4)治疗距离：辐射器发出的红外线应垂直于照射部位。一般来说，辐射器与皮肤的距离在 30～100 cm。具体根据辐射器的功率以及患者的感觉(治疗部位有舒适的温热感)而定。

(5)治疗时间：每次治疗 15～20min，慢性疾病可适当延长至 30min，每天 1～2 次，15 次为

1 个疗程。

(三)治疗原理

1.生理原理

短波红外线可穿透表皮,达皮下组织;而长波红外线则只能被表皮吸收。组织吸收红外线后,局部产热,进而影响末梢神经、血管、汗腺等。

2.治疗作用

红外线治疗能够改善局部血液循环,增强代谢;促进渗出物的吸收,减轻局部肿胀,炎症消散;镇痛,解痉。

(四)适宜病症

软组织损伤的恢复期、亚急性和慢性损伤、渗出性伤口以及伤口愈合迟缓、关节痛和慢性关节炎、浅表的神经炎和神经痛、静脉炎、褥疮、烧伤、冻伤、在关节功能障碍行运动疗法前的配合治疗。

(五)注意事项与禁忌证

1.注意事项

(1)治疗时不能随意移动体位,治疗部位如果存在感觉障碍、瘢痕、植皮等要经常询问患者主观感觉,并观察局部反应。

(2)避免红外线直接照射眼部,患者可佩戴墨镜、湿纱布遮盖眼部。

(3)治疗部位有伤口时应先清洁伤口。

(4)多次治疗后,治疗部位的皮肤可能会出现网状红斑以及色素沉着。

2.禁忌证

恶性肿瘤、出血倾向、高热、活动性结核、急性化脓性炎症、急性扭伤早期、重度动脉硬化。

二、紫外线疗法

(一)基本概念

利用紫外线治疗疾病的方法称为紫外线疗法。根据紫外线的波长,可将其划分为短波紫外线(波长 180～275 nm)、中波紫外线(波长 275～320 nm)与长波紫外线(波长 320～400 nm)。短波紫外线具有较强的杀菌作用,可用于灭菌;中波紫外线生物学作用最强,主要用于医疗;而长波紫外线生物学作用弱,而荧光作用强。

(二)基本方法

1.红斑与生物剂量

一定剂量的紫外线照射皮肤,经过 2～6h,皮肤会逐渐变红,形成红斑,12～24h 红斑反应会达到峰值。而生物剂量(MED)则是指紫外线灯管在一定距离(30 cm 或 50 cm)垂直照射下引起机体的最弱红斑反应所需要的照射时间,单位为秒。生物剂量是紫外线治疗的剂量单位。

2.仪器设备

常见的人工紫外线设备有高压水银石英灯、低压水银石英灯、冷光水银石英灯以及黑光灯等。

3.治疗波长选择

较深的病灶选用短波紫外线,而浅表病灶选用长波紫外线。

4.常用照射方法

(1)病灶区照射法：灯管距离病灶大约 50 cm，垂直对准病灶区，病灶周边可用毛巾或白纸覆盖。一般选用弱(2～4 MED)至中红斑量(5～6 MED)。

(2)中心重叠照射法：该方法适用于急性感染性创面。具体方法为采用大剂量(一般为强红斑量，10 MED或以上)的紫外线照射病灶区，再用中或弱红斑量的紫外线照射病灶周围的正常皮肤，此时创面不用遮盖。

(3)体腔照射：主要用于照射口腔、鼻腔、宫颈以及各种皮肤窦道等。采用紫外线导子进行照射。

(4)穴位照射：治疗巾或白纸上开一个小圆孔，对准穴位，进行照射。

(三)治疗原理

1.消炎、杀菌

紫外线能够促进巨噬细胞的功能，加速血液和淋巴循环，此外还能够破坏细菌和病毒的DNA，因此具有消炎和杀菌的作用。

2.止痛作用

紫外线能够抑制感觉神经的兴奋性，并且提高痛阈，因此具有止痛效果。

3.促进伤口愈合

小剂量紫外线能够促进上皮组织的再生，因此可以促进伤口和溃疡面的愈合。

4.调节钙代谢

紫外线能够将皮肤里的 7-脱氧胆固醇转化为维生素 D_3，再在肾脏的作用下形成活性维生素 D_3，具有促进钙吸收的作用。因此可以调节钙的代谢。

5.脱敏作用

小剂量紫外线多次照射能够加速组胺的分解，因此具有脱敏的作用。

6.色素沉着作用

紫外线可与机体产生光敏反应，治疗色素脱失性皮肤病。

(四)适宜病症

各种表浅的感染性炎症、伤口、褥疮、皮下淤血、静脉炎、肋软骨炎、支气管炎、肺炎、支气管哮喘、佝偻病、软骨病、骨质疏松、带状疱疹、神经痛、过敏、玫瑰糠疹、斑秃、银屑病、白癜风等。

(五)注意事项与禁忌证

1.注意事项

(1)治疗时工作人员及患者应佩戴防护眼镜。不要直视紫外线灯，以免发生电光性眼炎。患者的非照射区要用治疗巾遮盖。

(2)治疗前，应充分告知患者照射后的反应以及注意事项。例如皮肤可能会出现红斑，皮肤照射后不要立即擦洗、洗澡、热敷，口腔内照射后不要立即饮用热水和吃酸性食物等。

(3)与超短波、红外线配合治疗时，应最后行紫外线治疗。

(4)紫外线照射伤口时，应根据伤口的情况及时调整照射剂量。伤口有大量脓性分泌物或坏死时，采用强红斑量照射；伤口分泌物和坏死组织减少时，采用中红斑量；伤口清洁，肉芽新鲜，采用弱红斑量照射。

(5)紫外线照射时应避免过量治疗。如果局部出现脱屑时,就不要再增加治疗量了;如果出现大面积脱皮,则应立即停止治疗。

2.禁忌证

恶性肿瘤、活动性结核、出血倾向、心肺衰竭、应用光敏药物(光敏治疗除外)、急性湿疹、红斑狼疮、日光性皮炎、光敏性疾病、色素性干皮病等。

三、激光疗法

(一)基本概念

激光是指原子、分子等受激辐射放大而发出的光。激光具有亮度高、单色性好、方向性好、相干性好的特点。而利用激光治疗疾病的方法称为激光疗法。

(二)基本方法

1.仪器设备

医疗用激光常有以下几种:氦氖激光、二氧化碳激光、半导体激光、掺钕钇铝石榴石(Nd-YAG)激光。

2.照射方式

(1)原光束照射:弱激光照射局部病变、穴位、神经节等。

(2)散焦照射:用于较大面积的病变部位。

(3)聚焦烧灼:强激光照射使病变组织凝固、气化等。

(4)聚焦切割:激光刀,用于手术的切割、烧灼。

3.照射方法

(1)局部照射法:主要是弱激光照射局部病灶或者神经节等。常用氦氖激光和半导体激光灯。每次5～10min,10次为1个疗程。

(2)穴位照射:主要是弱激光对穴位进行照射。常用的是氦氖激光、半导体激光、二氧化碳激光。不同的疾病选择不同的穴位。

(3)激光凝固、焊接:采用强激光治疗,常用二氧化碳激光、Nd-YAG激光照射。

(4)激光切割:常用二氧化碳激光移动照射组织,切割组织。

(5)激光汽化:可迅速消除病变组织,常用二氧化碳激光。

(三)治疗原理

1.低强度激光

低强度激光能够改善组织血液循环,镇痛、增强机体免疫力、促进上皮生长,加速组织修复的作用。同时低强度激光作用于神经节反射区能够提高自主神经功能。

2.高强度激光

高强度激光具有高热、高电磁场作用,能够使蛋白质变性凝固、炭化、汽化,并且能使组织生电收缩。

(四)适宜病症

低强度激光用于表皮炎症、创面愈合不佳、口腔溃疡、面神经炎、带状疱疹、神经炎(例如三叉神经痛、坐骨神经痛、肋间神经痛)、支气管炎、支气管哮喘、肩周炎、关节炎、妇科疾病(例如外阴白斑、痛经、外阴瘙痒等)、皮肤科疾病(例如神经性皮炎、银屑病、湿疹等)。高强度激光主要用于皮肤赘生物以及组织肿物的手术切割、烧灼、组织焊接等。

(五)注意事项与禁忌证

1.注意事项

(1)治疗时工作人员及患者应佩戴防护眼镜。避免激光直接照射或反射入眼睛。

(2)激光器上或治疗室入口处要有醒目的激光和高压电危险标志。

(3)工作人员应定期检查,避免损伤眼底。

(4)定期检查激光器。

2.禁忌证

恶性肿瘤、活动性结核、出血倾向、光照性皮炎、系统性红斑狼疮。

第六节　磁疗法

磁疗法是一种利用磁场作用于人体特定部位,以达到治疗疾病的方法。磁疗具有无创、无痛、操作简便等特点。磁疗法的种类很多,有恒定磁场、交变磁场、脉冲磁场、脉动磁场等。另外,还有饮用磁化水等方法。

一、基本知识

(一)磁性与磁化

能将周围的铁屑吸附其上的性质叫磁性。静止的金属铁屑经过磁场作用后产生了磁性,称为磁化。

(二)磁体与非磁体

能吸引铁、镍、钴等合金的物体称为磁体,不能吸引上述合金的物体称为非磁体。

(三)磁场与磁极

磁体对与它接触或间隔一定距离的磁性物质表现出相吸或相斥的作用,这种磁体作用所及的范围称为磁场。磁体中磁性最强的部分称为磁极,其中一极为北极(N 极),另一极为南极(S 极)。磁体具有同极相斥、异极相吸的特性。

(四)磁感应强度

穿过单位面积的磁通量为磁感应强度,其计量单位为特斯拉(T)。治疗剂量通常按磁场强度分为3 级。小剂量:磁场强度在 0.1 T 以下,适用于头、颈、胸部及年老、年幼、体弱者。中剂量:磁场强度为0.1～0.3 T,适用于四肢、背、腰、腹部。大剂量:磁场强度>0.3 T,适用于肌肉丰满部位及良性肿瘤患者。

(五)磁场分类

1.恒定磁场

磁场的大小和方向不随时间变化而变化,也称静磁场,如磁片、电磁铁通直流电产生的磁场。

2.交变磁场

磁场的大小和方向随时间变化而发生变化,如异名极旋转磁疗器所产生的磁场。

3.脉动磁场

磁场的强度随时间变化而变化，而方向不变，如同名极旋转磁疗器所产生的磁场。

4.脉冲磁场

用脉冲电流通入电磁铁线圈所产生的各种形状的磁场，如各种脉冲磁疗机器所产生的磁场，其频率、强度和波形等参数可根据需要进行调节。交变磁场、脉动磁场和脉冲磁场均属动磁场。

二、基本方法

(一)静磁场法

1.直接贴敷法

将磁片直接贴敷于体表病变部位或腧穴，一般持续贴敷 3～5d，磁场强度为 0.05～0.3 T。根据病灶情况，可以选择相应方法。单磁片贴敷：适合于病灶小而表浅者，北极朝向皮肤；多磁片同名极并置贴敷：适合于病灶范围大而浅；对置贴敷：将两枚以上磁片对置于病灶，适合于病灶范围大而深。

2.间接贴敷法

将装有磁片的装置置于患病部位或腧穴，磁片不直接接触患者皮肤。

(二)动磁场法

患者取舒适体位，治疗部位尽量除去厚重衣服，可着薄层衣服；根据病灶大小及部位，选择相应治疗磁头或治疗环，并置或对置固定于治疗部位；开启治疗仪开关，调节旋钮至处方规定位置；治疗结束，旋钮回位，关闭治疗仪开关。

1.旋磁疗法

用微电机带动机头固定板上的 2～6 块磁片旋转产生旋磁场，对局部进行治疗。包括脉动磁场疗法和交变磁场疗法。由于微电机旋转时有震动，所以，对局部有按摩和磁场的双重作用。

2.电磁疗法

电流通过感应线圈使铁芯产生磁场，从而进行治疗的方法。常用的有低频交变磁疗法，脉动磁场疗法和脉冲磁疗法等。常用的磁场强度为 0.2～0.3 T，局部治疗时间为 20～30min，每天 1 次，10～20 次为 1 个疗程。

(三)磁化水疗法

磁化水疗法为利用经磁场处理过的水治疗疾病的方法。每天内服磁处理水 2000～3000 mL，清晨空腹服 1000 mL，其余分次服完，但最后一次应在晚 8 时服用，一般 2～3 个月为 1 个疗程。

三、治疗原理

(一)消炎、消肿、镇痛

磁场可改善组织的血液循环，使血管通透性增加，促进炎性物质清除，并能提高机体免疫功能，增强白细胞吞噬功能，从而具有抗炎作用。磁场可通过改善血液循环，解除毛细血管静脉端的淤滞，促进出血和渗出物的吸收，而消除水肿。磁场还可抑制神经的生物电活动，降低末梢神经的兴奋性，阻滞感觉神经的传导，提高痛阈；提高某些致痛物质水解酶的活性，促进致痛物质分解转化；通过改善血液循环加速清除致痛物质而发挥止痛作用。

(二)抗骨质疏松

脉冲电磁场能调节多种与骨代谢有关的分子、细胞水平，如提高骨形态发生蛋白、转化生长因子、胰岛素样生长因子的水平；脉冲电磁场能诱导骨髓间充质干细胞向成骨细胞分化、促进成骨细胞增殖、提高成骨细胞的活性；并且脉冲电磁场能促进破骨细胞凋亡、抑制骨吸收。

(三)促进骨折愈合

磁场作用于骨折部位可引起机体生物电变化，促进骨折区的钙沉积，有利于骨痂生长；磁场可以改善骨折部位的血液循环，改善局部营养和氧供，从而有利于骨折的愈合。

(四)促进创面愈合

磁场能改善血液循环，血流加快，为创面提供更多血液，从而提供了更多的营养物质和氧，有利于加速创面愈合。

(五)镇静

磁场可加强大脑皮质的抑制过程，改善睡眠，调整自主神经功能，缓解肌肉痉挛。

(六)降压

磁场影响大脑皮质的兴奋与抑制过程，加强其对皮质下中枢的调控，并调节血管舒缩功能，减少外周阻力，从而使血压下降。

(七)软化瘢痕与松解粘连

磁场能抑制成纤维细胞的分泌功能，提高破纤维细胞内溶酶体功能，促进细胞的吞噬作用，从而抑制瘢痕形成，使瘢痕由硬变软，颜色变浅，并可使粘连松解。

(八)止泻

在磁场的作用下，ATP 酶活性增强，可使小肠的吸收功能加强；胆碱酯酶活性增强，使肠道分泌减少，蠕动减慢，有利于水分在肠黏膜的吸收；磁场还有消炎、抗渗出作用，均有利于止泻。

(九)抑制良性肿瘤

磁场可以改善血液循环，减少渗出，消炎消肿，可使肿物缩小或消失；异名磁极相吸产生的压力作用，可抑制良性肿瘤的增大。

四、适宜病症

骨质疏松症、骨折延迟愈合、骨关节炎、软组织损伤、外伤性血肿、注射后硬结、肌筋膜炎，肱骨外上髁炎、颈椎病、肩关节周围炎、肋软骨炎、颞颌关节功能紊乱、浅表性毛细血管瘤、乳腺小叶增生、耳郭浆液性软骨膜炎、单纯性腹泻、婴儿腹泻、高血压病、神经衰弱、尿路结石、胆道结石等。

五、注意事项与禁忌证

(一)注意事项

治疗前除去治疗区内金属物品，以免被磁化；磁头通电时间过长会发热，在治疗过程中，应及时询问患者感受，谨防烫伤；对老年人、体弱者、小儿及头部治疗时，原则上应从小剂量开始，观察反应，逐渐增加剂量；少数患者进行磁疗后可出现恶心、头晕、无力、失眠、心悸、血压波动等反应，停止治疗后可消失。

(二)禁忌证

高热、出血倾向、恶性肿瘤、置有心脏起搏器、孕妇、心力衰竭、极度虚弱者。

第七节　肌力训练

肌力是肌肉在收缩或紧张时所表现出来的能力,肌肉主要通过肌力对外界做功。肌力训练是增强肌肉肌力的主要方法,临床上常根据患者肌力评定结果选择合适的肌力训练方法,如传递神经冲动训练、助力训练、主动训练、抗阻训练。另外也常根据肌肉收缩的形式,将肌力训练的方法分为等长训练、等张训练及等速训练。

一、基本概念

(一)等长训练

等长训练是指肌肉收缩时,肌纤维的长度没有改变,也不产生关节活动,但肌肉能产生相当大的张力,因此能增加力量。可用于肌肉和骨关节损伤后的训练初期、肌力 2～5 级的患者。

(二)等张训练

等张训练是指肌肉训练过程中肌纤维张力基本保持不变,而肌纤维的长度发生改变,从而产生关节活动,人类大部分日常肢体活动都属于等张收缩。等张训练又根据肌肉训练过程中肌肉纤维长度改变的不同分为两类:等张向心性收缩和等张离心性收缩。

(三)等速训练

等速训练指利用专门设备,根据运动过程中肌力大小的变化调节外加阻力,使整个关节运动依预先设定的速度进行运动。显著特点是运动速度相对稳定,不会产生加速运动,在关节活动范围内的每一点都能向肌肉提供合适的阻力。

二、基本方法

按照肌肉募集的程度大小,肌力训练的方法可分为传递神经冲动训练、助力训练、主动训练、抗阻训练。按照肌肉收缩的方式,将肌肉训练方法又可分为等长训练、等张训练及等速训练。

(一)传递神经冲动训练

传递神经冲动训练适用于肌力 0～1 级患者。具体方法:训练时让患者首先集中注意力做主观努力,试图引起瘫痪肌肉的主动收缩,同时可以进行语言诱导和做瘫痪肌肉正常情况下收缩时所诱发出运动的被动运动。

(二)助力训练

助力训练适用于肌力 1～3 级时,即肌力较弱尚不能独自主动完成运动时,应开始进行此类运动,以逐步增强肌力。在训练时要随着肌力的恢复不断地改变辅助的方法和辅助量。具体训练方法如下。

1.徒手辅助运动

利用治疗师的手法帮助患者进行主动运动。

2.滑面上辅助运动

在光滑的板面上利用撒滑石粉或小滑车等方法减少肢体与滑板之间的摩擦力。

3.利用滑车重锤的主动运动

利用滑车、重锤减轻肢体的自身重量帮助患者进行运动,此方法适用于拮抗肌可拉起重锤的患者,且只适用于髋、肩、膝等大关节,不能用于手指、手、肘和踝。

4.浮力辅助主动运动

利用水对肢体的浮力或加上漂浮物减轻肢体重力的影响,进行辅助主动运动。

(三)主动训练

主动训练适用于肌力达 3 级以上的患者。训练中应取正确的体位和姿势,将肢体置于抗重力位,防止代偿运动。

(四)抗阻训练

抗阻训练适用于肌力 4 级或 5 级,能克服重力和阻力的患者。训练方法如下。

1.徒手抗阻运动

加阻力时不可过急,宜缓慢,使运动中的肌肉收缩时间延长,一次动作 2～3s 完成,开始时在轻微阻力下主动运动 10 次,然后加大阻力,使肌肉全力收缩活动 10 次,可做向心性等张运动,也可做离心性等张运动及等长运动。

2.加重物抗阻运动

直接用手拿重物或把重的东西系在身体某部位进行练习。如膝伸展动作时,把哑铃固定在足部进行练习。

3.重锤与滑车抗阻运动

此方法用重锤做阻力,用滑车改变牵引的方向,牵引方向与肢体成 90°直角。肌肉收缩到极限后应停 2～3s,无论是向心性或离心性收缩,每个动作都要慢慢进行。

4.弹力带抗阻力运动

弹力带抗阻力运动为用弹力带的弹性做阻力进行的运动。

5.水中抗阻运动

水中抗阻运动可在肢体末端拴上浮子,再向下方运动克服浮子的阻力。

(五)等长训练

等长训练主要适用于肌力 2～5 级的患者,具体训练方法如下。

1.徒手等长训练

受训肢体不承担负荷而保持肌肉长度不变的等长收缩活动。

2.肢体固定时等长训练

肢体固定时等长训练即肢体被固定时的等长训练。如股四头肌在伸展位石膏固定的情况下进行等长收缩练习。

(六)等张训练

等张训练主要适用于肌力 3～5 级的患者进行。该法常是直接或通过滑轮举起重物的练习,如举哑铃或沙袋、拉力器等练习。训练时可采用渐进性抗阻练习法,即先测出待训练肌肉连续 10 次等张收缩所能承受的最大负荷,称为 10 RM,然后让患者进行 3 组 10 次运动,各组间休息 1min，第 1、2、3 组训练所用阻力负荷依次为 1/2、3/4 及 1 个 10 RM。每周复测10 RM 值，并相应调整负荷量。

（七）等速运动

等速运动主要适用于 3 级以下肌力，可先在 CPM 模式设置下进行助力运动或离心运动，有利于肌肉的早期训练。

三、治疗原理

（1）按照不同训练目的分为增强肌力训练和增强肌肉耐力训练两种。人体肌肉纤维分为两大类型Ⅰ型肌纤维（又称为慢肌纤维）和Ⅱ型肌纤维（又称为快肌纤维），Ⅰ型肌纤维主要依靠有氧代谢供能，其收缩较慢，产生的张力较低，但持续时间长，不易疲劳，是做低强度运动及休息时维持姿势的主要动力。Ⅱ型纤维，主要是Ⅱb 型纤维（又称快收缩酵解型纤维），依靠 ATP 分解及糖无氧酵解供能，其收缩快，产生张力高，易疲劳，是做高强度运动时的主要动力。当训练目的为增强肌力时，应加大负荷量以募集更多的肌纤维收缩，加快运动速度及缩短训练时间；而以增强耐力为目的时，则负荷量应相对减小，重复次数应增加，训练的时间应延长。

（2）遵循超量恢复规律是指肌肉或肌群经过适当的练习后产生适度的疲劳，在休息过程中，肌肉先经过疲劳恢复阶段，然后达到超量恢复阶段，在疲劳恢复阶段，练习过程中消耗的肌肉能源物质、收缩蛋白与酶蛋白恢复到运动前水平，在超量恢复阶段这些物质继续上升并超过运动前水平，以后又再降到运动前水平。如下一次练习在前一次超量恢复阶段进行那么就可以以前一次超量恢复阶段的生理生化水平为起点恢复，使超量恢复巩固和叠加起来，实现肌肉形态及功能的逐步发展。按照肌肉练习的超量恢复规律，在练习时应该遵循下面两条原则。①疲劳度原则：肌肉训练时要引起一定肌群的适度疲劳但不应过度疲劳。②频度原则：肌肉训练要掌握适宜的训练频度，尽量使后一次练习在前一次练习后的超量恢复阶段内进行。

四、适宜病症

肌力训练主要适用于中枢、周围神经损伤及肌源性疾病后肌肉力量减低，同时适合失用性、疼痛源性肌肉萎缩，另外对于躯干肌肉力量不协调、关节周围主动肌和拮抗肌不平衡、腹肌和盆底肌肌力减低的患者也适合进行选择性肌肉力量训练。

五、注意事项与禁忌证

（一）肌力训练时的注意事项

（1）掌握正确规范的训练方法，这主要包括选择正确的运动量、训练节奏、在合适的时候施加恰当的阻力及给予合适的固定。

（2）训练过程中遵循无痛训练的原则，疼痛发生应被视作出现或加重损伤的信号。

（3）对患者进行讲解和鼓励，在练习前应使患者充分了解肌肉练习的意义和作用，消除其可能存在的疑虑，经常给予语言的鼓励，并显示练习的效果，以提高其信心和长期坚持练习的积极性。

（4）注意心血管反应，有高血压、冠心病或其他心血管疾病患者应禁忌在等长抗阻运动时过分用力或憋气。

（5）在肌力的强化训练中应避免代偿运动的出现。

（6）认真做好正确详细的训练记录，包括患者训练时对运动负荷的适应能力、训练的运动量是否适合、训练中患者的状况、在训练前后随时测试肌力的进展情况，并根据患者的状况随时调整训练的强度、时间等。

(二)禁忌证

(1)全身有严重感染和发热不宜进行。

(2)患有严重的心脏疾病，如快速性心律失常、心力衰竭等情况。

(3)皮肌炎、肌炎及发作期患者及严重肌病患者不宜进行高强度或抗阻训练。

(4)肌力训练会加剧局部疼痛的患者不宜进行肌力训练。

(5)局部有活动性出血，不宜进行局部肌肉训练，以免加重出血形成血肿。

(6)骨折后只行石膏外固定、骨折断端尚未形成牢固骨痂时不宜进行肌肉长度有改变的训练。

第八节 关节活动度训练

一、基本知识

关节活动度训练，是维持和改善关节活动度而进行的训练。训练可以根据患者的情况进行被动的或主动的运动方式，同时可以利用各种训练器材和矫形器进行辅助。

关节活动度训练的原则如下。

(1)在功能评定的基础上，决定训练的形式，如被动训练、主动-辅助训练和主动训练等。

(2)患者处于舒适体位，同时确保患者处于正常的身体列线；必要时除去影响活动的衣服、夹板等固定物。

(3)治疗师选择能较好发挥治疗作用的位置。

(4)扶握将被治疗关节附近的肢体部位，以控制运动。

(5)对过度活动的关节、近期骨折的部位或麻痹的肢体等结构完整性较差的部位予以支持。

(6)施力不应超过有明显疼痛范围的极限。

(7)关节活动度训练可在：①解剖平面(额面、矢状面、冠状面)；②肌肉可拉长的范围；③组合模式(数个平面运动的合并)；④功能模式等情况下进行。

(8)在进行训练中和完成后，应注意观察患者总体状况，注意生命体征、活动部分的皮温和颜色改变，以及关节活动度和疼痛等变化。

二、基本方法

(一)被动训练

患者完全不用力，全靠外力来完成运动或动作。外力主要来自康复治疗师、患者健肢或各种康复训练器械。

(1)患者舒适、放松体位，肢体充分放松。

(2)按病情确定运动顺序。由近端到远端(如肩到肘，髋到膝)的顺序有利于瘫痪肌的恢复，由远端到近端(如手到肘，足到膝)的顺序有利于促进肢体血液和淋巴回流。

(3)固定肢体近端,托住肢体远端,避免替代运动。

(4)动作缓慢、柔和、平稳、有节律,避免冲击性运动和暴力。

(5)操作在无痛范围内进行,活动范围逐渐增加,以免损伤。

(6)用于增大关节活动范围的被动运动可出现酸痛或轻微的疼痛,但可耐受;不应引起肌肉明显的反射性痉挛或训练后持续疼痛。

(7)从单关节开始,逐渐过渡到多关节;不仅有单方向的,而且应有多方向的被动活动。

(8)患者感觉功能不正常时,应在有经验的康复治疗师指导下完成被动运动。

(9)每一动作重复 10～30 次,2～3 次/d。

(二)主动-辅助训练

在外力的辅助下,患者主动收缩肌肉来完成的运动或动作。助力可由治疗师、患者健肢、器械、引力或水的浮力提供。这种运动常是由被动运动向主动运动过渡的形式。其目的是逐步增强肌力,建立协调动作模式。

(1)由治疗师或患者健侧肢体通过徒手或通过棍棒、绳索和滑轮等装置帮助患肢主动运动,兼有主动运动和被动运动的特点。

(2)训练时,助力可提供平滑的运动;助力常加于运动的开始和终末,并随病情好转逐渐减少。

(3)训练中应以患者主动用力为主,并作最大努力;任何时间均只给予完成动作的最小助力,以免助力替代主动用力。

(4)关节的各方向依次进行运动。

(5)每一动作重复 10～30 次,2～3 次/d。

(三)主动关节活动度训练

主动关节活动度训练适用于肌力在 3 级的患者,主要通过患者主动用力收缩完成的训练。既不需要助力,也不需要克服外来阻力。其目的是改善与恢复肌肉功能、关节功能和神经协调功能等。

(1)根据患者情况选择进行单关节或多关节、单方向或多方向的运动;根据病情选择体位,如卧位、坐位、跪位、站位和悬挂位等。

(2)在康复医师或治疗师指导下由患者自行完成所需的关节活动;必要时,治疗师的手可置于患者需要辅助或指导的部位。

(3)主动运动时动作宜平稳缓慢,尽可能达到最大幅度,用力到引起轻度疼痛为最大限度。

(4)关节的各方向依次进行运动。

(5)每一动作重复 10～30 次,2～3 次/d。

(四)连续被动运动(CPM)

CPM 是利用专用器械使关节进行持续较长时间的缓慢被动运动的一种训练方法,训练前可根据患者情况预先设定关节活动范围、运动速度及持续被动运动时间等指标,使关节在一定活动范围内进行缓慢被动运动,以防止关节粘连和挛缩。

1.仪器设备

对不同关节进行连续被动运动训练,可选用各关节专用的连续被动运动训练器械。训练器械是由活动关节的托架和控制运动的机械组成，包括针对下肢、上肢、甚至手指等外周关节的专门训练设备。

2.程序

(1)开始训练的时间：可在术后即刻进行，即便手术部位敷料较厚时，也应在术后3d内开始。

(2)将要训练的肢体放置在训练器械的托架上，固定。

(3)开机，选择活动范围、运动速度和训练时间。

(4)关节活动范围：通常在术后即刻常用20°～30°的短弧范围内训练；关节活动范围可根据患者的耐受程度每天渐增，直至最大关节活动范围。

(5)确定运动速度：开始时运动速度为每1～2min一个运动周期。

(6)训练时间：根据不同的程序，使用的训练时间不同，每次训练1～2h，也可连续训练更长时间，根据患者的耐受程度选定，1～3次/d。

(7)训练中密切观察患者的反应及连续被动运动训练器械的运转情况。

(8)训练结束后，关机，去除固定，将肢体从训练器械的托架上放下。

3.注意事项

(1)术后伤口内如有引流管时，要注意运动时不要影响引流管。

(2)手术切口如与肢体长轴垂直时，早期不宜采用CPM训练，以免影响伤口愈合。

(3)训练中如同时使用抗凝治疗，应适当减少训练时间，以免出现局部血肿。

(4)训练程序的设定应根据外科手术方式、患者反应及身体情况加以调整。

三、治疗原理

被动关节活动训练的原理是通过瘫痪肢体本体感觉输入，刺激屈伸反射，放松痉挛肌肉、促发主动运动；同时牵拉挛缩或粘连的肌腱和韧带，有利于维持或恢复关节活动范围。主动关节活动训练及主动—辅助关节活动训练是通过肌肉主动收缩或辅助肌肉收缩来改善或恢复患者肌肉功能、关节功能及神经协调功能。

四、适宜病症

被动关节活动训练适用于由于骨折、神经或软组织损伤后的关节活动度下降，是缺乏主动运动能力阶段的一种训练方式，CPM就是利用器械完成被动运动的关节活动训练方法。CPM的主要适应证为：四肢骨折，特别是关节内或干骺端骨折切开复位内固定术后；人工关节置换术后，韧带重建术后；创伤性关节炎、类风湿关节炎滑膜切除术后，化脓性关节炎引流术后；关节挛缩、粘连松解术后，关节镜术后等。主动—辅助训练适应对象：由被动运动向主动运动过渡的患者。主动训练适应对象：肌肉主动收缩良好，但因各种原因导致的关节粘连或肌张力增高而使关节活动度受限的患者。

五、注意事项与禁忌证

需注意在关节活动训练的过程中，监测患者整体情况，注意生命体征、活动部分的皮温和颜色改变以及关节活动度、疼痛或运动质量的改变。

关节活动训练的禁忌证：各种原因所致关节不稳、骨折未愈又未行内固定术者、骨关节肿瘤、全身情况差、病情不稳定者。

第五章　循环系统疾病的康复

第一节　冠心病

一、概述

(一)定义

冠状动脉粥样硬化性心脏病(冠心病)是由于血脂增高致使冠状动脉壁脂质沉积形成粥样硬化斑块,逐步发展为血管狭窄乃至闭塞。粥样斑块脱落可以造成突然血管闭塞和心肌梗死。病理生理核心是心肌耗氧和供氧失平衡。冠心病是最常见的心血管疾病之一,目前我国人口年发病率为1200/10万,年平均死亡率男性为90.1/10万,女性为53.9/10万。随着人民生活水平提高,期望寿命延长和膳食结构改变,我国冠心病发病率和死亡率正在继续升高。冠心病康复医疗是临床治疗的基本组成部分。

(二)临床诊断

1.心绞痛

以发生于胸痛、颌部、肩部、背部或手臂的不适感为特征的临床综合征,常发生于冠心病患者,但亦可发生于瓣膜性心脏病、肥厚性心肌病和控制不良的高血压患者。心绞痛分为稳定性心绞痛(劳力性心绞痛),和不稳定型心绞痛。后者分为以下亚型。

(1)静息性心绞痛:心绞痛发作于休息时,新近1周持续时间>20min。

(2)新近发作性心绞痛:首发症状两个月内出现心绞痛,严重度>CCSCⅢ级。

(3)恶化性心绞痛:原心绞痛发作次数频繁,持续时间延长,或发作阈值降低,例如在首发症状后两个月内心绞痛的严重度至少增加了一个CCSC等级。

2.急性心肌梗死(AMI)

诊断必须具备下列3条中的2条:①缺血性胸痛病史;②心电图动态演变;③血清心肌坏死标志物浓度的动态改变。

3.急性冠脉综合征(ACS)

ACS包括不稳定性心绞痛、非Q波心肌梗死和Q波心肌梗死,可分为ST段抬高的和ST段不抬高两类。诊断标准如下。

(1)ST段抬高的ACS:缺血性胸痛≥30min,服硝酸甘油不缓解,心电图至少2个肢体导联或相邻2个以上的胸前导联,ST段抬高≥0.1 mV。

(2)ST段不抬高的ACS。不稳定性心绞痛的诊断:初发劳力性心绞痛或者恶化劳力性心绞痛,可有心肌缺血的客观证据。①胸痛伴ST段压低≥0.05 mV,或出现与胸痛相关的T波变化,或倒置T波伪改善;②既往患急性心肌梗死、行PTCA或冠状动脉旁路移植手术;③既往冠状动脉造影明确了冠心病的诊断;④TnT或者TnI增高。ST段不抬高的心肌梗死于不稳定性心绞痛的区别在于 CK-MB 增高是否大于或等于正常上限的 2 倍。

(三)冠心病康复定义

冠心病康复是指综合采用主动积极的身体、心理、行为和社会活动的训练与再训练，帮助患者缓解症状，改善心血管功能，在生理、心理、社会、职业和娱乐等方面达到理想状态，提高生活质量。同时强调积极干预冠心病危险因素，阻止或延缓疾病的发展过程，减轻残疾和减少再次发作的危险。冠心病康复涵盖心肌梗死、心绞痛、隐性冠心病、冠状动脉分流术(CABG)后和冠状动脉腔内成型术(PTCA)后等。冠心病康复治疗措施会影响其周围人群对冠心病风险因素的认识，从而有利于尚未患冠心病的人改变不良的生活方式，达到防止疾病发生的目的。所以从实质上，冠心病康复的措施可扩展到尚未发病的人群。

(四)主要功能障碍

1.循环功能障碍

冠心病患者心血管系统适应性下降，循环功能障碍。

2.呼吸功能障碍

长期心血管功能障碍可导致肺循环功能障碍，肺血管和肺泡气体交换效率降低，吸氧能力下降，诱发或加重缺氧症状。

3.全身运动耐力减退

机体吸氧能力减退和肌肉萎缩，限制全身运动耐力。

4.代谢功能障碍

脂质代谢和糖代谢障碍，表现为血胆固醇和甘油三酯增高，高密度脂蛋白胆固醇降低。脂肪和能量物质摄入过多而缺乏运动是基本原因。缺乏运动还可导致胰岛素抵抗，除了引起糖代谢障碍外，还可促使形成高胰岛素血症和血脂升高。

5.行为障碍

冠心病患者往往伴有不良生活习惯、心理障碍等，也是影响患者日常生活和治疗的重要因素。

(五)康复治疗分期

1.Ⅰ期

Ⅰ期指急性心肌梗死或急性冠脉综合征住院期康复。CABG 或 PCI 术后早期康复也属于此列。发达国家此期已经缩短到 3～7d。

2.Ⅱ期

Ⅱ期指患者出院开始，至病情稳定性完全建立为止，时间 5～6 周。由于急性阶段缩短，Ⅱ期的时间也趋向于逐渐缩短。

3.Ⅲ期

Ⅲ期指病情处于较长期稳定状态，或Ⅱ期过程结束的冠心病患者，包括陈旧性心肌梗死、稳定性心绞痛及隐性冠心病。PCI 或 CABG 后的康复也属于此期。康复程序一般为 2～3 个月，自我锻炼应该持续终生。有人将终生维持的锻炼列为第Ⅳ期。

(六)适应证

1.Ⅰ期

患者生命体征稳定,无明显心绞痛,安静心率(110 次/min,无心衰、严重心律失常和心源性休克,血压基本正常,体温正常。

2.Ⅱ期

与Ⅰ期相似,患者病情稳定,运动能力达到 3 代谢当量(METS)以上,家庭活动时无显著症状和体征。

3.Ⅲ期

临床病情稳定者,包括:陈旧性心肌梗死,稳定型劳力性心绞痛,隐性冠心病,冠状动脉分流术和腔内成型术后,心脏移植术后;安装起搏器后。过去被列为禁忌证的一些情况如装起搏器后。过去被列为禁忌证的一些情况如病情稳定的心功能减退、室壁瘤等现正在被逐步列入适应证的范畴。

(七)禁忌证

凡是康复训练过程中可诱发临床病情恶化的情况都列为禁忌证,包括原发病临床病情不稳定或合并新临床病症。稳定与不稳定是相对概念,与康复医疗人员的技术水平、训练监护条件、治疗理念都有关系。此外不理解或不合作者不宜进行康复治疗。

(八)康复治疗原理

1.Ⅰ期康复

通过适当活动,减少或消除绝对卧床休息所带来的不利影响。过分卧床休息可导致:①血容量减少(心血管反馈调节机制),导致每搏量和心排血量降低,代偿性心率加快;②回心血量增加,心脏前负荷增大,心脏射血阻力相对增高,心肌耗氧量相对增加;③血流较缓慢,血液黏滞性相对增加,血栓和栓塞的概率增加;④横膈活动降低,通气及换气功能障碍,排痰困难,合并肺炎和肺栓塞的概率增加;⑤运动耐力降低;⑥胰岛素受体敏感性降低,葡萄糖耐量降低;⑦患者恐惧和焦虑情绪增加,肾上腺皮质激素分泌增高。

2.Ⅱ期康复

设立Ⅱ期康复是基于心肌梗死瘢痕形成需要 6 周左右的时间,而在心肌瘢痕形成之前,患者病情仍然有恶化的可能性,进行较大强度的运动的危险性较大。因此患者在此期主要是要保持适当的体力活动,逐步适应家庭活动,等待病情完全稳定,准备参加Ⅲ期康复锻炼。有的康复中心在Ⅱ期开始进行心电监护下的运动锻炼,其实际效益尚有待论证。

3.Ⅲ期康复

(1)外周效应:指心脏之外的组织和器官发生的适应性改变,是公认的冠心病和各类心血管疾病康复治疗机制。①肌肉适应性改善:长期运动训练后肌肉毛细血管密度和数量增加,运动时毛细血管开放的数量和口径增加,肌肉运动时血液-细胞气体交换的面积和效率相对增加,外周骨骼肌氧摄取能力提高,动静脉氧差增大。②运动肌氧利用能力和代谢能力改善:肌细胞线粒体数量、质量和氧化酶活性提高,骨骼肌氧利用率增强。肌细胞胰岛素受体开放数量增加,葡萄糖进入细胞的速率和数量增加,从而运动能量代谢效率改善,血流需求相对减少。③交感神经兴奋性降低,血液儿茶酚胺含量降低。④肌肉收缩机械效率提高,定量运动时能量消耗相对减少。⑤最大运动能力提高。由于定量运动时心脏负荷减轻，心肌耗氧量降低，最大运动能力相应提高。外周效应需要数周时间才能形成，停止训练则丧失，因此训练必须持之以恒。

(2)中心效应：指训练对心脏的直接作用，主要为心脏侧支循环形成，冠状动脉储备提高，心肌内在收缩性相应提高。冠状动脉狭窄或完全闭塞后所累及的部位形成侧支循环，这一现象已在临床和基础研究中得到了证实。反复心绞痛患者进展为心肌梗死的比率低于初发心绞痛者；冠状动脉狭窄程度越重，心绞痛持续时间越长，侧支循环形成量越多，发展为冠脉栓塞越少或心肌坏死的程度越轻，提示侧支循环有一定程度的心肌保护作用。慢性冠状动脉狭窄的猪模型经过运动训练后，心肌侧支循环的生成显著超过不运动对照组，与运动刺激的血管内皮生长因子(VEGF)、成纤维细胞生长因子(FGF)等的表达增加有关。长期运动训练与形成充分的侧支循环血流量直接相关。此外长期运动后，心脏舒张期延长有利于血供的进一步恢复；血液流速快偏高，有助于侧支循环的扩张，而β受体阻滞剂可抑制这一效应。当然由于人体研究的局限，运动与侧支循环形成之间的确切关系及临床价值仍需更深入的研究。

(3)危险因素控制：康复治疗的重要方面，主要包括以下几方面。①改善脂质代谢异常；②改善高血糖及糖耐量异常；③控制高血压；④改善血液高凝状态；⑤帮助戒烟。

(九)康复疗效

有效的康复治疗可使死亡率降低，积极参加康复锻炼者比不运动者的死亡率可以降低29%。同时致死性心肌梗死发生率也可降低。

二、康复评定

(一)心电运动试验

制订运动处方一般采用分级症状限制型心电运动试验。出院前评估则采用6min步行，或低水平运动试验。

(二)超声心动图运动试验

超声心动图可以直接反映心肌活动的情况，从而揭示心肌收缩和舒张功能，还可以反映心脏内血流变化情况，所以有利于提供运动心电图所不能显示的重要信息。运动超声心动图比安静时检查更加有利于揭示潜在的异常，从而提高试验的敏感性。检查一般采用卧位踏车的方式，以保持在运动时超声探头可以稳定地固定在胸壁，减少检测干扰。较少采用坐位踏车或活动平板方式。运动方案可以参照心电运动试验。

(三)行为类型评定

Friedman和Rosenman提出行为类型，其特征如下。

1.A类型

工作主动、有进取心和雄心、有强烈的时间紧迫感(同一时间总是想做两件以上的事)，但是往往缺乏耐心、易激惹、情绪易波动。此行为类型的应激反应较强烈，因此需要将应激处理作为康复的基本内容。

2.B类型

平易尽人、耐心、充分利用业余时间放松自己、不受时间驱使、无过度的竞争性。

三、康复治疗

(一)Ⅰ期康复

1.康复目标

低水平运动试验阴性,可以按正常节奏连续行走 100～200 m 或上下 1～2 层楼而无症状和体征。运动能力达到 2～3 METs,能够适应家庭生活,患者理解冠心病的危险因素及注意事项,在心理上适应疾病的发作和处理生活中的相关问题。

2.康复方案

以循序渐进地增加活动量为原则,生命体征一旦稳定,无并发症时即可开始。要根据患者的自我感觉,尽量进行可以耐受的日常活动(表 5-1)。此期康复一般在心脏科进行,因此医学生应该掌握。

表 5-1　冠心病Ⅰ期康复参考方案

活动	步骤						
	1	2	3	4	5	6	7
冠心病知识宣教	+	+	+	+	+	+	+
腹式呼吸	10 分	20 分	30 分	30 分×2	—	—	—
腕踝动(不抗阻)	10 次	20 次	30 次	30 次×2	—	—	—
腕踝动(抗阻)	—	10 次	20 次	30 次	30 次×2	—	—
膝肘动(不抗阻)	—	—	10 次	20 次	30 次	30 次×2	—
膝肘动(抗阻)	—	—	—	10 次	20 次	30 次	30 次×2
自己进食	—	—	帮助	独立	独立	独立	独立
自己洗漱	—	—	帮助	帮助	独立	独立	独立
坐厕	—	—	帮助	帮助	独立	独立	独立
床上靠坐	5 分	10 分	20 分	30 分	30 分×2	—	—
床上不靠坐	—	5 分	10 分	20 分	30 分	30 分×2	—
床边坐(有依托)	—	—	5 分	10 分	20 分	30 分	30 分×2
床边坐(无依托)	—	—	—	5 分	10 分	20 分	30 分
站(有依托)	—	—	5 分	10 分	20 分	30 分	—
站(无依托)	—	—	—	5 分	10 分	20 分	30 分
床边行走	—	—	—	5 分	10 分	20 分	30 分
走廊行走	—	—	—	—	5 分	10 分	20 分
下一层楼	—	—	—	—	—	1 次	2 次
上一层楼	—	—	—	—	—	—	1～2 次

帮助:指在他人帮助下完成。独立:指患者独立完成。

(1)床上活动:从床上的肢体活动开始,包括呼吸训练。肢体活动一般从远端肢体活动开始,从不抗地心引力的活动开始,强调活动时呼吸自然、平稳。没有任何憋气和用力的现象。然后逐步开始抗阻活动,例如,捏气球、皮球,或拉皮筋等,一般不需要专用器械。吃饭、洗脸、刷牙、穿衣等日常生活活动可以早期进行。

(2)呼吸训练:呼吸训练主要指腹式呼吸,要点是吸气时腹部浮起,膈肌尽量下降;呼气时腹部收缩,把肺的气体尽量排出。呼气与吸气之间要均匀、连贯、缓慢,但不可憋气。

(3)坐位训练:坐位是重要的康复起始点。开始坐时可以有靠背或将床头抬高。有依托坐的能量消耗与卧位相同,直立的心脏负荷低于卧位。

(4)步行训练:步行训练从床边站立开始,然后床边步行。开始时最好进行若干次心电监护活动。要特别注意避免上肢高于心脏水平的活动。此类活动的心脏负荷增加很大,常是诱发意外的原因。

(5)排便:患者排便务必保持通畅。最关键的要素是调整饮食结构,多吃高纤维素的食物和足够的水分。在床边放置简易坐便器,让患者坐位大便,其心脏负荷和能量消耗均小于卧床,也比较容易排便。

(6)上楼:上楼的运动负荷主要取决于上楼的速度。一般每上一级台阶可以稍事休息,以保证没有任何症状。

(7)心理康复与常识宣教:患者急性发病后,往往有显著的焦虑和恐惧感。护士和康复治疗师必须安排对于患者的医学常识教育,使其理解冠心病的发病特点,注意事项和预防再次发作的方法。特别强调戒烟、低脂低盐饮食、规律的生活、个性修养等。

(8)康复方案调整与监护:如果患者在训练过程中没有不良反应,运动或活动时心率增加<10 次/min,次日训练可以进入下一阶段。运动中心率增加在 20 次/min 左右,则需要继续同一级别的运动。心率增加超过 20 次/min,或出现任何不良反应,则应该退回到前一阶段运动,甚至暂时停止运动训练。为了保证活动的安全性,可以在医学或心电监护下开始所有的新活动。在无任何异常的情况下,重复性的活动不一定要连续监护。

(9)出院前评估及治疗策略:患者达到训练目标后可以安排出院。患者出现并发症或运动试验异常者则需要进一步检查,并适当延长住院时间。

(10)发展趋势:由于患者住院时间日益缩短,国际上主张 3～5d 出院。早期康复治疗不要遵循固定的模式。

(二)Ⅱ期康复

1.康复目标

逐步恢复一般日常生活活动能力,包括轻度家务劳动、娱乐活动等。运动能力达到 4～6 METs,提高生活质量。对体力活动没有更高要求的患者可停留在此期。此期在患者家庭完成。

2.康复方案

散步,医疗体操,气功,家庭卫生,厨房活动,园艺活动或在邻近区域购物,活动强度为 40%～50% HR_{max},RPE 不超过 13～15。一般活动无须医务监测;较大强度活动时可用远程心电图监护系统监测。无并发症的患者可在家属帮助下逐步过渡到无监护活动。可以参考Ⅱ期康复程序(表 5-2)。所有上肢超过心脏平面的活动均为高强度运动,应该避免或减少。日常生活和工作时应采用能量节约策略,比如制订合理的工作或日常活动程序,减少不必要的动作和体力消耗等,以尽可能提高工作和体能效率。每周需要门诊随访 1 次。任何不适均应暂停运动,及时就诊。

表 5-2　冠心病Ⅱ期康复参考方案

活动内容	第一周	第二周	第三周	第四周
门诊宣教	1次	1次	1次	1次
散步	15min	20min	30min	30min×2次
厨房工作	5min	10min	10min×2次	10min×3次
看书或电视	15min×2次	20min×2次	30min×2次	30min×3次
降压舒心操	保健按摩学习	保健按摩×1次	保健按摩×2次	保健按摩×2次
缓慢上下楼	1层×2次	2层×2次	3层×1次	3层×2次

(三)Ⅲ期康复

1.康复目标

巩固Ⅱ期康复成果,控制危险因素,改善或提高体力活动能力和心血管功能,恢复发病前的生活和工作。此期可以在康复中心完成,也可以在社区进行。

2.基本原则

(1)个体化:因人而异地制订康复方案。

(2)循序渐进:遵循学习适应和训练适应机制。学习适应指掌握某一运动技能时由不熟悉至熟悉的过程,是一个由兴奋、扩散、泛化,至抑制、集中、分化的过程,是任何技能的学习和掌握都必须经历的规律。训练适应是指人体运动效应提高由小到大、由不明显到明显、由低级到高级的积累发展过程。

(3)持之以恒:训练效应是量变到质变的过程,训练效果的维持同样需要长期锻炼。运动训练没有一劳永逸的效果,训练效应在停止训练后消失。

(4)趣味性:兴趣可以提高患者参与并坚持康复治疗的主动性和顺应性。采取群体形式,穿插活动性游戏等是常用的方法。

(5)全面性:冠心病患者往往合并其他脏器疾病和功能障碍,同时患者也常有心理障碍和工作/娱乐、家庭/社会等诸方面的问题,因此冠心病的康复绝不仅仅是心血管系统的问题。对患者要从整体看待,进行全面康复。

3.治疗方案

全面康复方案包括:有氧训练、循环抗阻训练、柔韧性训练、医疗体操、作业训练、放松性训练、行为治疗、心理治疗等。在整体方案中,有氧训练是最重要的核心。本节主要介绍有氧训练的基本方法。

(1)运动方式:步行、登山、游泳、骑车、中国传统形式的拳操等。慢跑曾经是推荐的运动,但是其运动强度较大,运动损伤较常见,近年来已经不主张使用。

(2)训练形式:可以分为间断性和连续性运动。间断性运动指基本训练期有若干次高峰靶强度,高峰强度之间强度降低。优点是可以获得较强的运动刺激,同时时间较短,不至于引起不可逆的病理性改变。缺点是需要不断调节运动强度,操作比较麻烦。连续性运动指训练的靶强度持续不变,这是传统的操作方式,主要优点是简便,患者相对比较容易适应。

(3)运动量:运动量是康复治疗的核心,要达到一定阈值才能产生训练效应。合理的每周总运动量为 2.9～8 kJ(700～2000 cal,相当于步行 10～32km)。运动量<2.9 kJ/周(700 cal/周)只能维持身体活动水平,而不能提高运动能力。运动量>8 kJ(2000 cal/周)则不增加训练效应。运动总量无明显性别差异。

运动量的基本要素为:强度、时间和频率。①运动强度。运动训练所必须达到的基本训练强度称之为靶强度,可用心率(HR_{max})、心率储备、最大吸氧量(VO_{2max})、METs、RPE 等方式表达。靶强度与最大强度的差值是训练的安全系数。靶强度一般为 40%～85% VO_{2max} 或 METs,或 60%～80%HR 储备,或70%～85%HR_{max}。靶强度越高,产生心脏中心训练效应的可能性就越大。②运动时间,指每次运动锻炼的时间。靶强度运动一般持续 10～60min。在额定运动总量的前提下,训练时间与强度成反比。准备活动和结束活动的时间另外计算。③训练频率,指每周训练的次数。国际上多数采用每周 3～5d 的频率。④合适运动量的主要标志:运动时稍出汗,轻度呼吸加快但不影响对话,早晨起床时感舒适,无持续的疲劳感和其他不适感。

(4)训练实施:每次训练都必须包括准备、训练和结束活动。①准备活动:目的是预热,即让肌肉、关节、韧带和心血管系统逐步适应训练期的运动应激。运动强度较小,运动方式包括牵伸运动及大肌群活动,要确保全身主要关节和肌肉都有所活动,一般采用医疗体操、太极拳等,也可附加小强度步行。②训练活动:指达到靶训练强度的活动,中低强度训练的主要机制是外周适应作用,高强度训练的机制是中心训练效应。③结束活动:主要目的是冷却,即让高度兴奋的心血管应激逐步降低,适应运动停止后血流动力学改变。运动方式可以与训练方式相同,但强度逐步减小。充分的准备与结束活动是防止训练意外的重要环节(训练心血管意外75%均发生在这两个时期),对预防运动损伤也有积极的作用。

(5)注意事项:①选择适当的运动,避免竞技性运动。②只在感觉良好时运动。感冒或发热症状和体征消失 2d 以上再恢复运动。③注意周围环境因素对运动反应的影响,包括:寒冷和炎热气候要相对降低运动量和运动强度,避免在阳光下和炎热气温时剧烈运动(理想环境:温度 4～28 ℃,风速<7 m/s);穿戴宽松、舒适、透气的衣服和鞋;上坡时要减慢速度。饭后不做剧烈运动。④患者需要理解个人能力的限制,应定期检查和修正运动处方,避免过度训练。药物治疗发生变化时,要注意相应调整运动方案。参加训练前应该进行尽可能充分的身体检查。对于参加剧烈运动者尽可能要先进行心电运动试验。⑤警惕症状。运动时如发现心绞痛或其他症状,应停止运动,及时就医。⑥训练必须持之以恒,如间隔 4～7d 以上,再开始运动时宜稍减低强度。

4.性功能障碍及康复

Ⅲ期康复应该将恢复性生活作为目标(除非患者没有需求)。判断患者是否可以进行性生活的简易试验有:①上二层楼试验(同时做心电监测)。通常性生活心脏射血量约比安静时高50%,这和快速上二层楼的心血管反应相似。②观察患者能否完成 5～6 METs 的活动,因为采用放松体位的性生活最高能耗为 4～5 METs。日常生活中看精彩球赛时的心率可能会超过性生活。在恢复性生活前应该经过充分的康复训练,并得到经治医师的认可。应该教育患者采用放松姿势和方式,避免大量进食后进行。必要时在开始恢复性生活时采用心电检测。

5.康复锻炼与药物治疗的关系

运动训练和药物治疗在心脏病康复中相辅相成。适当药物治疗可相对增强患者运动能力，提高训练水平和效果。运动训练效应有助于逐步减少用药量，甚至基本停止用药。药物可对患者运动时的心血管反应产生影响，因此运动训练时必须要关注药物的作用。

(1)硝酸甘油：代表药品为硝酸甘油和异山梨酯，有较强的扩血管作用，通过降低心脏前后负荷，降低心肌耗氧量，从而提高运动能力。少数患者可产生过分血管扩张，导致直立性低血压。

(2)β-阻滞剂：可减慢心率和降低心肌收缩力，降低心肌耗氧量，从而提高运动能力。运动训练患者的心率增加受限，通常采用 METs 或 RPE 作为靶强度。

(3)钙拮抗剂：可降低外周血管阻力和心肌收缩性，从而降低心肌耗氧量，增强运动能力。不同钙拮抗剂可减慢或加快心率，应注意患者的心率反应。

(4)肾素-血管紧张素转换酶抑制剂：药物作用是抑制血管紧张度，降低血压和外周血管阻力。运动时要密切注意患者的血压反应，强调适当和充分的准备和结束活动。

第二节　慢性充血性心力衰竭

慢性充血性心力衰竭(简称慢心衰)是心脏疾病的终末阶段，是各种心脏结构和功能疾病导致心室舒张和(或)收缩能力明显受损的一种复杂的临床综合征，常表现为劳力性呼吸困难、运动耐受能力下降、肢体水肿等。一般根据其发病机制分为左侧心力衰竭、右侧心力衰竭和舒张性心力衰竭。而随着人口老龄化及代谢性疾病发病率的持续升高，慢心衰的发病率仍持续上升。

一、康复评定

(一)功能评定

1.呼吸困难评定

慢心衰患者呼吸困难症状与心脏前后负荷相关，常常在体力活动或夜间平卧位时出现。与肺源性呼吸困难患者所采用的测量工具不同的是，心源性呼吸困难患者测量时一般采用 6～20 制式的伯格呼吸困难量表，该量表在患者运动中监测心率变化上更具优势。

2.心肺功能评定

具体方法参见相关章节。

3.心电运动试验评定

心电运动试验或心肺运动测试是目前无创性心肺功能测试的金标准。通过这项测试，可以了解患者的运动耐受程度，并观察其在运动过程中可能出现的不适反应，是运动处方制订的客观依据。

4.呼吸方式评定

慢心衰尤其是左侧和部分舒张性心力衰竭患者，由于肺血管淤血水肿、气道阻力增加、肺泡弹性下降等因素，常合并呼吸方式异常，严重患者可出现潮式呼吸(CSR)。后者是呼吸由浅慢逐渐加快加深，达顶峰后又逐渐变浅变慢，暂停数秒之后，再重复上述周期的病态呼吸方式。Brack T 等发现严重心衰患者出现日间和夜间潮式呼吸的比例约为16%和62%，且其患者死亡率出现明显升高。因此，还需特别注意患者的呼吸节律情况。

5.心理功能评定

具体方法参见相关章节。

(二)结构评定

慢性充血性心力衰竭患者心脏结构改变主要包括：①心脏本身基础病变，如风湿性心脏瓣膜病变、心肌梗死后室壁瘤等；②心脏代偿性改变，如心肌肥厚、心腔扩大等；③心脏继发性病变，如附壁血栓等。此外，慢性心力衰竭必将引起心外继发性改变，如肺血管淤血水肿、肺门静脉增宽、下肢静脉扩张及静脉瓣功能不全等。

(三)日常生活活动能力评定

在日常生活活动能力评定时，除参见相关章节的具体方法外，还可以记录患者在完成日常生活活动项目中的呼吸困难程度，如本田厚瑞提出的日常生活能力-呼吸困难感觉评价表。

(四)参与评定

慢性充血性心力衰竭患者均合并不同程度的体能下降，这必将限制其职业活动、社交生活和休闲娱乐功能的受限，也造成生存质量下降。

二、康复诊断

(一)功能障碍

1.运动功能障碍

运动功能障碍表现为运动耐受性降低、劳力性呼吸困难、下肢肿胀。

2.心理功能障碍

心理功能障碍表现为与疾病相伴随的焦虑、抑郁。

(二)结构异常

结构异常主要表现为心腔增大，肺组织淤血水肿，肺静脉增宽，部分患者还合并心脏瓣膜狭窄或关闭不全、心肌室壁瘤形成及下肢凹陷性水肿。

(三)活动受限

慢心衰导致日常生活活动不同程度受限，涉及患者的基础和工具性日常生活能力。

(四)参与受限

1.职业受限

职业受限程度与疾病严重程度、劳动强度有关，轻症患者可以完成部分简单工作。

2.社会交往受限

症状的反复发作对患者的社交活动造成困扰。

3.休闲娱乐受限

以上肢活动为主的娱乐项目对患者心脏负荷较低，影响相对较小。

4.生存质量下降

由于症状的反复出现、渐行加重，对患者生理与心理造成不良影响，其生存质量下降显著。

三、康复治疗

近期目标:缓解患者劳力性呼吸困难症状,减轻下肢水肿,提高其运动耐受性。

远期目标:纠正其不良生活方式及营养状态,减少诱发加重因素,提高社会活动参与度,改善异常心理情绪,延长寿命,提高生存质量。

(一)物理治疗

1.低频神经肌肉电刺激疗法

慢心衰患者容易出现肢体肌肉失用性萎缩和静脉血流减缓、淤积。通过神经肌肉电刺激疗法,一方面可在不增加心脏负荷的情况下诱导骨骼肌收缩,避免肌肉萎缩,另一方面,肌肉的周期性收缩有助于增加对静脉系统的挤压,模拟肌泵活动,避免下肢深静脉血栓形成,减少制动并发症。治疗时一般根据目标肌群的形态大小选择合适的电极片,固定于肌肉的运动点处,以患者可耐受的刺激强度,给予通电 1～2s,休息 1.5～2s,以 20～30 次收缩为 1 个周期,循环进行 3 个周期,每天 1～2 次,直至病情好转。

2.有氧运动疗法

运动训练提高心衰患者的运动耐量和生存质量,不会对左心室重塑带来不利影响,并且可能降低轻至中度心衰患者的死亡率及住院率。训练时宜根据患者的个人喜好、体能水平与环境条件等因素,选择合适的运动项目,如慢走、快走等,采用中低强度(如运动时心率较平静时增加不超过 20 次/min,或伯格呼吸困难指数低于 13),持续 30min,每周间断进行 3～4 次。

3.肌力训练

以往认为力量训练增加心脏负荷,加重心衰症状,但目前研究认为科学的力量训练可提高患者肌肉力量,改善运动耐力,并增强心肺功能。在实施时可采用一次最大抗阻重量的 40%～50% 作为训练强度,重复 8～10 次为 1 个循环,每天重复 2 个循环,每周训练 3d。

4.呼吸训练

慢心衰患者存在一定程度的呼吸肌萎缩和疲劳耐受性下降,而对其进行呼吸肌肌力训练则可以改善其呼吸困难症状,并提高运动耐受性,特别适合在病情严重患者中实施。训练时可采用激励式肺量计或阻力可调型呼吸肌训练器,阻力阈值应不低于最大吸气压或呼气压 30%,连续进行 5～10 次,间隔休息 5～10min,重复 2～3 周期,每天 1 次。

(二)作业治疗

在各种运动训练中加入文娱因素,有利于增加运动的趣味性和娱乐性,提高患者的参与积极性,同时通过音乐等调节因素调节负性情绪,改善心理情绪状况,有利于患者的全面康复。患者可根据自身情况选择一些慢节奏娱乐活动,如棋类、慢舞等。

(三)康复辅具

患者可根据个人体能水平的高低与家庭、社区环境情况,选择助行器、助行车或轮椅等作为步行辅助工具,减少能量消耗,减轻呼吸困难症状。

(四)中医康复

气功是中华医疗文化中的瑰宝,其糅合了呼吸功能、柔韧性及耐力训练等多种元素,非常适合老年人,也同样适合慢心衰患者。

(五)康复护理

慢心衰患者的康复护理重点在于健康宣教,内容包括疾病的危险因素与诱导因素、戒烟、营养膳食指导、居家保健基本知识等。

(六)药物治疗

药物治疗主要为交感神经系统受体阻滞剂、利尿剂等。

第三节　心肌病

一、概 述

(一)定义

心肌病即原发性心肌病,是指除心脏瓣膜病、高血压心脏病、肺源性心脏病、先天性心脏病和甲状腺功能亢进性心脏病等以外的"原因不明"的伴有心肌功能障碍的心肌疾病。1995 年世界卫生组织和国际心脏病学会(WHO/ISFC)根据病理生理学将心肌病分为 4 型,即扩张型心肌病、肥厚型心肌病、限制型心肌病及致心律失常型右心室心肌病。2007 年 1 月《中华心血管病杂志》发表《心肌病诊断与治疗建议》,仍建议我国临床医师采用上述标准。

(二)病因

1.扩张型心肌病(DCM)

左心室或双心室扩张,有收缩功能障碍。病因不明,除特发性、家族性遗传外,近年来认为持续性病毒感染是其重要原因。此外围生期、酒精中毒、抗癌药物、心肌能量代谢紊乱和神经激素受体异常等也可引起本病。

2.肥厚型心肌病(HCM)

左心室或双心室肥厚,通常伴有非对称性室间隔肥厚。有明显家族史(约 1/3),系常染色体显性遗传疾病。此外,儿茶酚胺代谢异常、细胞内钙调节异常、高血压、高强度运动等均可作为本病发病因子。

3.限制型心肌病(RCM)

收缩正常,心壁不厚,单或双心室舒张功能低下及扩张容积减小。多见于热带和温带地区,我国仅有散发病例。

4.致心律失常型右心室心肌病(ARVC)

右心室进行性纤维脂肪变。常为家族性发病,系常染色体显性遗传,不完全外显、隐性型也有报道。

(三)流行病学

心肌病的流行病学调查研究较少,欧美资料显示,心肌病年发病率在(3～6)/10 万,其中扩张型心肌病占 40%～90%。肥厚型心肌病可呈家族性发病,也可有散发性发病,根据流行病学调查结果,散发者占 2/3,有家族史者占 1/3。家族性发病的患者中,50%的肥厚型心肌病病因不明确,50%的家系中发现有基因突变。遗传方式以常染色体显性遗传最为常见,约占 76%。

扩张型心肌病是所有心肌病中对心功能影响最大的疾病之一，预后不佳，约有50%的患者2～5年内死亡。虽然22%的患者可存活10年，但由于心功能低下严重影响了患者的生活质量、工作能力和寿命，再加上患者需要长期药物治疗，心理和经济负担更加严重，加速了疾病的发展过程。年轻扩张型心肌病患者病程较凶险，20岁以下患者平均存活期较短，主要死因为致命性室性心律失常，而年龄大于40岁的扩张型心肌病患者主要死于顽固性心力衰竭。如何改善他们的生活质量、适当提高体能、降低活动所致的风险、延缓疾病的发展过程，是康复治疗面临的挑战与难题。

二、临床表现及临床处理

(一)临床表现

1.症状与体征

(1)扩张型心肌病：起病缓慢，首发症状通常是活动后气促及易于疲乏，可突然发热和类流感样症状。患者的心率增快，同时伴有血压下降或正常。多在临床症状明显（如气急，甚至端坐呼吸、水肿和肝大等充血性心力衰竭的症状和体征）时才被诊断，部分患者可发生栓塞或猝死。

(2)肥厚型心肌病：部分患者无自觉症状，而因猝死或在体检中被发现，许多患者有心悸、胸痛、劳力性呼吸困难。

(3)限制型心肌病：以发热、全身倦怠为初始症状。白细胞增多，特别是嗜酸性粒细胞增多较为特殊。以后逐渐出现心悸、呼吸困难、水肿、肝大、颈静脉怒张、腹水等心力衰竭症状，其表现酷似缩窄性心包炎，有人称之为缩窄性心内膜炎。

(4)致心律失常型右心室心肌病：临床表现为心律失常、右心扩大和猝死，尤其在年轻患者。

2.辅助检查

(1)胸部X线检查：扩张型心肌病表现为心影扩大，心胸比＞50%，左室或双室扩大但无室间隔肥厚。两肺淤血与心力衰竭严重程度呈正相关。肥厚型心肌病心脏正常或轻度增大。限制型心肌病以两心房增大或右房、右室增大为主。

(2)心电图：扩张型心肌病以异位搏动和异位心律最常见，其次为传导阻滞和ST-T改变。肥厚型心肌病表现为左室肥厚和ST-T改变，房室传导阻滞和束支传导阻滞也较常见。限制型心肌病表现为心房肥大、T波低平或倒置、右室肥大、ST段压低、右束支传导阻滞等改变。心房颤动较多见。致心律失常型右心室心肌病特点为75%低电压，频发室早或左束支传导阻滞型室性心动过速，心脏不增大且无症状的患者，运动试验常可诱发室性心动过速；严重者可发生心室颤动或猝死。

(3)超声心动图和经食管超声心动图：扩张型心肌病表现为左室球形扩大，室壁运动减弱，主动脉偏窄，主肺动脉增宽，心腔内血栓，室壁可轻度增厚，但增厚程度与心腔扩大不成比例。肥厚型心肌病的典型表现为室间隔非对称肥厚，活动度差，心腔变小，左室收缩期内径缩小，心功能改变以舒张功能障碍为主。限制型心肌病以心腔狭小为特征，严重者心尖呈闭塞状，室间隔和左室后壁厚度对称性增加，运动幅度明显减小。致心律失常型右心室心肌病表现为右心室呈弥漫性或区域性扩大，局部可呈瘤样膨出。右室收缩功能降低，左心室正常。

(4)心导管检查和心血管造影：扩张型心肌病表现为左室舒张末压、左房压及肺毛细血管楔压升高，心排血量减少，射血分数降低。左室造影可见左室腔扩大，左室壁运动减弱。冠状动脉造影多正常。肥厚型心肌病左心室造影示心腔缩小变形，主动脉瓣下呈S形狭窄，心室壁增厚，室间隔不规则增厚突入心腔，心尖部肥厚型心肌病患者造影示"黑桃样"改变。限制型心肌病出现舒张功能严重受损的压力曲线改变。左室造影心内膜肥厚及心室腔缩小，多呈闭塞状，二尖瓣反流。流入道狭小，流出道扩张。

(5)心内膜活检：扩张型心肌病无特异性病理学特征，可见心肌纤维化，心肌细胞排列紊乱。肥厚型心肌病诊断率80%。荧光免疫法发现肥厚心肌内儿茶酚胺含量增高。限制型心肌病确诊率为90%，心内膜增厚和心内膜下心肌纤维化。致心律失常型右心室心肌病心肌缺如或减少，被纤维组织、脂肪和瘢痕组织所代替，但由于其室壁菲薄，不宜做心内膜活检。

(二)临床处理

心肌病，尤其是扩张型心肌病病因及发病机制尚不清楚，目前无特效治疗措施，更不能建立该病的一级预防。须强调早期发现、早期诊断及早期治疗。

1.药物治疗原则

(1)预防和控制感染：上呼吸道感染可诱发或加重扩张型心肌病心力衰竭，在易感及高危扩张型心肌病患者中酌情使用丙种球蛋白或转移因子等，以增强机体免疫力，预防呼吸道感染。

(2)抗自身免疫治疗：应用对全身免疫系统具有抑制作用的糖皮质激素、环孢素或环磷腺苷。

(3)心力衰竭的药物治疗：包括血管紧张素转化酶抑制剂、β受体阻滞剂、利尿剂、钙通道阻滞剂、抗心律失常药、洋地黄及非洋地黄类正性肌力药物、环磷酰胺等。但对是否应用肾上腺皮质激素仍有争议。

(4)溶栓药物治疗：有附壁血栓者可使用抗凝药物。

2.手术治疗原则

(1)心脏手术：扩张型心肌病可采用心脏移植术、动力心肌成形术、二尖瓣重建术、左心室缩(减)容术等术式。肥厚型心肌病脉压＞50 mmHg应予手术切除心肌，疗效优于起搏器治疗。

(2)起搏器治疗：适用于限制型心肌病伴有严重症状，经内科正规药物治疗无效或出现毒副作用者，或限制型心肌病合并房室传导阻滞、交界区性心律，伴或不伴有心功能不全者等。

三、康复评定

对临床确诊为心肌病患者的康复功能评估，除临床表现评定外，应根据国际功能、残疾和健康分类(ICF)从患者受累脏器的生理功能、个人自理生活能力及社会活动参与能力3个层次全面评价患者的整体功能，具体评估方法如下。

(一)身体结构与身体功能

1.身体结构

无论哪种类型的心肌病，均可导致心肌细胞结构、组织学的改变：不同程度的心肌纤维化，心肌纤维肥大、心肌纤维排列紊乱和心内膜的不规则肥厚，甚至心肌缺如、减少，被纤维组织、脂肪和瘢痕组织所代替。这些结构的改变，将导致心脏扩大、肥厚、收缩力的减退，从而导致心脏功能的下降。

2.心功能分级

纽约心脏病学会心功能分级（NYHA）是目前临床最常用的分级方法。其缺点是依赖主观分级，评估者变异较大，但由于已经应用多年，临床已经广泛接受，所以目前仍然有较大的价值。具体分级标准如下。

（1）Ⅰ级：患有心脏病，体力活动不受限。一般的体力活动不引起疲劳、心悸、呼吸困难或心绞痛。

（2）Ⅱ级：患有心脏病，体力活动稍受限。休息时正常，但一般的体力活动可引起疲劳、心悸、呼吸困难或心绞痛。

（3）Ⅲ级：患有心脏病，体力活动明显受限。休息时尚正常，但轻度体力活动可引起疲劳、心悸、呼吸困难或心绞痛。

（4）Ⅳ级：患有心脏病，体力活动完全丧失。休息时仍有心力衰竭症状或心绞痛。任何体力活动均可使症状加重。

（二）活动能力

1.日常生活活动能力评定

临床上常用改良 Barthel 指数评定患者的日常生活活动能力（ADL）。该评定量表大多应用于中枢神经损伤所致的功能障碍，对无肢体运动障碍和认知功能障碍的脏器功能障碍者同样也可以使用。

2.自我活动能力的评定

Goldman 将 NYHA 心功能分级与代谢当量对应，可以作为指导日常活动与运动的参考。心功能Ⅰ级可从事代谢当量≥7 的活动；心功能Ⅱ级可从事代谢当量≥5、＜7 的活动；心功能Ⅲ级可从事代谢当量≥2、＜5 的活动；心功能Ⅳ级可从事代谢当量＜2 的活动。

3.运动危险分层评定

心肌病，尤其是肥厚型和限制型心肌病，过量运动往往是本病的诱发因因素，严重者还会导致室性心动过速和心室颤动的发生，危及生命，因此，要充分了解个体的运动危险分层。美国心脏病学会心脏运动美国运动医学会（ACSM）推荐的心血管疾病危险分层类别与标准如下。

（1）低危：指没有心血管、肺脏和（或）代谢疾病的症状/体征或已经诊断的疾病，以及不多于 1 个心血管疾病的危险因素。急性心血管事件在此人群中的危险性很低，体力活动/运动项目可在不进行医学检查和许可的情况下安全进行。

（2）中危：指没有心血管、肺脏和（或）代谢疾病的症状/体征或已经诊断的疾病，但具有 2 个或以上心血管疾病的危险因素。急性心血管事件在此人群中的危险性增加，尽管如此，多数中危人群在没有必要的医学检查和许可的情况下安全地参与低至中等强度的体力活动。但参与较大强度的体力活动之前，有必要进行医学检查和运动测试。

（3）高危：指有 1 个或多个心血管、肺脏和（或）代谢疾病的症状/体征或已经诊断的疾病。急性心血管事件在此人群中的危险性已增加到较高程度，在参加任何强度的体力活动或运动前均应进行全面的医学检查并且获得许可。

显然，心肌病属于高危人群，任何体力活动必须进行医学检查，在医学监督下进行适当的体力活动。

4.心电运动试验

对于心肌病患者，即使是进行心电运动试验，急性心血管事件的发生率还是相对较高，尤其是肥厚型、限制型和致心律失常型右心室心肌病，运动往往是诱发的原因，被列为心电运动试验的相对禁忌证，因此在进行心电运动试验时应格外谨慎，并做好应急处理措施。心电运动试验，应采用低水平症状限制性心电运动试验或采用额定时间(6min)自由节奏步行，同时给予监护下进行。根据心电运动试验可以求出相应的代谢当量，从而正确指导康复治疗和日常活动，可以提高治疗效果，增加训练的安全性。

四、康复治疗

扩张型心肌病的最终归宿多为心力衰竭，康复训练目标为维持心肺功能、运动及日常生活自理能力，延缓心功能不全的出现及进展。而肥厚型、限制型及致右室心律失常型心肌病由于易诱发心律失常及心血管急性血流动力学障碍，尚缺乏运动治疗方面的证据，有的还被列为运动治疗的禁忌。同时，康复治疗应该是全面治疗，包括运动、心理、饮食或营养、教育，以及针对原发疾病的治疗。

(一)运动治疗

根据心电运动试验结果，制订运动处方、了解运动危险分层和运动中的监护，了解患者是否理解运动处方的内容，并能执行。

1.运动方式

运动方式主要为医疗步行、踏车、腹式呼吸、抗阻运动、太极拳、放松疗法、医疗体操等。

2.运动训练

(1)运动强度：一般采用症状限制性运动试验中峰值吸氧量的50%以下。在训练开始时可采用较小强度的运动方案以尽可能防止高估运动能力而造成训练过度。

(2)自感劳累分级(RPE)：是衡量运动强度十分有效的指标，RPE 15～16 时往往是达到通气阈和发生呼吸困难的强度。患者一般可以耐受 RPE 11～13 的强度。运动训练中不应该有任何症状和循环不良的体征。

(3)训练节奏：运动训练开始时应该为 5～10min，每运动 2～4min，间隔休息 1min。运动时间可以按 1～2min 的节奏逐渐增加，直到 30～40min。运动采用小强度，负荷的增加应该小量、缓慢。过快地增加负荷可明显降低患者对运动的耐受性。开始训练时运动时间过长往往产生过度疲劳。

准备活动与结束活动必须充分，最好不少于 10min，以防止发生心血管意外。有些患者的活动量很小，持续活动的总时间只有数 min，运动中心率增加不超过 20 次/min，可以不要专门的准备和放松活动。

3.呼吸肌训练

选择性的呼吸肌训练有助于改善由于呼吸限制运动能力的心脏病患者的运动功能。进行抗阻呼吸训练可以提高膈肌耐力，增加氧化酶和脂肪分解酶活性。呼吸肌训练和力量训练后，呼吸肌耐力增加，最大持续肺通气能力提高，肺活量提高，呼吸肌肌力明显提高，亚极量和极量运动能力明显提高，日常生活中的呼吸困难改善。

呼吸肌训练的方法包括：主动过度呼吸、吸气阻力负荷和吸气阈负荷。吸气阻力负荷是最常用的方法，即采用小口径呼吸管或可调式活瓣的方式增加呼吸阻力。

4.抗阻训练

一定肌肉力量和肌肉耐力是个体完成动作所必备的基本条件。虽然肌肉力量是指施加在某块特殊肌肉或肌群的外力，但通常用“抗阻”这一术语表示。力量可以是静态的或动态的。肌肉耐力是表示某肌肉在一定时间完成重复收缩以引起肌肉充分疲劳的能力，或保持最大收缩能力在特定百分比的持续时间。

肌肉力量练习方式：上肢力量、下肢力量、腿部力量、躯干力量等。肌肉耐力训练有俯卧撑、仰卧起坐、卧推等。由于抗阻练习有可能引起患者异常心血管“升压反应”，对于中度至高危的心脏病患者，尤其是伴有左室功能异常的患者，进行安全的肌肉适能训练还需要更多的研究。目前运动指南建议的肌肉力量和耐力测试与训练的禁忌证，包括严重狭窄或反流性瓣膜病和肥厚型心肌病。因为有心肌缺血或较差左室功能的患者在进行抗阻运动时，可能会出现室壁运动异常或严重的室性心律失常，建议以中度或较好的左室功能和心肺适能（＞5 METs或 6 METs）不伴有心绞痛症状或缺血性 ST 段改变为前提的患者可参加传统的抗阻训练计划和参加肌肉力量及肌肉耐力的测试。

（二）作业治疗

根据心功能分级所对应运动水平和代谢当量，进行适当的生活自理能力训练和工作能力训练。

心功能分级、活动水平和活动项目（包括家务劳动、职业活动等）。

Ⅰ级：平时无自觉症状，可适应一般体力活动，仅在剧烈运动或过度疲劳时才有心悸和呼吸困难。最大活动水平为 6.5 METs，自觉劳累分级在 13～15。可采用上述所有活动方法。

Ⅱ级：轻度活动无不适，中度活动时出现心悸、疲劳和呼吸困难。心脏常有轻度扩大。最大持续活动水平为 4.5 METs，自感劳累分级为 9～11。可采用上述各种方法，但活动强度应明显较小，活动时间不宜过长，活动时的心率增加一般不超过 20 次/分。

Ⅲ级：轻度活动时迅速出现心悸、疲劳和呼吸困难，心脏中度增大，下肢水肿。最大持续活动水平为3.0 METs，自感劳累分级为 7。以静气功、腹式呼吸、放松疗法为宜，可做不抗阻的简单四肢活动，活动时间一般为数 min。活动时心率增加不超过 10～15 次/min。每次运动的时间可以达到 30min，至少每周活动 3 次。

Ⅳ级：静息时有呼吸困难和心悸，心脏明显扩大，水肿明显。最大持续活动水平为 1.5 METs。只做静气功、腹式呼吸和放松疗法之类不增加心脏负荷的活动。可作四肢被动活动。活动时心率和血压一般应无明显增加，甚至有所下降。世界卫生组织提出可以进行缓慢的步行，每次 10～15min，每天 1～2 次，但必须无症状。

（三）训练注意事项

1.运动处方的制订

强调个体化原则，要充分意识到心力衰竭患者心力储备能力已经十分有限，避免造成心肌失代偿。在考虑采用运动训练之前应该进行详尽的心肺功能和药物治疗的评定。

2.运动中

活动时应强调动静结合、量力而行，不可引起不适或症状加重，禁忌剧烈运动，并要有恰当的准备和结束活动。活动必须循序渐进，并要考虑环境因素对活动量的影响，包括气温、温度、场地、衣着等。避免在过热（>27 ℃）或过冷（<－18 ℃）时训练。避免情绪性高的活动，如有一定竞赛性质的娱乐活动。

3.监督

治疗时应有恰当的医学监护，出现疲劳、心悸、呼吸困难以及其他症状时应暂停活动，查明原因。严格掌握运动治疗的适应证和禁忌证，尤其是肥厚型、限制型及致右室心律失常型心肌病。运动治疗只能作为综合治疗的一部分，不能排斥其他治疗。

(四)传统治疗

中药治疗对机体调理、缓解症状有一定的疗效。功能补益心气，安神定悸。主治心气不足型心肌病；症见心悸易惊，气短乏力，心神不安，少寐多梦，舌质淡苔薄，脉沉细无力或结代。可服用人参龙眼汤丸：红参片 6 g 单独煎 3 次，取煎液 50 mL。龙眼肉 12 g 与红糖 10 g 剁成汤圆心子；糯米粉 100 g 水调做成汤圆面，将心子放入其中，煮熟后冲入人参液。早、晚当点心，1 剂分数次食完，可连食 1 周以上。

中医治疗对本病有一定的效果，具体用药应在有资质的中医师指导下，按照个体化原则，辨证实施。

五、预后及健康教育

(一)预后

1.扩张型心肌病

病程长短不等，充血性心力衰竭的出现频度较高，预后不良。死亡原因多为心力衰竭和严重心律失常，不少患者猝死。近年来由于上述治疗手段的采用患者的存活率已经明显提高。

2.肥厚型心肌病

预后因人而异，可从无症状到心力衰竭、猝死。心房颤动可促使心力衰竭的发生。少数患者可并发感染性心内膜炎或栓塞等。成人死亡多为猝死，而小儿多为心力衰竭，其次为猝死。猝死在有阳性家族史的青少年中尤其多发。猝死原因多为室性心律失常，特别是心室颤动。

3.限制型心肌病

预后不良，按病程发展快慢不同，心力衰竭为最常见死因。年龄越小，出现症状越早，预后则越差。

4.致右室心律失常型心肌病

自然衍变尚不清楚。预后主要取决于室性心律失常发作及对抗心律失常药物的反应。抗心律失常药和外科手术治疗可以防止致命性心律失常的发生，尤其对伴有晕厥者。

(二)预防及健康教育

1.预防

心肌病病因未明，尚无特殊的防治方法。在病毒感染时密切注意心脏情况并及时治疗，有一定的实际意义。与遗传基因有关，应对患者进行生活指导。

2.饮食

扩张型心肌病心力衰竭患者应限钠并适当控制水分及食量，避免发胖，以减轻心脏负荷。饮食要求高蛋白高维生素并富含营养易消化，避免刺激性食物。应戒烟酒。

3.休息

保证充足睡眠，避免重体力劳动及疲劳过度。症状出现后，卧床休息较为重要，可使心脏负荷减轻，心率减慢，舒张期延长，静脉回流增加，结果是冠状动脉供血增加，心肌收缩力增强，心排血量增多，心功能改善。提醒患者避免激烈运动、持重或屏气等，减少猝死的发生。

4.心理护理

扩张型心肌病患者多较年轻，病程长，病情复杂，预后差，故常产生紧张、焦虑和恐惧心理，甚至对治疗悲观失望，导致心肌耗氧量增加，加重病情。鼓励和安慰可帮助其消除悲观情绪，增强治疗信心。

第四节　高血压

高血压是以体循环动脉收缩压和(或)舒张压的持续增高为主要表现的临床综合征。可分为原发性与继发性两大类。

高血压患病率因地区、种族、性别、年龄及社会经济状况不同而不同。卫计委的统计资料显示，我国现在有高血压患者 1.6 亿，而且以每年新增 300 万人以上的速度增长。

一、康复评定

在系统询问病史及查体的基础上，根据患者的临床症状、体征及影像学检查结果，重点对高血压患者血压的状态、各个脏器的功能、运动功能及生活质量相关内容进行康复评定。

(一)功能评定

1.感觉功能评定

长期高血压可导致脑血管病，引起肢体感觉功能障碍。

2.运动功能评定

高血压可产生多种症状，如头晕、头痛等。病情发展，患者出现靶器官损害时，还可出现相应症状。如高血压性心脏病左心衰竭时可出现呼吸困难；发生急性脑血管病时可出现肢体瘫痪，对这类患者进行运动功能的评定是必要的。

3.平衡功能评定

长期高血压可导致脑血管病，引起肢体运动功能障碍。评定方法可以采用专业的平衡评定设备。

4.心理功能评定

高血压患者心理障碍主要表现为急躁、抑郁、焦虑等。

(二)结构评定

高血压患者不仅常出现脂代谢、糖代谢及尿酸等的改变，在疾病的后期还可导致重要把器官如心、脑、肾的损伤，所以要根据病情选择血压测量与动态血压监测、血常规、尿常规、肾功能、血尿酸、血脂、血糖、电解质、心电图、超声心动图、胸部X线、X线计算机断层摄影术、磁共振成像、数字减影血管造影、核医学检查、眼底检查等。

(三)活动评定

主要评定患者的日常生活活动情况。

(四)参与评定

长期高血压可引起重要靶器官心、脑、肾的损伤,导致这些组织器官的结构异常、功能障碍及活动受限可影响其职业、社会交往及休闲娱乐,因而必然降低患者生活质量。

二、康复诊断

本病临床主要功能障碍/康复问题表现为以下4个方面。

(一)功能障碍

1.感觉功能障碍

高血压可导致脑血管病,引起肢体感觉功能障碍,表现为肢体感觉障碍。

2.运动功能障碍

高血压患者可出现活动能力下降、工作效率低下等。病情发展,患者出现靶器官损害时,还可出现相应症状。如高血压性心脏病左心衰竭时可出现呼吸困难;发生脑血管病时可出现肢体的运动功能障碍。

3.平衡功能障碍

高血压可导致脑血管病患者还常常表现有平衡协调功能障碍。

4.心理功能障碍

心理功能障碍主要表现为焦虑情绪。

(二)结构异常

早期表现为心排血量增加及全身小动脉的痉挛,随高血压持续与进展可引起全身小动脉病变,表现为小动脉玻璃样变、中层平滑肌细胞增殖、管壁增厚、管腔狭窄,进而导致重要靶器官如心、脑、肾的损伤。同时,它可促进动脉粥样硬化的形成与发展。

(三)活动受限

1.基础性日常生活能力受限

出现心、脑、肾损伤时,可出现活动能力不同程度下降。

2.工具性日常生活能力受限

出现心、脑、肾损伤时,可出现准备食物、家居卫生、家居维修、购物、交通工具使用等能力不同程度下降。

(四)参与受限

高血压导致心、脑、肾损伤时,患者可出现职业受限、社会交往能力下降、休闲娱乐受限及生存质量下降。

三、康复治疗

高血压的处理不仅要控制血压水平,而且还应改善诸多紊乱因素,以预防或逆转脏器的损害。康复治疗应坚持以药物治疗为基础、运动治疗、物理因子治疗和健康教育并举的综合康复治疗原则;以有效控制血压,降低高血压的病死率、致残率以及提高高血压患者体力活动和生活质量为目标。

(一)物理治疗

1.物理因子治疗

1 级高血压如无糖尿病、靶器官损害可以此为主要治疗方式。2 级、3 级高血压患者需先将血压控制达标。

(1)超短波疗法:患者取坐位或卧位,用小功率超短波治疗仪,选取 2 个圆形中号电极,置于颈动脉窦的部位,斜对置,间歇 2～3 cm,剂量Ⅰ0～Ⅱ0,时间 10～12min,每天治疗 1 次,15～20 次为 1 个疗程。

(2)直流电离子导入疗法:患者取卧位,用直流电疗仪,选取 1×(300～400)cm^2 电极,置于颈肩部,导入镁离子;2 个 150 cm^2 电极,置于双小腿腓肠肌部位,导入碘离子,电量 15～25 mA,时间 20～30min,每天 1 次,15～20 次为 1 个疗程。

(3)超声波疗法:患者取坐位,应用超声波治疗仪,于颌区(C_2～T_4 椎旁及肩上部)涂抹接触剂,声头与皮肤紧密接触,连续输出,移动法,剂量 0.2～0.4 W/cm^2,时间 6～12min,每天 1 次,12～20 次为 1 个疗程。

(4)生物反馈疗法(BFT):患者取舒适体位,应用生物反馈治疗仪治疗。每天训练 1 次,时间 20～60min,15～20 次为 1 个疗程。

2.运动疗法

高血压患者在节律性运动后,血管顺应性增加,休息时血压通常下降。建议缓慢增加体育锻炼。虽然等长运动升高收缩压及舒张压,但反复的负重训练也降低血压。

(1)运动处方。

1)运动类型:可以采取走步、慢跑、踏车、划船器运动、游泳、登梯运动等运动形式。运动类型的选择取决于病情、体力、运动习惯、环境、监护条件及康复目标。

2)运动强度:运动强度应维持在中等程度以下,以运动后不出现过度疲劳或明显不适为宜。高血压患者运动中应注意的是运动的目标是达到靶心率,即:220－年龄＝最大心率。最大心率乘以 70%为靶心率。若合并其他疾病,难以达到靶心率,不应强求。运动强度指标也可采用自感劳累程度(RPE),通常 RPE 12～14 级为宜。

3)运动持续时间:热身时间 5～10min。达到处方运动强度的锻炼期应持续 30～40min,最多可逐渐增至 60min。恢复期时间为 10min。

4)运动频率:运动训练应 3～4d/周。

(2)适应证:包括目前血压正常高值者、临界性高血压、Ⅰ～Ⅱ期高血压患者以及部分病情稳定的Ⅲ期高血压患者。

(3)禁忌证:在安静状态下血压大于 180/110 mmHg 或 200/100 mmHg;有靶器官损害,特别是视网膜、肾脏改变,或左心室明显肥厚,合并不稳定型心绞痛、脑缺血或未控制的充血性心力衰竭;在运动状态及恢复期血压大于 225/100 mmHg 或 220/110 mmHg,运动引起心绞痛或脑缺血,出现降压药的不良反应,低血压、心动过缓、肌肉无力、痉挛及支气管哮喘。

(4)运动锻炼的监护:高血压患者运动锻炼应在监护及指导下进行,应当进行运动的安全教育,特别对于有冠心病、脑梗死并发症的患者。

（二）中医治疗

根据中医辨证施治的原则，选择合适的方剂或单方、验方治疗。

（三）康复护理

指导患者学会改善行为方式，避免过分的情绪激动，戒烟、限酒，控制体重，减少钠盐、胆固醇和饱和脂肪酸的摄入。

（四）心理治疗

对有焦虑抑郁情绪的患者，要进行心理疏导与心理支持，对已经形成心理疾病的患者要及时请心理卫生中心会诊。

（五）西药治疗

西药治疗主要包括利尿剂、β受体阻滞剂、钙通道阻滞剂、血管紧张素转换酶抑制剂、血管紧张素Ⅱ受体阻滞剂、醛固酮受体阻滞剂及α受体阻滞剂等，可以酌情选择。

第六章　呼吸系统疾病的康复

第一节　慢性阻塞性肺疾病

慢性阻塞性肺疾病(下称慢阻肺)是一种具有气流受限特征的可以预防和治疗的疾病,气流受限不完全可逆、呈进行性发展,与肺部对香烟烟雾等有害气体或有害颗粒的异常炎症反应有关。患者主要以慢性反复出现的咳嗽、咳痰及气促为主要症状,同时伴有不同程度的体重下降、食欲减退、外周肌肉萎缩、精神抑郁或焦虑,合并感染时可出现咳血或咯血。临床上一般根据其肺功能结果等指标将患者分为轻、中、重与极重度,也可根据患者的症状体征将其分为稳定期与急性加重期。慢阻肺是我国主要的慢性呼吸系统疾病,部分研究显示 40 岁以上人群的发病率在 8.2%,且有资料显示其发病率还在逐年升高。

一、康复评定

(一)功能评定

1.呼吸困难评定

呼吸困难是慢阻肺患者的主要症状,也是促使患者就诊的主要因素。患者症状出现或加重大多与活动有关,但同时也受心理认知因素影响,在进行测量评定时应根据评定目的选取一维性(单纯呼吸困难程度评定)或多维性(同时评定呼吸困难自身严重程度及其对患者心理、情绪、生存质量等多方面的影响)量表。

一维性测量工具常应用于运动测试中以确定呼吸困难的程度,或在干预治疗中监测呼吸困难的变化情况。常用的工具有改良伯格呼吸困难量表(MBS)和改良医学研究委员会气短测量量表(MMRC)。两者都是由患者本人根据呼吸困难感受对症状的严重程度进行半定量评价,其中 MBS 采用“0、0.5、1～10”表示症状本身的严重程度,数值越大越严重,而 MMRC 则采用“0～4”共 5 个等级来表示患者出现呼吸困难时的活动强度,数值越大,诱导出患者症状的活动强度就越低。

多维性测量工具一般用于回顾性调查问卷中,由患者回忆某一时间段内其症状的严重程度及其影响。常用工具有基线与变化的呼吸困难指数(BDI/TDI)。该量表分别对个体的功能受损程度(日常活动量减少)、工作的大小(个体所能完成的体力活动水平)、用力的大小(可诱发出呼吸困难症状的用力程度)3 个维度的基线水平与变化情况进行测量,得分范围分别为“0～12”及“－9～＋9”,分值越低说明患者基础情况越差或病情加重越显著。除此之外,多维性测量工具还包括一些生存质量评定工具,如圣乔治医院呼吸问卷(SGRQ),量表由受试者自行完成,包括 53 道问题,涵盖个体的症状、活动、影响及整体评价 4 个维度。

2.运动功能评定

主要通过心肺运动试验(CPET)、6min 步行试验(6WMT)、运动平板试验、自感劳累分级

(RPE)等来评定患者的运动功能。

3.营养状态的评价

临床常用指标:①理想体重百分比(%),理想体重百分比(%)=(实测体重/理想体重)×100%。②三头肌皮肤皱褶厚度(TSF),反映人体脂肪储备情况。实测值/群体理想值(男125 mm,女165 mm)的百分比,为评估营养不良程度的参考指标之一。③臂肌围,可大体反映人体主要肌肉组织情况。臂肌围=臂围-[0.314×三头肌皮肤皱褶厚度]。④肌酐身高指数,人体24h肌酐排泄量与肌肉组织相关。肌酐指数=实测24h尿肌酐(mg)/理想值(mg)×100。⑤内脏蛋白与血浆蛋白,人血白蛋白:低于35 g/L提示内脏蛋白空虚。半衰期长,不能及时反映营养变化。血清转铁蛋白:正常2~4 g/L,半衰期4~5d,能较敏感反映内脏蛋白动态。血清前白蛋白及维生素结合蛋白:均能快速反映营养动态变化。⑥免疫功能低下,常见淋巴细胞计数减少、迟发型皮肤过敏试验减弱甚至阴性。

(二)结构评定

在根据病情选择X线、CT、MRI、骨密度或者超声检查等不同方法检查病变关节的结构异常的具体情况。

(三)活动评定

慢阻肺患者的活动受限主要与心肺通气及换气功能异常、呼吸氧耗增加、外周肌肉氧利用障碍等多种因素有关,主要表现为活动耐受能力降低。在活动评定时,还可同时记录患者在日常生活活动中的呼吸困难程度,如本田厚瑞提出的日常生活能力-呼吸困难感觉评价表。

(四)参与评定

慢阻肺结构异常、功能障碍及活动受限可限制其职业、社会交往及休闲娱乐等社交活动,并降低患者生存质量。

二、康复诊断

(一)功能障碍

(1)运动功能障碍。

(2)心理功能障碍。

(二)结构异常

桶状胸、辅助呼吸肌募集增加、肺含气量增加、四肢肌肉萎缩等。

(三)活动受限

慢阻肺导致日常生活活动不同程度受限,涉及患者的基础和工具性日常生活能力。

(四)参与受限

1.职业受限

患者多为中老年人,且起病年龄有年轻化趋势,对其职业活动造成一定困扰。

2.社会交往受限

运动受限与需在公共场合使用药物等因素都可能影响其社会交往,如朋友聚会。

3.休闲娱乐受限

上肢活动更容易引起患者呼吸困难症状加重,因此其休闲娱乐活动受限更明显。

4.生存质量下降

由于症状的反复出现、渐行加重,对患者生理与心理造成不良影响,其生存质量下降显著。

三、康复治疗

近期目标:缓解呼吸困难,提高运动耐受性,纠正异常呼吸方式,提高呼吸道廓清能力。

远期目标:延缓疾病进展,减少急性发作次数,纠正患者不良生活方式及异常心理状态,提高生存质量。

(一)物理治疗

1.物理因子治疗

物理因子具有促进肺部渗出吸收、改善局部循环、减轻局部炎症反应、增强免疫力等作用。常用疗法包括胸部超短波治疗,采用无热量或低热量,电极胸部前后对置,治疗时间为10～15min,每天1次,连续7～10d。也可采用紫外线穴位照射疗法,选取天突、膻中穴等,予红斑量照射,每周2次,10～20次为1个疗程。

2.运动疗法

有氧运动能提高患者体能,增强呼吸困难的耐受性,并改善患者心理障碍,增强对抗疾病信心。肢体抗阻运动还能改善肢体肌肉萎缩、肌力下降等病理改变。

3.呼吸训练

吸气肌抗阻训练可提高呼吸肌力量与耐力,减少呼吸肌疲劳,降低呼吸衰竭发生率。另外,呼吸反馈训练可有效地引导患者重建生理性呼吸方式,减少呼吸相关氧耗量与做功,有效地缓解其症状。

4.呼吸道廓清指导

无效咳嗽不仅不利于呼吸道分泌物廓清,还可能加重患者呼吸困难症状。治疗师可采取体位引流、胸部叩拍与震颤、辅助咳嗽等多种方式改善患者廓清能力。

(二)作业治疗

在对慢阻肺患者实施作业治疗时,应重视能量节约技术的指导,让患者分次完成日常生活、工作,避免症状的急性加重。

(三)心理治疗

对有焦虑抑郁情绪的患者,要进行心理疏导与心理支持。

(四)药物治疗

在稳定期内,一般采用β受体激动剂、M受体阻滞剂、茶碱类药物及吸入性激素等控制症状,合并低氧血症者应予长期家庭氧疗。如出现急性加重症状或合并感染,应根据感染源联合抗生素。

第二节　呼吸衰竭

呼吸衰竭(简称呼衰)是指各种原因引起的肺通气和(或)换气功能严重障碍,以致在静息状态下亦不能维持足够的气体交换,导致低氧血症伴(或不伴)二氧化碳潴留,从而引起一系列生理功能和代谢紊乱的临床综合征。通常呼吸衰竭的诊断有赖于动脉血气分析:在海平面正常大气压、静息状态、呼吸空气条件下,动脉血氧分压(PaO_2)<60 mmHg,伴或不伴有二氧化碳分压($PaCO_2$)>50 mmHg,并排除心内解剖分流和原发于心排血量降低等因素,可诊断为呼吸衰竭。

一、康复评定

(一)身体结构与身体功能

1.呼吸困难分级

呼吸困难是COPD患者呼吸功能障碍最主要的表现,也是影响患者工作、学习、生活的最重要的因素。这里介绍南京医科大学根据Borg量表计分法改进的呼吸困难评分法,该方法根据患者完成一般性活动后,主观劳累程度,即呼吸时气短、气急症状的程度进行评定,共分5级。①Ⅰ级:无气短、气急。②Ⅱ级:稍感气短、气急。③Ⅲ级:轻度气短、气急。④Ⅳ级:明显气短、气急。⑤Ⅴ级:气短、气急严重,不能耐受。

2.运动功能评定

(1)平板或功率车运动试验:运动试验有助于了解慢性呼吸衰竭患者的心肺功能和活动能力,通过平板或功率车运动试验获得最大吸氧量、最大心率、最大MET值、运动时间等相关量化指标来评定患者的运动能力,也可通过平板或功率车运动试验中患者的主观劳累程度分级等半定量指标来评定患者运动能力,为制订安全、合适、个体化的运动训练计划提供理论依据。

(2)6min或12min行走距离测定:对于没有条件或不能进行平板或功率车运动试验的患者,可以进行6min或12min步行距离测定(中途可休息),即让患者以尽快的速度,最大能力步行6min或12min,然后记录其在规定时间内所能行走的最长距离。同时可监测心电图、血氧饱和度,以判断患者的运动能力及运动中发生低氧血症的可能性。进行此项测定时,现场必须具备抢救设备,同时必须在医护人员的监护下进行。

3.呼吸肌功能评定

包括呼吸肌力量(最大吸气压及最大呼气压)、呼吸肌耐力及呼吸肌疲劳的测定。呼吸肌功能测定在呼吸衰竭诊治中具有重要作用,可作为评价康复治疗对呼吸功能影响的客观指标。

(1)呼吸肌力量:是指呼吸肌最大收缩能力,可用最大吸气压及最大呼气压来反映。最大吸气压是指在功能残气位或残气位气流阻断时,通过口器与其相连管道做最大用力吸气所产生的最大吸气口腔压,反映全部吸气肌的收缩强度。最大呼气压是指在肺总量位,气流阻断时,用最大努力呼气所产生的最大口腔压,反映全部呼气肌的收缩能力。

(2)呼吸肌耐力:是指呼吸肌维持一定力量或做功时对疲劳的耐受性,对呼吸肌而言,耐力比力量更重要。可用最大自主通气和最大维持通气量来反映。前者的测定方法为让受试者最大限度深呼吸12s或15s所计算出的每分通气量。正常人最大自主通气动作可以维持15~30s。最大维持通气量是达到60%最大通气量时维持15min的通气量。

(3)呼吸肌疲劳:是指在呼吸过程中,呼吸肌不能维持或产生需要的或预定的力量。临床可采用膈肌肌电图或膈神经电刺激等方法来评估患者的膈肌疲劳状况。

4.肺通气功能测定

(1)每分通气量(VE):是指每min出入肺的气量,等于潮气容积×呼吸频率(次/min)。

正常男性每 min 静息通气量约(6663±200)mL,女性约(4217±160)mL。

(2)最大通气量(MVV):是指以最快呼吸频率和最大呼吸幅度呼吸 1min 的通气量。实际测定时,测定时间一般取 15s,将测得通气量乘 4 即为 MVV。正常男性约(104±2.71)L,女性约(82.5±2.17)L。判定通气功能储备能力多以通气储量百分比表示,正常值应大于 95%,低于 86%提示通气功能储备不佳。

(3)用力肺活量(FVC):又称时间肺活量,是深吸气后以最大用力、最快速度所能呼出的气量,正常人 FVC 约等于 VC,有通气阻塞时 FVC>VC。

(4)功能残气量(FRC)及残气量(RV)测定:功能残气量及残气量分别是平静呼气后和最大深呼气后残留于肺内的气量。正常 FRC 在男性(2270±809)mL,女性(1858±552)mL。RV 在男性(1380±631)mL,女性(1301±486)mL。

5.心理功能评定

慢性呼吸衰竭患者大多伴有烦躁、焦虑、紧张、恐惧等心理问题。

6.其他评定

慢性呼吸衰竭的其他功能评定还包括第 1 秒用力呼气量(FEV_1)、肺总量(TLC)等肺功能评定以及血气分析、四肢肌肉力量评估、营养状态评估、认知功能评估等。

(二)活动能力

慢性呼吸衰竭患者日常活动能力部分明显减低,其评定可参照美国胸科协会呼吸困难评分法,根据各种日常生活活动时的气短情况,将日常生活活动能力分为 6 级。

0 级:如常人,无症状,活动不受限。

1 级:一般劳动时气短。

2 级:平地慢步无气短,较快行走或上坡、上下楼时气短。

3 级:行走百米气短。

4 级:讲话、穿衣及稍微活动即气短。

5 级:休息状态下也气短,不能平卧。

(三)社会参与

WHO 制定的社会功能缺陷量表(SDSS)可较全面地反映慢性呼吸衰竭患者社会功能活动能力,评定能力主要有个人生活自理能力、家庭生活职能能力、职业劳动能力和社交能力等,

二、康复治疗

(一)运动治疗

慢性呼吸衰竭患者常因体力活动时出现呼吸困难而回避运动,通过运动能力训练,改善心肺功能,恢复活动能力,从而改善日常生活活动和生活质量,是呼吸功能康复的重要组成部分。需注意的是,慢性呼吸衰竭患者的有氧运动处方应采取个体化原则,主要进行大肌肉群的运动耐力训练,包括上下肢肌肉的运动训练。运动前确保呼吸道通畅,运动时注意监护,必要时可吸氧。

1.步行为主的有氧训练

可以帮助阻塞性肺疾病患者增强心功能,增加活动耐量,减轻呼吸困难症状,改善精神状态。有氧训练方法有快步、骑车、登山等,通常可作最简单的 12min 行走距离测定,了解患者

的活动能力，然后采用亚极量行走和登梯练习改善耐力。

2.下肢肌力训练

以循环抗阻训练为主，主要采用中等负荷抗阻、持续、缓慢、大肌群多次重复的运动锻炼，以增加肌力和耐力，增强心血管素质。此方法运动强度为40%～50%最大一次收缩，每节在10～30s内重复8～15次收缩，各节运动间休息15～30s，10～15节为一循环。每次训练2～3个循环(20～25min)，每周训练3次。逐步适应后可按5%的增量逐渐增加运动量。

3.提高上肢的活动能力

由于上肢肩带部很多肌群既为上肢活动肌，又为辅助呼吸肌群。慢性呼吸衰竭在上肢活动时，这些肌群减少了对胸廓的辅助活动而易于产生气短气促，从而对上肢活动不能耐受。为了加强患者对上肢活动的耐受性，上肢运动方法通常有：

(1)抗重力练习：即在无支持下做上肢高于肩水平的各种活动，可以用体操棒做高度超过肩部水平的各个方向的练习或高过头的上肢套圈练习。

(2)有氧训练：游泳、划船等对抗部分阻力的有氧训练，还可手持重物(0.5～3 kg)做高于肩部的活动，以后渐增至2～3 kg，每活动1～2min，休息2～3min，一天2次。以运动时出现轻度气急、气促为宜。

(二)物理因子治疗

1.超短波治疗

采用大功率超短波治疗仪，电极胸部对置，无热量至微热量，每天1次，每次10～20min，15～20次为1个疗程。可控制肺部炎症，减少痰液分泌。

2.超声雾化

常用4%碳酸氢钠20 mL，糜蛋白酶5 mg，加生理盐水20 mL，每天1～2次，每次20～30min，7～10d为1个疗程。雾化吸入时，做膈肌呼吸，可使药物微粒更广泛地分布在肺底部，可湿化气道，稀释痰液。吸入数min后鼓励患者咳嗽，有助于排痰。如配合体位引流，效果更好。

3.膈肌起搏/电刺激呼吸

使用低频通电装置，非刺激电极放在胸壁，刺激电极放在胸锁乳突肌外侧，锁骨上2～3 cm处(膈神经部位)，先用短时间低强度刺激，当长到可产生强力吸气的位置后，即可用脉冲波进行刺激治疗。适用于经过呼吸训练后，膈肌运动仍不满意的患者或由于粘连限制膈肌活动时。由于电极靠近臂丛神经，操作时必须小心。开始时每天6～15次，逐渐增加到每天100次左右。

4.呼吸反馈训练

为了提高患者学习和掌握有效的呼吸方法，近年来有学者设计了视听反馈呼吸训练装置，是为了帮助患者进行腹式呼吸或较慢频率的胸式呼吸。它是利用一种闪光调控系统，患者只要努力保持呼吸与其闪光同步，按顺序进行吸气-暂停-呼气-暂停的规律进行，就可逐步学会和达到较正常的呼吸方式。

(三)呼吸肌训练

导致慢性呼吸衰竭的重要原因之一就是呼吸肌力量减弱、耐力降低。呼吸肌力量锻炼主要是增加最大呼气肌和吸气肌的力量。因此恢复呼吸肌的功能是慢性呼吸衰竭康复治疗的重要内容。常用的方法以下两种。

1.腹式呼吸

慢性肺患者的胸式呼吸较差，应以锻炼腹式呼吸为主，它是一种最省力、最有效的呼吸模式，能协调吸气膈肌与呼气腹肌的活动，增加膈肌活动的幅度，因此也称膈呼吸。膈分割胸腔和腹腔，膈肌每下降1 cm，肺通气量可增加 250～300 mL，从而增加潮气量，减少功能残气量，降低呼吸功。

2.缩唇呼吸

缩唇呼吸主要是在患者呼气过程中通过缩嘴，限制呼气气流，保持气道一定压力，防止肺泡、气管迅速塌陷，促使更多残留气体的排出，改善通气量，强调噘嘴呼气(kiss 或 O 形嘴)。

(四)排痰训练

通畅的气道是慢性呼吸衰竭所有康复治疗的基础，有效的排痰则是建立通畅气道的关键方法之一，其主要技术包括有效咳嗽训练、体位引流排痰等。

1.有效咳嗽

具体步骤有：①深呼气暂停；②放松呼气；③重复以上程序；④深吸气；⑤腹肌收缩，两次连续咳嗽；⑥结束。可以重复进行多次，直到将痰排除。

2.体位引流排痰

体位的摆放以支气管解剖为基础，病变肺部处于高位，引导支气管开口向下，痰液可顺体位引流排出。体位引流期间配合饮温水、支气管湿化、雾化吸入、化痰和解除支气管痉挛药物、胸部扩张练习等，呼吸的控制、有效的咳嗽及在呼气时进行局部的叩击和震颤都可以增加疗效。体位引流时间一般在饭后 2h 或饭前 1h 进行为宜。

(五)机械通气

肺泡有效通气量不足及呼吸肌疲劳无力是慢性呼吸衰竭的重要原因。对于严重呼吸衰竭患者，机械通气是抢救其生命的重要措施，其作用包括：①维持合适的通气量；②改善肺的氧合功能；③减轻呼吸做功；④缓解呼吸肌疲劳。根据病情选用无创机械通气或有创机械通气。在 COPD 急性加重早期给予无创机械通气可以防止呼吸功能不全加重，缓解呼吸肌疲劳，减少后期气管插管率，改善预后。

(六)放松练习

放松练习是指通过一定的肌肉放松训练程序，有意识地控制自身的活动，降低唤醒水平，改善躯体及心理上紊乱状态，达到治疗疾病的作用。慢性呼吸衰竭患者常因缺氧导致精神紧张，精神紧张所致的辅助呼吸肌紧张将进一步加重缺氧，因此，放松训练在慢性呼吸衰竭患者的治疗中占有重要地位。放松训练有助于阻断气短、气急所致的精神紧张和肌肉紧张，减少体内能量消耗，提高通气效率。一般要求患者取舒适体位，以坐位为例，身体和头前倾依靠在前面桌上的被子或枕垫上，两手置于被子或枕垫下，以肩背部肌肉充分放松；患者还可以选择一个安静的环境进行静气功练习或借助肌电反馈技术进行前额肌、肩带肌的放松。放松训练主要是在治疗师或患者自己(默念)的指导语下进行，分以下 3 个步骤：①练习与体验呼-吸与紧张-放松的感觉；②各部肌肉放松训练，如头部、颈部、肩部等；③放松训练结束语。

（七）作业治疗

慢性呼吸衰竭的作业治疗主要是通过操作性活动，着重训练患者上肢肌肉的力量和耐力，同时运用能量节省技术及适应性训练，减轻活动时呼吸困难的状况，改善患者躯体和心理状况，帮助其重返社会。治疗内容包括常规的日常生活活动能力训练，编织毛衣、计算机操作、园艺等功能训练，以及琴、棋、书、画等娱乐消遣性训练。训练时注意运用能量节省技术，其原则为活动安排恰当、工作节奏适中、物品摆放有序、工作程序合理、操作动作简化，利用工具省力及呼吸与动作协调。日常生活中的能量节约技术主要目的是为了减少日常生活时的氧耗，使体能更有效，从而增加患者生活的独立性，减少对他人的依赖。如移动物体时用双手，搬动笨重物体时用推车，工作中尽量只左右活动，避免不必要的前后活动。然后通过适应性训练，让患者就每一项活动中的内容制订相应措施的训练，掌握体力节省的技巧。

（八）营养支持

慢性呼吸衰竭患者常伴有不同程度的营养不良，加强营养尤为重要。主要原因为呼吸负荷重，能量消耗增加，且久病影响胃肠道摄入，体重下降，这些都使机体免疫力下降。故应该在日常饮食中加强营养支持，鼓励患者进食蛋白、高维生素、易消化饮食以及适量多种维生素和微量元素的饮食，适当控制碳水化合物的进食量，以降低 CO_2 的产生及潴留，减轻呼吸负荷。必要时作静脉高营养治疗，营养支持应达到基础能量的耗值。

（九）心理治疗

慢性呼吸衰竭患者大多伴有烦躁、焦虑、紧张、恐惧等心理问题，心理治疗可有效改善或消除慢性呼吸衰竭患者的这些心理问题，帮助患者正确认识疾病，积极配合治疗。因此心理及行为干预是非常必要的，指导患者学会放松肌肉、减压及控制惊慌，有助于减轻呼吸困难及焦虑，给予患者战胜疾病的信心。并动员患者家属、朋友一起做工作。具体治疗方法包括心理咨询、心理支持等。

第七章　神经系统疾病的康复

第一节　面神经炎

面神经炎，又称特发性面神经麻痹或 Bell 麻痹。常见病因多由病毒感染、面部受凉、神经源性病变、物理性损伤或中毒等引起一侧或者双侧耳后乳突孔内急性非化脓性面神经炎，受损的面神经为周围性，故在此以“周围性面神经麻痹”作重点介绍。本病以口眼㖞斜为主要特点，常在睡眠醒来时发现一侧面部肌肉板滞、麻木、瘫痪，额纹消失，眼裂变大，露睛流泪，鼻唇沟变浅，口角下垂歪向健侧，病侧不能皱眉、蹙额、闭目、露齿、鼓颊。部分患者初起时有耳后疼痛，还可出现患侧舌前 2/3 味觉减退或消失，听觉过敏等症。病程迁延日久，可因瘫痪肌肉出现挛缩，口角反牵向患侧，甚则出现面肌痉挛，形成“倒错”现象。发病急骤，以一侧面部发病为多，双侧面部发病少见。无明显季节性，多见于冬季和夏季，好发于 20～40 岁青壮年，男性居多。

本病属中医学之“口僻”“面瘫”“吊线风”“口眼㖞斜”“歪嘴风”等病证范畴。中医认为，“邪之所凑，其气必虚”。本病多由脉络空虚，风寒侵袭，以致经气阻滞，气血不和，瘀滞经脉，导致经络失于濡养，肌肉纵缓不收而发作。

颅内炎症、肿瘤、血管病变、外伤等多种病变累及面神经所致的继发性面神经麻痹与前者不同，不是本节讨论的对象。

一、康复评定

(一)现代康复评定

1.病史

起病急，常有受凉吹风史，或有病毒感染史。

2.表现

一侧面部表情肌突然瘫痪、患侧额纹消失，眼裂不能闭合，鼻唇沟变浅，口角下垂，鼓腮，吹口哨时漏气，食物易滞留于患侧齿颊间，可伴患侧舌前 2/3 味觉丧失，听觉过敏，多泪等。

3.损害部位

耳后乳突孔以上影响鼓索支时，则有舌前 2/3 味觉障碍；若镫骨肌支以上部位受累时，除味觉障碍外，还可出现同侧听觉过敏；损害在膝状神经，可有乳突部疼痛，外耳道和耳郭部的感觉障碍或出现疱疹；损害在膝状神经节以上，可有泪液、唾液减少。

4.脑 CT、MRI 检查

均正常。

5.实验室检查

急性感染性(风湿、骨膜炎等)面神经麻痹者可有：①外周血白细胞及中性粒细胞升高；②血沉增快；③大多数患者脑脊液检查正常，极少数患者脑脊液的淋巴细胞和单核细胞增多。

6.电生理检查

肌电图(EMG)可显示受损的面肌运动单位对神经刺激的反应,测知面神经麻痹程度及有无失神经反应,对确定治疗方针和判定预后及可能恢复的能力很有价值。通常可进行动态观察,在发病2周左右,应列为常规检查。神经传导速度(MCV)是判断面神经受损最有意义的指标,它对病情的严重程度、部位以及鉴别轴索与脱髓鞘损害,均有很大帮助。此外,电变性检查对判定面神经麻痹恢复时间更为客观,发病早期即病后5~7d,采用面神经传导检查,对完全性面瘫的患者进行预后判定,患侧诱发的肌电动作电位M波波幅为健侧的30%或以上时,则2个月内可望恢复;如为10%~30%,常需2~8个月恢复,并有可能出现并发症;如仅为10%或以下,则需6~12个月才能恢复,甚至更长时间,部分患者可能终生难以恢复,并多伴有面肌痉挛及连带运动等后遗症。病后3个月左右测定面神经传导速度有助判断面神经暂时性传导障碍,还是永久性的失神经支配。

7.功能障碍评定

面神经炎患侧功能障碍和面肌肌力的康复评定(表7-1和表7-2)。

表7-1 功能障碍分级

分级	肌力表现
1级	相当于正常肌力的0%,嘱患者用力使面部表情肌收缩,但检查者看不到表情肌收缩,用手触表情肌无肌紧张感
2级	相当于正常肌力的10%,让患者主动运动(如:皱眉、闭眼、示齿等动作),仅见患者肌肉激动
3级	相当于正常肌力的50%,面部表情肌能做自主运动,但比健侧差,如皱眉比健侧眉纹少或抬额时额纹比健侧少
4级	相当于正常肌力的75%,面部表情肌能做自主运动,皱眉、闭眼等基本与健侧一致
5级	相当于正常肌力的100%,面部表情肌各种运动与健侧一致

表7-2 肌力分级

分级	功能障碍情况
Ⅰ	正常
Ⅱ	轻、中度功能障碍,仔细检查才发现患侧轻度无力,并可察觉到轻微的联合运动
Ⅲ	轻度功能障碍,面部两侧有明显差别,患侧额运动轻微运动,用力可闭眼,但两侧明显不对称
Ⅳ	中、重度功能障碍,患侧明显肌无力,双侧不对称,额运动轻微受限,用力不能完全闭眼,用力时口角有不对称运动
Ⅴ	重度功能障碍,静息时出现口角㖞斜,面部两侧不对称,患侧鼻唇沟变浅或消失,额无运动,不能闭眼(或最大用力时只有轻微的眼睑运动),口角只有轻微的运动
Ⅵ	全瘫,面部两侧不对称,患侧明显肌张力消失,不对称,无连带运动或患侧面部痉挛

(二)传统康复辨证

1.病因病机

中医对本病多从“内虚邪中”立论,认为“经络空虚,风邪入中,痰浊瘀血痹阻经络,以致经气运行失常,气血不和,经筋失于濡养,纵缓不收而发病”。

2.辨证

(1)风寒侵袭:见于发病初期,面部有受凉史。症见口眼㖞斜,伴头痛、鼻塞、面肌发紧,舌淡，苔薄白，脉浮紧。

(2)风热入侵：见于发病初期，多继发于感冒发热，症见口眼㖞斜，伴头痛、面热，面肌松弛、耳后疼痛，舌红，苔薄黄，脉浮数。

(3)气血不足：多见于恢复期或病程较长的患者。症见口眼㖞斜，日久不愈，肢体困倦无力，面色淡白，头晕等，舌淡，苔薄白，脉细无力。

二、康复治疗

面神经炎的中医治疗方法日趋多样化，有针灸、推拿、中药内服、外敷、皮肤针、电针、刺络拔罐、穴位注射、割治、埋线等。在临床中应注意诊断，及早治疗，充分发挥中医各种治法的优势，标本兼顾，内外治疗，并中西医结合，各取所长，以达到提高疗效、缩短病程、降低费用的良好效果。

(一)一般治疗

(1)治疗期间，可在局部用热毛巾热敷，每次 10min，每天 2 次。

(2)眼睑闭合不全者，每天点眼药水 2～3 次，以防感染。

(3)患者应避免风寒侵袭，戴眼罩、口罩防护。

(4)患者宜自行按摩瘫痪的面肌，并适当地进行功能锻炼。

(5)治疗期间，忌长时间看电视、电脑，以防用眼过度，导致眼睛疲劳，影响疗效。

(二)针灸治疗

1.毫针法

治则：活血通络，疏调经筋。

处方：以面颊局部和手足阳明经腧穴为主。

主穴：阳白、四白、颧髎、攒竹、颊车、地仓、合谷(双)、翳风(双)。

随证配穴：风寒证加风池穴祛风散寒，风热证加曲池疏风泄热，鼻唇沟平坦加迎香，人中沟歪斜加人中、口禾髎，颏唇沟㖞斜加承浆，味觉消失、舌麻加廉泉，乳突部疼痛加风池、外关，恢复期加足三里补益气血、濡养经筋。

2.电针法

取地仓、颊车、阳白、瞳子髎、太阳、合谷(双)等穴，接通电针仪，以断续波刺激 10～20min，强度以患者面部肌肉微微跳动且能耐受为度。每天 1 次。适用于恢复期(病程已有 2 周以上)的治疗。

3.温针法

取地仓、颊车、阳白、四白、太阳、下关、牵正、合谷(双)等穴，将剪断的艾条(每段 1～1.5 cm)插到针柄上，使艾条距离皮肤 2～3 cm，将艾条点燃，持续温灸 10～20min，注意在艾条与皮肤之间放置一小卡片(4 cm×5 cm)，防止烧伤皮肤，温度以患者有温热感且能耐受为度。每天 1 次。

操作要求：①初期：亦称“急性期”，为开始发病的第 1～7d，此期症状有加重趋势，此乃风邪初入，脉络空虚，正邪交争，治以祛风通络为主。此期宜浅刺，轻手法，不宜使用电针法过强刺激。②中期：亦称“平静期”，为发病第 7～14d，此期症状逐渐稳定，乃外邪入里，络阻导致气血瘀滞，故治当活血通络。此期宜用中度刺激手法，可用电针法、温针法等强刺激手法。毫针法处方、随证配穴、操作等具体方法见上。其中电针法、温针法、穴位敷贴、穴位注射、皮肤针、耳针法等均可酌情选用。③后期：又称“恢复期”，发病 16d 至 6 个月，此后症状逐渐恢复，以调理气血为主。此期浅刺多穴多捻转有助促进面部微循环，营养面神经及局部组织，同时激活神经递质冲动，利于松肌解痉，恢复面肌正常运动，类似“补法”，有别于初期浅刺泄邪之“泻法”。若辅以辨证配穴，补气益血、祛风豁痰，则更显相得益彰。毫针法处方、随症配穴、操作等具体方法见上。可酌情选用电针法、温针法、穴位敷贴、穴位注射、皮肤针、耳针法等。④联动期和痉挛期，发病 6 个月以上（面肌连带运动出现以后），此期培补肝肾、活血化瘀、舒筋养肌、熄风止痉。采用循经取穴配用面部局部三线法取穴针灸治疗。在电针法、温针法、穴位敷贴、穴位注射、皮肤针、耳针法无效下可选择手术治疗。

（三）推拿治疗

1.治则

疏通经络，活血化瘀。

2.取穴及部位

印堂、风池、阳白、太阳、四白、睛明、迎香、地仓、颧髎、颊车、下关、听宫、承浆、合谷、翳风。

3.主要手法

一指禅推法、按揉法、抹法、揉法、擦法、拿法。

4.操作方法

以患侧颜面部为主，健侧做辅助治疗。首先患者取仰卧位，医者用一指禅推法自印堂穴开始，经阳白、太阳、四白、睛明、迎香、地仓、颧髎、下关至颊车，往返 5～6 遍。用双手拇指抹法自印堂穴交替向上抹至神庭穴，从印堂向左右抹至两侧太阳穴，从印堂穴向左右抹上下眼眶，自睛明穴向两侧颧骨抹向耳前听宫穴，从迎香穴沿两侧颧骨抹向耳前听宫穴，治疗 6min。指按揉牵正、承浆、翳风，每穴 1min。用大鱼际揉面部前额及颊部 3min 左右。在患侧颜面部向眼方向用擦法治疗，以透热为度。然后患者取坐位，用拿法拿风池、合谷穴各 1min。

（四）中药治疗

根据中医辨证论治施以相应汤药，辅助针灸治疗，针药结合。

治则：祛风通络，化痰开窍。

方药：牵正散加减。白附子 6 g、僵蚕 20 g、全蝎 8 g、蜈蚣 2 条、法半夏 12 g、地龙 15 g。随症加减：风寒侵袭者，加防风 6 g、羌活 12 g、荆芥 10 g、苏叶 6 g；风热入侵者，加金银花 15 g、板蓝根15 g、菊花 12 g、泽泻 12 g；气血不足者，加黄芪 15 g、党参 15 g、当归 10 g、天麻 15 g。

用法：水煎，每天 1 剂，分两次服。忌辛辣、生冷食物。

（五）其他传统疗法

1.拔罐疗法

适应于风寒袭络证各期患者。选取患侧的阳白、下关、巨髎、颧髎、地仓、颊车等穴位。采用闪火法，于每穴位区域将火罐交替吸附及拔下 1s，不断反复，持续 5min 左右，以患侧面部穴位处皮肤潮红为度。每天闪罐 1 次，每周治疗 3～5 次，疗程以病情而定。根据病情，亦可辨证选取面部以外的穴位，配合刺络拔罐治疗。

2.穴位敷贴

选地仓、颊车、阳白、颧髎、太阳等穴。将马钱子锉成粉末1～2分，然后贴于穴位处，5～7d换药1次；或用蓖麻仁捣烂加麝香少许，取绿豆粒大一团，敷贴穴位上，每隔3～5d更换1次；或用白附子研细末，加冰片少许做面饼，敷贴穴位，敷药后面部即有紧抽、牵拉、发热的感觉，一般持续2～4h，以痊愈为度。恢复期可取嫩桑枝30 g，槐枝60 g，艾叶、花椒各15 g，煎汤频洗面部，先洗患侧，后洗健侧。

3.穴位注射

用维生素 B_1、B_{12}，胞磷胆碱，辅酶Q等注射液注射翳风、牵正等穴，每穴0.5～1 mL，每天或隔日1次，以上穴位可交替使用。

4.皮肤针

用皮肤针叩刺阳白、太阳、四白、牵正等穴，以局部潮红为度。每天1次。适用于发病初期，或面部有板滞感觉等面瘫后遗症。

5.耳针法

取神门、交感(下脚端)、内分泌、口、眼、面颊区、下屏尖(肾上腺)等穴，毫针刺法，留针20～30min，每天1次，适用于面瘫的各期。

6.西医治疗

(1)激素治疗：泼尼松或地塞米松，口服，连续7～10d。

(2)改善微循环，减轻水肿：低分子右旋糖酐250～500 mL，静滴1次/d，连续7～10d，亦可加用脱水利尿剂。

(3)物理疗法：红外线照射，超短波透热疗法，以助于改善局部血液循环，消除水肿。

(4)手术治疗：久治不愈(2年以上)者可考虑外科手术治疗。

三、注意事项

(1)多食新鲜蔬菜、粗粮、黄豆制品、大枣、瘦肉等。

(2)平时面瘫患者需要减少光源刺激，如电脑、电视、紫外线等。

(3)需要多做功能性锻炼，如：抬眉、鼓气、双眼紧闭、张大嘴等。

(4)每天需要坚持穴位按摩。

(5)睡觉之前用热水泡脚，有条件的话，做些足底按摩。

(6)面瘫患者在服药期间，忌辛辣刺激食物。如白酒、大蒜、海鲜、浓茶、麻辣火锅等。

(7)用毛巾热敷脸，每晚3～4次，勿用冷水洗脸，遇到寒冷天气时，需要注意头部保暖。

(8)应注意保持良好心情。心理因素是引发面神经麻痹的重要因素之一。面神经麻痹发生前，有相当一部分患者存在身体疲劳、睡眠不足、精神紧张及身体不适等情况。所以保持良好的心情，就必须保证充足的睡眠，并适当进行体育运动，增强机体免疫力。

(9)要注意面神经麻痹只是一种症状或体征，必须仔细寻找病因，如果能找出病因并及时进行处理，如重症肌无力、结节病、肿瘤或颞骨感染，可以改变原发病及面瘫的进程。面神经麻痹也可能是一些危及生命的神经科疾患的早期症状，如脊髓灰质炎或Guillian-Barre综合征，如能早期诊断，可以挽救生命。

第二节　急性脑出血

急性脑出血属急性脑血管病。西医学认为脑出血急性期之基本病理是脑血管破裂，血溢脉外脑组织内形成血肿，颅压升高而出现昏迷和剧烈头痛。中医认为该病是由于风火痰瘀壅遏血脉脑内，脑病及腑，导致胃肠三焦腠理不通，则失神厥逆，头痛剧烈、偏瘫失语。脑出血的发病率为每年(60～80)人/10万人口，在我国占急性脑血管病的30％左右。急性期病死率为30％～40％，是急性脑血管病中最高的。在脑出血中，大脑半球出血占80％，脑干和小脑出血占20％。脑出血预后与出血部位、出血量、病因和全身状态有关，脑干、丘脑、脑室大量出血预后差。

本病临床表现特点：一是起病急骤，往往在瞬间、数min、数小时，至多1～2d内脑部损害症状即达到高峰；二是脑部受损症状的局灶性。表现为头痛头晕、意识障碍等全脑症状与偏瘫、失语等局灶症状。症状差异极大，决定于脑部出血血管的部位、出血量等因素。昏迷、剧烈头痛是脑出血急性期主要症状。

急性脑出血属中医“脑卒中”“中风”范畴。本病又称为“出血性中风”。

一、中医病因病机研究

中风的发生，唐宋以前多以内虚邪中立论，唐宋以后多以内风立论；今认为大多是由于正气虚弱，肝风内动，与心肝脾肾脏腑阴阳失调有关，加以忧思恼怒，或嗜酒饱食，或房室劳累，或外邪侵袭等诱因下，致气血运行受阻，肌肤筋脉失于濡养，或致阴亏于下，阳浮于上，肝阳暴涨，阳化风动，血随气逆，夹痰夹火，横窜经隧，上冲于脑，蒙蔽清窍而猝然昏仆、半身不遂诸症而发病。主要病因病机包括：①阴损及阳，阴阳两虚；②阴血亏虚，肝风内动；③脾失健运，痰浊内生；④五志所伤，情志过极。其病机概而论之有虚(阴虚、气虚)、火(肝火、心火)、风(肝风、外风)、痰(风痰、湿痰)、气(气逆)、血(血瘀)六端，此六端多在一定条件下相互影响，相互作用。

本病常见的诱因为：气候骤变，烦劳过度，情志相激，跌仆努力等。

二、临床表现

急性脑出血起病急骤，变化迅速，同时，因为人体侧支循环不同及血管解剖异常的存在，临床表现差异极大，决定于脑部出血血管的部位、出血量大小等因素，即使同一部位的病变，亦可表现为完全不同。以下是脑出血的常见临床表现。

(一)症状与体征

常见症状包括头晕、头痛、呕吐、视听减退、言语失利、意识不清、突然跌倒、肢体麻木、抽搐发作及瘫痪等。90％的脑出血发生于40～79岁，男多于女，多数有长期高血压史，可有脑出血或脑梗死发作的病史。几乎都是在清醒、活动时发病。可能有情绪激动、费劲用力的诱因。通常突然起病，在几min至数小时发展达顶峰，有些经24～48h缓慢进行。出血严重的患者发生头痛、呕吐后，短时间内进入昏迷。较轻的患者可能在头痛、头昏后，先发生肢体的无力，逐渐产生意识障碍。出血量小的患者可以始终意识清醒。头痛见于50％的患者，发生呕吐的占绝大多数。癫痫发作不到10％。

壳核-外囊出血最常见，多表现为意识障碍和偏瘫或说话含糊或失语，双眼常偏向肌力正常侧的肢体。丘脑-内囊出血，则多见偏瘫、偏盲、偏深感觉障碍，丘脑出血可压迫中脑顶盖，产生双眼上视麻痹而固定向下注视，瞳孔缩小、光反应消失，双眼会聚麻痹等眼球运动障碍。脑桥出血表现为剧烈头痛、头晕、坠地、呕吐、复视、构音不清、病侧面部发麻、瘫痪和对侧肢体瘫痪（交叉性瘫痪），两眼向出血灶对侧同向凝视；反射性眼球运动消失，1/3 患者两侧瞳孔呈针尖样极度缩小，但瞳孔对光反应存在；体温可由于中枢调节障碍而迅速上升并持续高热，伴去脑强直和严重不规则呼吸，短期内死亡。小脑出血多见后枕痛、头晕、反复呕吐和站立不能，步态不稳，检查可发现构音障碍、辨距不良和两眼同向偏斜等。少数脑出血发生在脑的非重要功能区，如中央卵圆。有些小出血可以几乎没有症状，患者表现不严重，意识清醒，可基本恢复正常。诊断完全依据 CT、MRI。脑室出血多数由壳核出血破入侧脑室。小脑和桥脑出血常破入第四脑室。脑室出血一般较严重，病情突然恶化，往往在一二小时内陷深度昏迷，四肢弛缓性瘫痪，腱反射不能引出。当出现四肢阵发强直性痉挛、去脑强直、体温升高、呼吸不规则、脉搏、血压不稳定等时，病情凶险。脑室外少量出血的症状并不如此严重，甚至意识可完全清醒。脑叶出血临床表现为头痛、癫痫发作，意识障碍少见。额叶出血表现额部头痛，对侧单肢或偏身轻瘫。颞叶出血开始可有同侧耳痛，优势半球颞叶出血可有言语障碍。顶叶出血可有同侧颞顶部痛，可有对侧单肢或偏身的感觉障碍或手的运用障碍。枕叶出血的头痛可位于同侧眼区，可有不同程度的对侧同向偏盲。

（二）常见的并发症

有偏瘫、失语、失明、痴呆，长期卧床发生褥疮、泌尿系感染、坠积性肺炎、跌伤等，激素、阿司匹林等药物治疗引起上消化道出血等症状。并发症是死亡的常见原因。

三、诊断要点

（一）中风病诊断标准

1.临床表现

神志昏蒙，半身不遂，口舌㖞斜，言语謇涩或语不达意，甚或不语，偏身麻木；或出现头痛，眩晕，瞳神变化，饮水发呛，目偏不瞬，步履不稳等。

2.起病方式

急性起病，渐进加重，或骤然起病。

3.发病前多有诱因，且常有先兆症状

可见头晕、目眩，头痛，耳鸣，突然出现一过性言语不利或肢体麻木，视物昏花，1d 内发作数次，或几日内多次复发。

4.发病年龄

多在 40 岁以上。

5.脑 CT 或 MRI 有脑出血或缺血病灶

具备 1 临床表现一项或多项，结合 2 起病形式、3 诱因和先兆症状、4 年龄等即可诊断中风病。结合5 影像学检查（头颅 CT 或 MRI）可明确诊断。

出血中风：符合中风诊断标准，头颅 CT 发现脑出血病灶。

(二)中风病分期标准

1.超急性期

发病 6h 之内。

2.急性期

发病 2 周以内,意识障碍者可延长至发病 4 周。

3.恢复期

发病 2 周至 6 个月。

4.后遗症期

发病 6 个月以后。

(三)病类诊断标准

1.中经络

中风病而无神志昏蒙者。

2.中脏腑

中风病伴有神志昏蒙者。

四、治疗

中风病急性期标实症状突出,急则治其标;中医药治疗当以祛邪为主,常用平肝熄风、清化痰热、化痰通腑、活血通络、醒神开窍等治疗方法,闭脱二证当分别治以祛邪开窍醒神和扶正固脱、救阴固阳,所谓“内闭外脱”,醒神开窍与扶正固本可以兼用;合适病例、条件允许应进行血肿清除术等西医治疗,或进行中西医结合救治,以及积极防治各种并发症;早期开始尽可能规范的康复治疗;在恢复期及后遗症期,多为虚实夹杂,邪实未清而内虚已现,治宜扶正祛邪,常用育阴熄风、益气活血、涤痰通络等法。

(一)辨证治疗

辨治原则:应注意中风先兆期、卒中期和后遗症期的标本缓急,选择不同治则治法。中风先兆期重点扶正、不忘除邪,未病(卒中)先防。中风卒中期又分中经络、中脏腑不同,中经络(神志清醒者)以祛邪为先,常以平肝熄风、化痰活血通络为主;中脏腑(神志障碍)者,闭证当以豁痰通腑、醒神开窍为主;脱证宜救阴回阳固脱。若闭证开始转为脱证之时,可闭、脱治疗互相参用。如昏迷渐醒,闭、脱症状缓解,可根据病情,标本同治,如平肝熄风、清热化痰,同时滋养肝肾或补气养血。中风后遗症期重点在于扶固正气,并佐祛除内邪(主要为涤痰活血通络)。

1.中风先兆期

(1)肝肾阴虚,风阳上扰:治法:滋养肝肾,佐以平肝清热;方药:建瓴汤。

(2)气虚痰阻:治法:益气健脾,化痰和胃;方药:十味温胆汤。

2.中风卒中期

(1)中经络

风痰瘀血,痹阻脉络治法:熄风涤痰,活血通络;方药:半夏白术天麻汤加减。

肝阳暴亢,风火上扰治法:平肝泻火通络;方药:天麻钩藤饮加减。

痰热腑实,风痰上扰治法:清热涤痰,通腑泄热。方药:星蒌承气汤加减。

气虚血瘀治法:益气活血,扶正祛邪;方药:补阳还五汤加减。

阴虚风动治法:滋养肝肾,潜阳熄风;方药:镇肝熄风汤加减。

络脉空虚,风邪入中治法:祛风通络,养血和营;方药:大秦艽汤。

(2)中脏腑

痰热内闭清窍:治法:清热化痰,醒神开窍;方药:羚羊角汤加减,配合灌服或鼻饲安宫牛黄丸。

痰湿蒙塞心神治法:温阳化痰,醒神开窍;方药:涤痰汤加减,配合灌服或鼻饲苏合香丸。

元气败脱,神明散乱治法:益气回阳固脱;方药:参附汤、独参汤等加减。

3.中风后遗症期

(1)气虚血滞,脉络瘀阻治法:益气活血通络;方药:补阳还五汤。

(2)阴虚阳亢,脉络瘀阻治法:滋阴潜阳,活血通络;方药:虎潜丸。

(3)风痰阻窍,络脉瘀阻治法:息风化痰,活血通络;方药:解语丹。

(二)其他治疗

1.针灸疗法

(1)针刺治疗:以“调神通络”为原则。主穴选用:上星、百会、印堂、肩髃、曲池、足三里、阳陵泉,再依据辨证配合相应穴位。

(2)头针疗法:治疗中风选体征对侧运动区,感觉区,足运感区,进针后捻转 3min。

(3)其他方法还包括耳针、梅花针法、放血疗法、电针疗法、穴位注射等。

2.灌肠疗法

通腑灌肠液(自拟验方):大黄 15 g(后下),枳实 15 g,虎杖 30 g,益母草 30 g,煎水 150～200 mL,保留灌肠,每天 1～2 次,适用于中风急性期之各种实证。亦可用安宫牛黄丸或承气汤类,亦可用栓剂。或以辨证方制成药液,每次 100～150 mL,于直肠内给药,每天 1～2 次,治疗中风之吞咽困难及闭证患者。

(三)康复治疗

对于中风后遗留不同程度的残疾,为取得更好的康复效果,应特别强调:综合处置、中西医结合、辨证康复,早期、正规、全面地进行,家庭与社会的重视与参与。临床医疗与康复治疗应该是同步进行的,相辅相成的。时间就是生命、时间就是功能。急性期的处置是否及时与得当,直接影响患者抢救成功与否或后期的康复效果和生活质量。

五、经验与体会

(一)共性与个性相得益彰

出血性中风,在临床辨治中,以风、火、痰、瘀、虚、气六端为基础,分阴阳两类进行立法。

1.阳类证

多于或为以下 3 项:面赤身热,烦躁不安,口咽干苦,舌质红,舌苔黄,脉数。阳类证以风、火突出,临床症候以猝发神志不清或蒙昽、鼾声呼吸,喉中痰鸣,牙关紧闭,面赤身热,躁扰不宁,气粗口臭,肢体强痉,大小便闭等为特点。立清热平肝、破瘀涤痰、通腑醒神治则;之后根据不同的病情表现,不同的个体素质各治则可有所侧重,进行组方用药,体现个体化治疗。如:清热可根据临床热象病况,可分别侧重给予清热解毒或清热泻火或清热凉血等清热之品(安宫牛黄丸、紫雪丹、清开灵、黄连解毒汤、犀角地黄汤等)。

2.阴类证

多于或为以下3项:面唇晦暗,静卧不烦,口咽不干苦,舌质淡,舌苔白,脉迟缓或沉细。阴类以虚(气虚)突出,临床症候以猝发神志不清,半身不遂,而肢体松懈瘫软不温,甚则四肢逆冷,面色苍白,痰浊壅盛,静卧不烦等为特点。立益气通脉、破瘀涤痰、通腑醒神治则。有如,临证有痰可给予化痰、消痰、涤痰等法祛之,无形之痰或防痰之产生可健脾以治之(温胆汤、导痰汤、半夏白术天麻汤、涤痰汤)。益气法:气与血,阴阳相随,气之于血,有温煦、化生、推动、统摄的作用。临床气虚不能帅血而血脉痹阻、或气虚不能统摄而血溢脉外,皆可重用参芪以推动或统摄血脉。亦可据厥脱之证而转化为救脱之治。

3.以下治法阴阳类证中均辨证选用

通腑法:在某种意义上含有下法之意,含攻下与利水(或)逐水之意。临证据证施予峻下、缓下,或寒下、温下、润下,或予利水等不同之品。但中风急症多先予急下,一旦腑气下降,随即改为缓下以保持腑气顺畅。

醒神法:醒神之治,除给予醒脑开窍(宣窍)之相关药物(如:麝香、冰片、石菖蒲、苏合香、安宫牛黄丸、紫雪丹、至宝丹、苏合香丸、醒脑静注射剂等)或治疗手段(如针灸、推拿等)外,尚寄各种血肿清除术、血管瘤的处置术、介入溶栓或取栓术、动脉内支架成型术等,抑或清热、平肝、破瘀、涤痰、通腑等法,以促进受损神机功能的恢复和保护未损脑髓神机之功能,后期尚当调补肝肾益脑髓。

通脉:寄补气活血、祛瘀涤痰,恢复脉道畅通或促其脉络之新生。

(二)活血化瘀、涤痰法在脑出血急性期的运用

(1)脑出血证,所溢于脉外之血,已不能复返故道,及由此而引起的气血郁滞(脑组织之充血、水肿等),须通过祛瘀活血而加以疏导,使其消散与吸收,从而使脑脉流通,清阳之气舒展,恢复各项功能,达到祛瘀生新的目的。唐容川指出:“既有瘀血,便有瘀血之证,医者按证治之,无庸畏阻”。脑出血发病后,只要上逆之气复返,气复平顺而不上逆(血压稳定而无危象等),并无明显出血倾向(无明显凝血机制障碍等),就可以即时用活血化瘀治疗,以促进脑水肿的消除,血肿的吸收,改善脑的血液循环,促进侧支循环的建立,恢复各项功能,提高疗效。

(2)中风急性期重点运用活血化瘀是合理的,大量的临床实践和实验研究证明了这一点,尤其是活血化瘀药物在缺血中风中的应用。在临床应用活血化瘀药物,有如下体会:

中风急性期病因病机,错综复杂,各种矛盾同时存在,如重症出血中风病机中,内风、邪热、痰浊、血瘀、腑实等标实突出,而且是多种因素同时作用于机体,因此,在治疗时如果只采用针对某种病因和局部病变的单一治疗方法,则不利于纠正全身功能紊乱,运用活血化瘀应在辨证论治基础上进行。

对于高血压所致的出血中风,不主张用止血剂。中医早就有“见血休止血,首当祛瘀”的论述,脑血管硬化和血压增高是导致脑出血的主要危险因素,而不是凝血机制障碍。相反,高血压性脑出血患者,血液多处于高凝状态,应用止血剂更增加了血液的浓、黏、聚、凝的弊端,对脑组织供血供氧极为有害,降压和化瘀就起到很好的协同止血效果。止血剂反而有碍活血化瘀的疗效,是自相矛盾的。

活血化瘀法可以应用于出血中风急性期的临床治疗,而且使用活血化瘀药后在一定程度上能提高出血中风的治疗效果，对防治出血中风及改善出血中风的预后具有重要的理论意义和实际意义。活血化瘀药物可能会导致血肿扩大，起病6h之内应慎用。

(3)痰瘀共患是中风病的常见证候，我们在临床上常采用痰瘀同治之法，涤痰常选用胆南星、牛黄粉、天竺黄、海藻、石菖蒲等，祛瘀则常选用水蛭、三七、土鳖虫、毛冬青、丹参、益母草等。无论痰瘀胶结之中风危急重症，还是中风之后痰瘀阻络之半身不遂、言语不利、头晕头痛等，根据证候的夹杂，随证立法，辨证辨病用之，疗效尚属满意。

(三)通腑法在出血性中风病中的使用体会

该病起病急骤，变化迅速，病情复杂，证属本虚标实，但急性期多以标实为主，由风、火、痰、瘀内结所致腑气不通在中风病机变化中占重要地位，对重症患者，早期适当地运用通腑法能提高疗效、改善预后。

1.腑气不通是中风病急性期的重要证候

中风多属肝肾阴亏，水不涵木，肝阳上亢而致阳升风动，气血逆乱，脑窍蒙塞；或因气虚血瘀、脑脉痹阻；或痰瘀流窜，痹阻清窍，脉络阻滞，但无论何因，均可致腑气不通。肝为起病之源，胃为传病之所，木横土衰或气虚血瘀，必致脾胃斡旋升降失常，致中州运化传导失职，糟粕内停，且中风急性期多为阳火亢盛，火热内炽既可烁液成痰，助阳化风，又可消烁津液，致胃肠燥结，腑气不通。加之中风病发，卧床，饮食失养，或误治而又加重腑实。腑实既可作为中风的一种诱发因子，又可作为中风后的一种病理状态，持续存在于中风病病程中，甚或形成恶性循环加重病情，在急性期腑实尤为常见。临床所见，中风病者，绝大多数都有不同程度的大便秘结或大便困难，重症患者尤为多见。因而，中风病急性期，尤其是对中风闭证而言，通腑法是重要的治法之一。

2.通腑法可能的作用机制

(1)直折肝气之暴逆：中风病发，以实邪大壅大塞为主，诸邪胶黏肆虐为患，肝阳暴逆，一拥而上，平肝潜阳、降逆下行等常法缓不济急，必用通腑泄下之法，借通以助胃腑之势，赖中州转降之功，方能直折肝气之暴逆，使上壅之风痰随气而化，随火而降，热结痰火衰其大半，使病情缓解。

(2)上病下取，引血下行：中风血气并走于上，致血菀于脑，有气机暴脱之险，以通腑之法泻下阳明，上病下取，引血下行使气血得降，痰热消散，元神之府自清。

(3)敷布气血，畅达血脉：下法使腑气通畅，脾胃气机升降复常，气血方能正常敷布，以通痹达络，促进半身不遂诸症好转。

(4)推陈出新，邪有出路：阳明腑实非攻下不能致新，借芒硝、大黄之力祛瘀化痰、荡涤阳明，清热解毒，使伏火风痰随燥屎而去，风火熄灭，气机调畅，自可预防惊厥、吐血、咳喘、发热等变证突发。

(5)急下存阴，以防竭脱：中风痰火内盛，耗伤真阴，真阴耗竭，则火热生风，风火相煽，夹痰夹瘀，直冲犯脑，仅用清热滋阴之品，无异于杯水车薪，当以攻下法急下存阴，有釜底抽薪之卓效。

(6)泄热解毒：中风急症，痰瘀郁积于脑，津凝血败，为痰为饮，与正气相抟，热毒内生，脑络脑神必将受损。借通腑以泄热，收清热解毒护脑醒神之功。

(7)有关的现代药理研究表明:急性脑卒中采用通腑法,可排出肠内容物,清除肠源性内毒素,增加腹腔脏器血流量,使胃肠功能得以恢复,并改善新陈代谢,保证机体能量来源,使自主神经功能紊乱得以调整,应激反应能力得以加强。此外通腑攻下可减低腹压和稳定血压,使颅内压升高和脑水肿得以纠正,对改善脑细胞缺血缺氧十分有利。

通腑醒神胶囊的实验结果表明,该药可能通过通腑泄热,涤痰开窍,活血化瘀等作用,使模型鼠瘀热得清,痰浊得化,腑实得下,气血流通,血脉通畅,从而轻度地脱水,降低颅内压,改善脑组织的血液供应的作用。

一般认为,只要不是中风脱证,或者大便泄泻失禁,即使没有明显腑实证,中风病发,重症或闭证患者,都可以及时开始给予通腑治疗,如人工牛黄粉 2 g,日 2~3 次,或通腑醒神胶囊 4 粒,日 3 次,亦可用大承气汤或大黄、虎杖、益母草等煎水保留灌肠,保持大便通畅,以求上病下取,利于醒脑通脉。

(四)针药并重

出血性中风属于经络肢体病,后期宜针药并用,综合治疗,益气通经活络,进一步加强功能锻炼,促进功能恢复。

中风急性期后主要以“本虚”为主,兼以“标实”,“本虚”乃为气血不足,肝肾阴精亏虚则脑脉失养,髓海空虚,肢体功能活动障碍。“标实”即痰浊、瘀血阻滞脑窍脉络,而痰浊瘀血又为正气亏虚所致。“气行则血行”,气虚则运血无力,血流不畅而成瘀,水液不化而成痰。因此,根据“急则治标,缓则治本”治疗原则,及“肾主骨,生髓,诸髓皆属于脑”的理论,结合中风其病在脑,瘫痪诸症乃为痰瘀痹阻脑脉所致,拟补气补肾以益脑髓,达到扶正以祛邪,“寄补为通,寄补为消”之目的广东省中医院研制的复方北芪口服液,重用黄芪以补气,助以健脾化痰;配何首乌、鸡血藤以益气活血通脉兼以养肝肾;用龟胶以滋阴潜阳,益肾健骨;诸药合用,平调阴阳,补益肝肾,使气血流畅,精气充足,脑髓得充,痰瘀自消。临床用之,效果尚佳。石学敏教授的醒脑开窍针法,及现在新兴的平衡针法、董氏奇穴、腹针疗法及浮针等疗法,都值得临床使用。

第三节 肌肉萎缩

一、概述

肌肉萎缩指骨骼肌体积的缩小,可由于肌纤维变细或消失引起,是许多神经肌肉疾病的重要症状和体征。常见于运动神经元病、肌萎缩侧索硬化、多发性神经炎、脊髓空洞症、周期性瘫痪、进行性肌营养不良症、失用性肌肉萎缩和表现为软瘫的中枢神经系统感染后遗症等多种疾病的过程中。属于中医“痿证”的范畴。

二、病因病机

肌肉萎缩可继发于多种疾病过程中,从现代医学来看,凡支配肌肉的神经,包括脑部的上运动神经元、脑干运动神经核或脊髓前角、周围神经的病变,以及神经肌肉接头的病变、肌肉本身的疾病(遗传、损伤、炎症等)、血液供应障碍和肌肉的活动减少(失用性)均可引起肌肉萎缩。动物实验证明,切断支配肌肉的神经 24~36h 后,肌纤维对乙酰胆碱的兴奋性逐步增高,出现肌纤维颤动、膜电位和肌纤维膜上卫星细胞等一系列的营养性改变，并逐渐发生肌肉萎缩。另外，肌肉的运动、正常的生理活动及充足的血氧供应也与肌肉萎缩的发生密切相关。

三、临床表现与康复预测

(一)神经源性病变

1.中枢性改变

包括脑源性肌萎缩、原发性脊髓前角或脑干颅神经运动核及其传导通路的病变，如运动神经元病、脊髓压迫和脊髓前角灰质炎等所致的肌肉萎缩。

2.周围神经病变

损伤、炎症、肿瘤、变性等均可引起受累周围神经所支配的肌肉发生急性、亚急性或慢性失神经支配，产生肌肉萎缩。

(二)神经肌肉接头病变

系由神经肌肉接头传递障碍引起的肌肉萎缩，如重症肌无力的眼肌或全身骨骼肌、副肿瘤综合征中的 Lambert-Eaton 肌无力综合征、有机磷中毒等常出现肌肉萎缩、肌无力病变。

(三)肌源性病变

包括遗传性肌肉疾病，如各种肌营养不良症，炎症性肌病，包括化脓性肌肉感染、不明原因的多发性肌炎(皮肌炎、风湿性肌病等)；代谢性肌肉萎缩，如骨化性肌炎、甲状腺性肌病。

以上神经源性、神经肌肉接头性、肌源性病变等因素造成的肌肉萎缩因病因的不同而预后各异，但总体上来说，这类肌肉萎缩的肌纤维改变严重，病情呈逐渐进展，肌肉组织可能被分解、吸收，甚至消失。其恢复时间较长，康复效果较差，大多是临床疑难病，预后较差。

(四)失用性肌肉病变

系由肌肉缺乏运动而引起的萎缩，这类病变祛除病因后，一般情况好转，并通过积极参加运动锻炼，常可在短期内恢复原来的肌肉容积和肌力，如骨折后因固定制动而导致的肌肉萎缩和肌肉无力。

(五)缺血性病变

供应肌肉的血管因炎症或损伤，或血栓形成空气、脂肪等栓子栓塞，可因肌肉无菌性梗死而萎缩，如肢体的深静脉血栓形成，长骨骨折时空气或脂肪栓塞，心脏病的栓子脱落、闭塞性脉管炎等。

失用性肌肉病变、缺血性病变等因素造成的肌肉萎缩主要表现为肌肉体积减小，同时伴有肌力和耐力的下降。此类萎缩是以肌纤维直径的减小为主，而细胞结构、神经肌肉接头以及肌梭形态和结构等几乎没有改变。去除病因，同时如能加上针对性的康复功能训练，常能在短期内逐渐恢复，预后较好。

四、康复辨证

(一)中医学对本病的认识

肌肉萎缩统属于中医“痿证”的范畴。痿证是指肢体软弱无力，筋脉弛纵不收，日久而致肌肉瘦削，手足不用的一类疾患。临床上以两足痿软、不能随意运动者较多见。

痿的含义有两点：一是枯萎，痿者萎也，指萎缩；二是无力软弱、不能行动。前者以患肢枯萎瘦削为特征，后者以软弱无力，不能随意动作为特点，临床上凡是具其中之一者都可以视为痿证。

(二)辨证分型

本病多因热邪伤津,精气亏损以及外湿浸渍,情志不遂所致。中医认为肾为先天之本,主藏精,主骨生髓。故中医学认为痿证与肾的关系最为密切,先天禀赋不足,精亏血少不能营养肌肉筋骨,逐渐出现肌肉无力、萎缩。同时,脾胃为后天之本,化生气血,营养五脏六腑、肌肉筋骨,且脾主肌肉,脾胃虚弱,气血生化不足,肌肉无以营养则出现肌肉萎缩、肌肉无力等。病变可涉及肺、脾胃、肝、肾等脏腑。本病早期以实证为多,而到了康复阶段以虚证为主,虽在某些患者可见实邪,亦多为本虚标实。

1.热邪燔灼,肺胃津伤

四肢痿弱无力,肌肉萎缩,肢体变形,皮肤枯燥或伴有发热、呛咳无痰、大便干燥、小便短赤、热痛,舌红苔黄,脉细数。

2.湿热浸淫,气血阻滞

四肢感觉异常,手足痿软无力,手足下垂,不堪任用,肢体麻木,小便赤热涩痛,舌苔黄腻,脉濡数。

3.肝肾亏损,筋骨失养

下肢痿软无力,不能久立,腰膝酸软,一侧或两侧感觉障碍或痛觉消失,并伴有头昏目眩、耳鸣、遗精、遗尿或月经不调,舌红苔少,脉细数。

4.脾胃虚弱,精微不运

肢体软弱无力,肌肉枯萎消瘦,伴有神疲倦怠、食少便溏、面色虚浮无华,舌苔薄白,脉细。

五、康复适应证

在痿证发生的早期,只要患者生命体征平稳,在不影响对原发病的临床诊断和治疗的情况下,就应当尽早地介入康复措施,以预防肌肉萎缩的发生,或将肌肉萎缩降低到最低限度。

在肌肉萎缩发生之后,临床见四肢肌张力低下,上肢不能持物,或以下肢肌张力低下为主,肢体筋脉弛缓,软弱无力,下肢不能独立站稳,无力行走,甚至见四肢不能活动,或伴有关节僵硬、挛缩、变形、固定等,均应尽早、积极地采取康复治疗措施。

六、康复治疗方案

在发病早期,应以明确诊断和治疗原发病,消除病因为主,可积极辅助康复治疗。进入恢复期后,康复治疗的重点在于补虚祛瘀,改善肌肉萎缩,增强肌力和耐力。主要康复方法包括饮食、药物、针灸推拿、运动疗法等。到后期,患者运动功能明显障碍,日常生活功能明显受限时,轮椅和矫形器可补充、改善或替代患者部分功能,减轻患者的痛苦,改善活动能力和生活质量。

(一)饮食疗法

肌肉萎缩患者有不同程度的营养不良,主要由吞咽困难所致,代谢旺盛也可引起。肌肉萎缩患者需要高蛋白、高能量饮食,提供神经细胞和骨骼肌细胞修复,重建所必需的物质,以增强肌力、改善肌肉代谢。早期采用高蛋白、富含维生素、磷脂和微量元素的食物。多吃鹿肉、狗肉、驴肉、鳝鱼等,以温阳散寒、壮筋强骨。中医有“以脏补脏”之说,故可食用动物肝脏、肾脏、筋骨汤等以补肾强筋壮骨。多吃用山药、薏苡仁、莲子心、陈皮、太子参、百合等制成的药膳。禁食辛辣食物,忌食生冷食品。合理调配饮食结构。

中晚期患者，以高蛋白、高营养、富含能量的半流食和流食为主，对于吞咽功能差的患者，可施行鼻饲饮食，并采用少食多餐的方式以维护患者营养及水、电解质的平衡。

肺胃津伤者，可选用薏苡仁粥、麦冬粥等食用。脾胃虚弱者，可选用黄芪当归炖母鸡、黄芪大枣粥等食用。肝肾亏损者，可选用鹿角片 300 g（酒浸一夜），熟地黄 150 g，附片 50 g，共蒸熟，焙干为末，以大麦粥和为丸，每天 3 次，每次 7 g，米汤送服。气血阻滞者，可选用桃仁粥，山楂粥等食用。

（二）运动疗法

中医康复的主要目的是让患者能保持最大的生理功能，尽可能获得最大限度的日常生活自理的能力。通常分为主动肢体功能锻炼和被动肢体功能锻炼。

1.主动肢体功能锻炼

患者的主动运动功能部分残留时，应及时指导和辅助患者进行主动肢体功能锻炼。每天做抬举上肢、屈伸下肢练习。接着扶患者下地站立，手扶床头进行行走锻炼。在治疗师的搀扶下进行抬腿、迈步、上下台阶等练习。以后运动量可以逐渐增加，以患者不感到疲乏为原则。再逐步过渡到独立行走，距离由短到长。每天坚持锻炼，直到肢体功能完全恢复或最大限度地维持瘫痪肢体功能。

2.被动肢体功能锻炼

若患者肢体瘦削枯萎，运动无力，不能步履，卧床阶段可采用卧位被动运动，其目的在于保持瘫痪肢体的被动活动范围。在疾病的早期，便可对患者进行被动肢体功能锻炼以防止关节变形。先做上肢，后做下肢；先做大关节，再做小关节，注意各个关节的所有方向的被动运动均要做到，并尽量达到该关节诸方向上的最大活动度。并随时变换姿势，以防止关节变形。动作宜轻柔，要充分牵伸肌肉、肌腱和关节周围组织。

由于肌肉萎缩患者的运动能力相差较大，不可能采用相同的中医康复锻炼方法，因此，应根据患者运动功能障碍的程度，分别采用不同的康复锻炼方法。

对处于疾病早期，能行走、能完全独立活动，日常生活略有不便，仅少数肌肉轻度无力的患者，主要以主动肢体功能锻炼为主，做加强无力肌群及辅助肌群的肌力主动锻炼和正常的身体活动锻炼，鼓励患者进行适度锻炼，以患者不感到疲乏为原则。

对于仍能行走，部分肌群中度无力的患者，表现为日常生活活动能力轻度下降，主要进行伸展运动和运动协调方面的锻炼。

对于能行走，部分肌群严重无力的患者，主要使其能够保持最大的独立活动能力，配合器械进行锻炼，如坐位平衡、跪立位平衡、爬行训练、站立位平衡和步行训练，同时严密观察，防止锻炼意外。

不能行走，依靠轮椅活动，上肢尚能完成部分日常生活的患者需要依靠护理人员、家属等进行被动的功能锻炼，尤其要注意四肢末端的关节活动，以防止肌肉挛缩等病情发展。

不能行走、完全受困于轮椅，上肢亦严重无力的患者，因其不能完成日常生活活动，需要护理人员或家属为其保持正确的体位及搬移方式，定时改变体位，预防局部长时间受压而发生压疮。并需要依靠护理人员、家属等进行被动的关节活动度维持锻炼。

完全卧床、日常生活完全需要依靠他人的患者多伴有呼吸肌无力、咳痰无力、大小便功能障碍等表现，需注意保持患者正确的体位和进食方式，可让其做配合呼吸肌的功能锻炼，加强拍背排痰等康复护理，以维持呼吸功能，减少肺部感染等并发症。并需要进行被动的功能锻炼。

运动疗法要注意劳逸结合。本病切忌过度的运动锻炼，因为过度锻炼会使骨骼肌疲劳，而不利于骨骼肌功能的恢复、肌细胞的再生和修复。

(三)物理疗法

适量的物理疗法有助于促使患者肌力的恢复，防止肌肉进行性萎缩，减轻肌肉震颤、疼痛、痛性痉挛等症状，消除活动后的肢体疲劳。常用的物理疗法有热疗、电疗、水疗等。

1.热疗

具有止痛、镇痛、促进血液循环、增加肌肉组织代谢产物排泄、促进损伤修复、减轻肌肉痉挛等作用。

2.电疗

皮肤电刺激也是常用的理疗方法，主要用于缓解肌肉颤动、关节挛缩，增加肌力，增加关节的活动度。

3.水疗

对本病康复有效。水疗以低温度泉水浸浴为宜，并结合水中自主肢体运动锻炼以流通气血，促进萎缩肢体的恢复。一般而言，温泉浴疗、食盐泉或碳酸泉，水温宜 39～42 ℃，浸浴20～30min，硫化氢泉或氡泉，水温宜 38～40 ℃，浸浴 15～20min，每天可进行 2～3 次。浴中按摩均由治疗师于浴中施行按摩手法。即便患者无主动肢体活动能力，也应要求患者借助水的浮力，用意念默想着活动肌肉无力的肢体，以促进肢体运动的恢复。无泉水的地方，可用温水代替。

亦可运用药浴的方法，如以当归、川芎、丹参、伸筋草、络石藤、鸡血藤、桂枝、生草乌等适量，煎水浸浴，或蒸汽浴，或温洗患部。此外，尚可酌情选用热沙疗法、日光疗法。

物理疗法需注意强度均匀，避免刺激过强，加重病情。

(四)心理与娱乐疗法

本病病程较长，严重者生活不能自理，患者易出现焦虑、抑郁，对治疗失去信心等不良心理活动，影响康复治疗效果。善医者先医其心，应向患者说明病情，使患者树立战胜疾病的信心，并配合适当的心理疗法，如在说理开导的同时，对悲观急躁者用情志相胜法；缺乏信心者用说理开导法等。

从肌肉萎缩发病到其终末期，对每一位患者而言，都是一种精神和心灵上巨大打击，是面对生命的一次严峻挑战。因此，对于肌肉萎缩发病早期的患者，应根据患者和家属的心理承受能力，向患者家属或(和)患者讲明此病的治疗过程及可能的预后，制订科学的治疗方案并说明康复训练的功效，以求得患者及家属的大力支持。对于疾病终末期的患者，主要强调缓解治疗的可行性及重要性，消除患者及家属的恐惧感，减轻对疾病的焦虑。

根据患者的具体病情和精神状态，选择各种适宜的娱乐活动，有助于消除患者的不良情绪和促进肢体的恢复。

娱乐作业疗法通过练书法、绘画、弹琴等有利于上肢功能的恢复和心理康复，尤其是疾病影响到手、腕、肘、臂等功能活动时，均可选用。利用各种玩具恢复手足功能的娱乐康复，主要适宜于少儿，如采用拍皮球的方法，锻炼患儿臂力和协调性，促进上肢功能康复。骑脚踏车、用脚踏玩具乐器，对下肢功能进行康复。下肢功能得到一定恢复后，可酌情做骑木马、捉小鸡等游戏。

（五）中药疗法

治疗该病以脾、肾为根本。肝主筋，且肝肾同源，故肝与本病也有密切的关系。因此，本病以健脾益气，滋补肝肾，生肌起痿，强筋壮骨为主要治则。

1.热邪燔灼，肺胃津伤

治宜清肺润燥，益气养阴。方选清燥救肺汤或沙参麦冬汤加减，药用沙参、麦冬、玄参、丹参、川贝母、金银花、菊花、生甘草等。

2.湿热浸淫，气血阻滞

治宜清热利湿，燥湿化痰。方选加味二妙散化裁，药用苍术、黄檗、川牛膝、当归、薏苡仁、茯苓、蚕沙、木防己、茜草根、络石藤、独活、桑寄生等。

3.肝肾亏损，筋骨失养

治宜益肝补肾，滋阴清热。虎潜丸加减，药用黄檗、知母、陈皮、白芍、锁阳、紫河车、熟地黄、白芍、枸杞子、龟甲（先煎）、鳖甲（先煎）、阿胶（烊化）、甘草。

4.脾胃虚弱，精微不运

治宜健脾生血，益气生肌。方选补中益气汤或十全大补汤化裁，药用黄芪、党参、白术、当归、陈皮、升麻、柴胡、熟地黄、川芎、赤芍、白芍、肉桂、马钱子、桃仁、红花、丹参、紫河车、甘草。

（六）针灸疗法

1.体针

体针疗法要根据辨证取主穴以治其本，根据肌肉萎缩的部位不同而取局部腧穴为配穴，主穴与局部腧穴相配，主次分明，各得相宜。

(1)热邪燔灼，肺胃津伤：取手太阳经穴为主，主穴为肺俞、列缺、少商、尺泽、太渊，毫针刺，用平补平泻法。

(2)湿热浸淫，气血阻滞：取足阳明经穴，主穴为大椎、阴陵泉、解溪、髀关、合谷、曲池，毫针刺，用平补平泻法。

(3)脾胃虚弱，精微不运：取背俞穴及足阳明经穴，主穴为脾俞、肺俞、关元、气海、足三里，毫针刺，用补法，可加灸。

(4)肝肾亏损，筋骨失养：肾俞、肝俞、太溪、悬钟、三阴交，毫针刺，用补法，可加灸。

上肢肌肉萎缩配穴取肩髃、手三里、外关、内关、合谷等腧穴中2～3穴位；下肢肌肉萎缩可在环跳、伏兔、血海、阳陵泉、悬钟、阴陵泉、三阴交、解溪等腧穴中选取2～3穴；躯干部配穴在大椎、腰阳关、肾俞（双）、腰眼（双）、气海俞、大肠俞等腧穴中选取2～3穴，均配合主穴治疗。吞咽困难、语言低怯，加廉泉、天突、照海；腹肌麻痹，加天枢、归来；足内翻者，加阳陵泉、悬钟、丘墟；足外翻者，加阴陵泉、三阴交、太溪。上述的穴位得气后可适当通以脉冲电流，电流强度以患者能耐受为度，通电20～30min，每天1次，10次为1个疗程。

2.灸法

灸法可治痿，可用艾炷、艾条等按上述辨证选穴施灸，每天 1～2 次，10 次为 1 个疗程。

3.穴位注射

该疗法是将针刺治疗与药物结合在一起的综合疗法。可根据上述的辨证结合局部取穴法选穴，每次选取 3～4 个穴位。每穴注入 B 族维生素等营养神经或复方丹参注射液等活血通脉药物 0.5～1 mL，隔日 1 次，10 次为 1 个疗程。

4.头针

取双侧头皮运动区的上 1/5，以 2 寸毫针顺时针大幅度捻转，当捻针 30min 时患者即有瘫痪肢体出现感觉并能活动的效果，隔日 1 次，5～7 次为 1 个疗程。

5.耳针

取穴为肺、胃、大肠、肝、肾、脾、神门相应部位，强刺激，每次选 3～4 穴，留针 10min，隔日 1 次，10 次为 1 个疗程。

6.梅花针

以手足阳明经为主，太阳经、少阳经辅之。要注意顺经络方向，由内向外，由上向下叩刺。

7.埋线

上肢取肩髃、臂臑、曲池、手三里，下肢取髀关、伏兔、足三里、阳陵泉，埋羊肠线，每次选 2～3 穴，2～3 周后，可再次埋线。

(七)推拿疗法

推拿具有疏通经脉，濡养经筋的作用。推拿有助于促进病损肌肉群功能的康复，增加血液循环，消除运动后疲劳，缓解肌肉的疼痛、痉挛等。

湿热浸淫和肺胃津伤引起者，上肢可白手心向上沿前臂内侧推搓至上臂数十遍以泻其实，再自手背沿前臂外侧推搓至上臂，过肩到颈数十遍以补其虚。然后按其方向和顺序施以拿法、循按、掖法各3～5 遍，最后用搓法收功。下肢可自腹股沟沿大腿内侧推搓至小腿内侧到足心数十遍以泻其实，再自腰部向下过臀沿下肢前外侧推搓至足背数十遍以补其虚，按此方向继以拿法、循按、㨰法和侧击法各施术3～5遍，最后用搓法收功。脾胃虚弱与肝。肾亏损引起者治疗手法同前，但方向相反。

在上述手法治疗的基础上，可配合针对肌肉萎缩局部的按摩手法。颈肩及上肢肌肉萎缩者，宜拿、捏、拍打上肢及颈肩部肌肉，点、按、揉天柱、大椎、肩井、曲池、手三里、外关、合谷等腧穴，摇肩、肘、腕以及指间关节；腰部及下肢肌肉萎缩者，宜拿、捏、按揉、拍打下肢及腰部肌肉，点、按、揉伏兔、足三里、解溪、委中、承山、昆仑等腧穴，摇髋、膝以及踝关节。

手法要刚柔并举，拿、循、搓等手法要稳重、有力，点、按、揉穴位时力度要深透，活动关节类摇法动作要轻柔、和缓，切忌暴力。推拿治疗每天 1 次，10 天为 1 个疗程。

捏脊具有健脾胃、理脏腑、和气血、调阴阳、壮筋骨、强体魄作用，现代医学认为捏脊可以刺激脊神经根，有促进瘫痪恢复的作用。其手法一般取背部督脉、足太阳膀胱经。取穴按经脉循行方向，以逆行为补。足太阳膀胱经取大杼、肺俞等穴从上而下止于关元俞、小肠俞；督脉取长强、腰俞由下往上直至大椎穴。可每天 1 次，每次往返 20～30 遍。

七、康复护理

肌肉萎缩患者由于长期卧床，易并发褥疮，故被褥要柔软、干燥，应勤翻身、换衣，经常改变体位，防止发生褥疮。

肌肉萎缩患者由于自身免疫机能低下，或存在着某种免疫缺陷，因此抵抗力低下，容易发生感冒、肺炎等呼吸道感染，常使肌肉萎缩病情反复或加重，病程延长，特别是伴发球麻痹患者易并发肺部感染，如不及时防治，预后不良，甚至危及患者生命。因此，应特别注意保暖，预防感冒；卧床患者在注意翻身的同时定时辅助拍背排痰，喂食时要选择合适的食物，速度要慢，必要时由胃管进食，避免引起肺炎。

胃肠炎可导致肠道菌群功能紊乱，尤其是病毒性胃肠炎对脊髓前角细胞和外周神经有不同程度的损害，从而使肌肉萎缩病情反复或加重。肌肉萎缩患者维持消化功能正常，避免胃肠道疾病的发生是康复的基础。

加强心理护理，使患者保持乐观愉快的情绪，避免长期或反复精神紧张、焦虑、烦躁、悲观等情绪变化。

第四节　脑卒中

脑卒中亦称脑中风，是一种突然起病的脑血液循环障碍性疾病，又叫脑血管意外。其中缺血性脑卒中又称为脑梗死，包括脑血栓形成、脑栓塞和腔隙性脑梗死等。出血性脑卒中包括脑出血和蛛网膜下腔出血。

由于脑损害的部位、范围和性质不同，脑卒中发病后的表现不尽相同，多见一侧上下肢瘫痪无力，肌肤不仁，口眼㖞斜，时流口水，面色萎黄，舌强语謇。久之，则肢体逐渐痉挛僵硬，拘急不张，甚则肢体出现失用性强直、挛缩，进而导致肢体畸形和功能丧失等。可分为运动功能障碍、感觉功能障碍、言语功能障碍、认知障碍、心理障碍以及各种并发症，其中运动功能障碍以偏瘫最为常见。

传统医学认为本病的发生，主要因素在于患者平素气血亏虚，心、肝、肾三脏阴阳失调，兼之忧思恼怒，或饮酒饱食，或房室劳累，或外邪侵袭等因素，以致气血运行受阻，经脉痹阻，失于濡养；或阴亏于下，肝阳暴涨，阳化风动，血随气逆，夹痰夹火，横窜经络，蒙闭清窍而猝然仆倒，半身不遂。

传统康复疗法主要以针灸、推拿、中药和传统运动疗法等为手段，从而减轻结构功能缺损（残损）程度，在促进患者的整体康复方面发挥重要作用。

一、康复评定

（一）现代康复评定方法

1.整体评定内容

（1）全身状态的评定：包括患者的全身状态、年龄、并发症、主要脏器的功能状态和既往史等。

（2）功能状态的评定：包括患者意识、智能、言语障碍、神经损害程度及肢体伤残程度等。

(3)心理状态的评定:包括患者抑郁症、焦虑状态和患者个性等。

(4)患者本身素质及所处环境条件的评定:包括患者爱好、职业、所受教育、经济条件、家庭环境、患者与家属的关系等。

(5)其他:对其丧失功能的自然恢复情况进行预测。

2.具体康复评定

脑卒中康复评定是脑卒中康复的重要内容和前提,它对康复治疗目标和康复治疗效果起着决定作用,且有利于评估其预后。原则上,在脑卒中早期就应进行评定,之后应定期评定。康复评定涉及的内容包括有脑损害严重程度、脑卒中的功能障碍、言语功能、认知障碍、感觉、心理、步态分析、日常生活活动能力等评定。

(二)传统康复辨证

1.病因病机

中医认为本病的发生多因肝肾阴虚,肝阳偏亢,肝风内动为其根本,当风阳暴涨之际,夹气、血、痰、火,上升于巅,闭塞清窍,以致猝然昏迷,横窜经络,气血瘀阻,形成脑卒中。

2.辨证分型

临床上常将本病分为中脏腑与中经络两大类。中脏腑者,病位较深,病情较重,主要表现为神志不清,半身不遂,并且常有先兆及后遗症状出现。中经络者,病位较浅,病情较轻,一般无神志改变,仅表现为口眼㖞斜,语言不利,半身不遂。具体证型如下。

(1)风痰入络:肌肤不仁,手足麻木,突然发生口眼㖞斜,语言不利,口角流涎,舌强语謇,甚则半身不遂,或兼见手足拘挛,关节酸痛等症,舌苔薄白,脉浮数。

(2)阴虚风动:平素头晕耳鸣,腰酸,突然发生口眼㖞斜,言语不利,甚或半身不遂,舌红苔腻,脉弦细数。

(3)气虚血瘀:半身不遂,肢软无力,或见肢体麻木,患侧手足水肿,语言謇涩,口眼㖞斜,面色萎黄,或黯淡无华,舌色淡紫,瘀斑瘀点,苔白,脉细涩无力。

(4)风阳上扰:平素头晕头痛,耳鸣目眩,突然发生口眼㖞斜,舌强语謇,或手足重滞,甚则半身不遂等症,舌红苔黄,脉弦。

二、康复治疗

(一)康复策略

1.目标

脑卒中康复目标是采用一切有效的措施预防脑卒中后可能发生的残疾和并发症(如压疮、泌尿道感染、深静脉血栓形成等),改善受损的功能(如运动、语言、感觉、认知等),提高患者的日常活动能力和适应社会生活的能力。

2.治疗原则

(1)只要患者神志清楚,生命体征平稳,病情不再发展,48 小时后即可进行康复治疗。

(2)康复治疗应注意循序渐进,需要脑卒中患者的主动参与及家属的配合,并与日常生活和健康教育相结合。

(3)采用综合康复治疗,包括物理因子治疗、运动治疗、作业治疗、言语治疗、心理治疗、传统康复治疗和康复工程等。

(4)康复与治疗并进。脑卒中的特点是障碍与疾病共存,故康复应与治疗同时进行,并给予全面的监护与治疗。

(5)重建正常运动模式。在急性期,康复运动主要是抑制异常的原始反射活动(如良好姿位摆放等),重建正常运动模式;其次才是加强肌力的训练。脑卒中康复是改变"质"的训练,旨在建立患者的主动运动,保护患者,防止并发症的发生。

(6)重视心理因素。严密观察脑卒中患者有无抑郁、焦虑情绪,它们会严重影响康复治疗的进行和效果。

(7)预防复发,即做好二级预防工作,控制危险因素。

(8)根据患者功能障碍的具体情况,采取合理的药物治疗和必要的手术治疗。

(9)坚持不懈,康复是一个持续的过程,重视社区及家庭康复。

偏瘫恢复的不同阶段治疗方法不同。软瘫时以提高患侧肌张力、促进随意运动产生为主要治疗原则;痉挛时要注意降低肌张力,而在本阶段不恰当的针刺治疗易引起肌张力增高,故应特别注意。

(二)治疗方法

脑卒中的传统康复疗法包括针灸、推拿、中药内服、中药熏洗和气功疗法等,既可单独使用,也可联合应用。多种康复疗法的综合应用,可以优势互补、提高疗效。药物与针灸结合是最常用的康复疗法,体针和头针结合也得到了普遍认可。推拿疗法在改善痉挛状态方面有独特的优势。在康复过程中应特别重视针灸对肌张力的影响。故传统康复技术与现代康复技术的配合应用,可提高脑卒中康复治疗的有效率。

1.推拿治疗

以舒筋通络、行气活血为原则,病程长者须辅以补益气血、扶正固本。重点选取手、足阳明经脉及腧穴。推拿对于抑制痉挛、缓解疼痛、防止关节挛缩、促进随意运动恢复都有良好作用。

在偏瘫的不同阶段,应采用不同的推拿手法。如在偏瘫弛缓期,多采用兴奋性手法提高患肢肌张力,促使随意运动恢复。可在肢体上进行按、揉、捏、拿、搓、点、拍等手法。痉挛期,则多采用抑制性手法控制痉挛,一般用较缓和的手法,如揉、摩、捏、拿、擦手法,治疗时间宜长,使痉挛肌群松弛。但不恰当的手法可能会增强肌张力,进一步限制肢体功能的恢复,须特别注意。操作方法如下。

(1)患者取俯卧位(若不能俯卧或较久俯卧者可改为侧卧位,患侧在上),医师立于患侧。从肩部起施以掌根按揉法,自肩后、上背、经竖脊肌而下至腰骶部,上下往返多次按背腰部肌肉。在按压背俞穴基础上,重点按压膈俞、肝俞、三焦俞、肾俞等及督脉大椎、筋缩、腰阳关等穴,约5min。

(2)继以上体位,在患侧臀部施掌根按揉法和按压环跳、八髎等穴相结合,并配合做髋关节内、外旋转的被动运动。按压承扶、殷门、委中、承山诸穴;掌根按揉股后、腘窝,小腿后屈肌群;重点是拿、捻跟腱并配合踝关节背伸的被动运动,总共5～6min。

(3)患者仰卧位,医师立于患侧。先掌根按揉三角肌,指揉肩三穴,拿三角肌、肱二头肌、肱三头肌,以肱三头肌为主,并配合肩关节外展、外旋、内旋、内收、前屈等被动运动。继而指揉曲池、手三里,拿前臂桡侧肌群和前臂尺侧肌群,配合肘关节屈伸的被动运动;再指揉外关、阳池,拿合谷，按揉大、小鱼际肌，指揉掌侧骨间肌和背侧骨间肌，配合腕关节屈伸、尺偏、桡偏的被动运动；捻、摇诸掌指、指间关节，总共约5 分钟。

(4)继以上体位，先在股前、外、内三侧分别施掌根按揉法，按压髀关、伏兔、风市、血海诸穴，拿股四头肌，拿股后肌群，拿股内收肌群，并配合髋关节屈伸和环转的被动运动。以掌根按揉股骨，指揉内外膝眼、阳陵泉、足三里、绝骨、太溪、昆仑诸穴，拿小腿腓肠肌，配合膝关节屈伸的被动运动。再指揉解溪、涌泉及诸骨间肌，抹、捻诸足趾，并配合踝关节及诸足趾的摇法，共5～6min。

(5)继以上体位，抹前额，扫散两侧颞部，按揉百会、四神聪，拿风池结束治疗。

2.针灸治疗

以疏通经络、调畅气血、醒脑开窍为原则，可选用体针或头皮针法。

(1)体针法：①对中风脑出血闭证，以取督脉、十二井穴为主，用毫针泻法及三棱针点刺井穴出血。口眼㖞斜者，初起单取患侧，久病取双侧，先针后灸，选地仓、颊车、合谷、内庭、承泣、阳白、攒竹等穴。半身不遂者初病可单刺患侧，久病则刺灸双侧，初病宜泻，久病宜补，选肩髃、曲池、合谷、外关、环跳、阳陵泉、足三里。②阳闭痰热盛者选穴：水沟、十二井、风池、劳宫、太冲、丰隆，十二井穴点刺放血，其他穴针用泻法，不留针。③阴闭痰涎壅盛者选穴：丰隆、内关、三阴交、水沟，针用泻法，每天 1 次，留针 10min。④中风，并发高热、血压较高者选穴：十宣、大椎、曲池。十宣点刺放血，其他穴针用泻法，每天 1 次，不留针。⑤血压较高者选穴：曲池、三阴交、太冲、风池、足三里、百会，针用泻法，每天 1 次，留针 10～20min。⑥语言不利选穴：哑门、廉泉、通里、照海，强刺激，每天 1 次，不留针。⑦口眼㖞斜者选穴：翳风、地仓、颊车、合谷、牵正、攒竹、太冲、颧髎，强刺激，每天 1 次，留针 20～30min。⑧石氏醒脑开窍法，主穴：双侧内关、人中、患侧三阴交；副穴：患肢极泉、尺泽、委中；配穴：根据并发症的不同，配以不同的穴位：吞咽障碍配双侧风池、翳风、完骨；眩晕配天柱等。操作：主穴，先针刺内关，直刺 0.5～1 寸，采用提插捻转结合的手法，施手法 1min，继刺人中，向鼻中隔方向斜刺 0.3～0.5 寸，采用雀啄手法，以流泪或眼球湿润为度，再刺三阴交，沿胫前内侧缘与皮肤呈 45°角斜刺，进针 0.5～1 寸，采用提插针法。针感传到足趾，下肢出现不能自控的运动，以患肢抽动 3 次为度。副穴：极泉穴，原穴沿经下移 2 寸的心经上取穴，避开腋毛，术者用手固定患侧肘关节，使其外展，直刺 0.5～0.8 寸，用提插泻法，患者有麻胀并抽动的感觉，以患肢抽动 3 次为度。尺泽穴取法应屈肘，术者用手拖住患侧腕关节，直刺 0.5～0.8 寸，行提插泻法，针感从肘关节传到手指或手动外旋，以手动 3 次为度。委中穴，仰卧位抬起患侧下肢取穴，医师用左手握住患者踝关节，医者肘部顶住患肢膝关节，刺入穴位后，针尖向外 15°，进针 1.0～1.5 寸，用提插泻法，以下肢抽动 3 次为度。印堂穴向鼻根方向进针 0.5 寸，同样用雀啄泻法，最好能达到两眼流泪或湿润，但不强求；后用 3 寸毫针上星透百会，高频率(＞120 转/min)捻针，有明显酸胀感时留针；双内关穴同时用捻转泻法行针 1min。每周 3 次。

治疗时可结合偏瘫不同时期的特点采用不同的治疗方法。如偏瘫 Brunnstrom 运动功能恢复分期，在出现联合反应之前，采用巨刺法，即针刺健侧；出现联合反应但尚无自主运动时，采用针刺双侧的方法；当患肢出现自主运动之后，则采用针刺患侧。巨刺法可促进联合反应和自主运动的出现。但有些脑卒中患者病变范围较广，巨刺法虽可诱发出联合反应，然而促使其出现明显的自主运动仍然比较困难。

(2)头皮针法：选择焦氏头针，按临床体征选瘫痪对侧的刺激区。运动功能障碍选运动区，感觉障碍选感觉区，下肢感觉运动功能障碍选用足运感区，肌张力障碍选舞蹈震颤控制区，运动性失语选言语1区，命名性失语选言语2区，感觉性失语选言语3区，完全性失语取言语1～3区，失用症选运用区，小脑性平衡障碍选平衡区。操作方法：消毒后针与头皮呈30°斜刺，快速刺入头皮下推进至帽状腱膜下层，待指下感到不松不紧而有吸针感时，可行持续快速捻转2～3min，留针30min或数小时，其间捻转2～3次。行针及留针时嘱患者活动患侧肢体(重症患者可做被动活动)有助于提高疗效。急性期每天1次，10次为1个疗程，恢复期和后遗症期每天或隔天1次，5～7次为1个疗程，中间休息5～7d再进行下1个疗程。

不管是体针还是头针治疗，均可加用电针以提高疗效，但须注意选择电针参数。一般软瘫可选断续波，电流刺激后可见肌肉出现规律性收缩为度。痉挛期选密波，电流强度以患者耐受且肢体有细微颤动为度。通电时间面部10～20min，其他部位20～30min为宜。灸法、皮肤针法、拔罐疗法等也可用于偏瘫治疗，但临床上应用相对较少。

3.传统运动疗法

中风先兆或症状较轻者，可选择练习八段锦、易筋经、五禽戏等功法(具体操作可参考第六章传统运动疗法相关内容)。通过躯体活动促进气血的运行，调畅气机，舒缓病后抑郁情绪。运动量可根据各人具体情况而定，一般每次练习20～30min，每天1～2次，30d为1个疗程。

4.其他传统康复疗法

包括中药疗法、刮痧疗法等。

(1)中药疗法包括中药内服、中药外治和中医养生保健等方法。①中药内服：络脉空虚，风邪入中，选用大秦艽汤加减；肝肾阴虚，风阳上扰，选用镇肝熄风汤加减；气虚血瘀，脉络瘀阻，可选补阳还五汤加减；肝阳上亢，痰火阻络，选用天麻钩藤饮加减；邪壅经络，选用羌活胜湿汤加减；痰火阻络，选用涤痰汤加减；肝风内动，选用四物汤合芍药甘草汤加减；气血两虚，选用八珍汤加减。风痰阻络，选用解语汤；也可选用大活络丸、人参再造丸、消栓再造丸、华佗再造丸、脑络通胶囊和银杏叶片等中成药。②中药外治：中药熏洗经验方，制川乌、制草乌、麻黄、桂枝、海桐皮各15 g，泽兰、伸筋草、艾叶、透骨草、牛膝、鸡血藤、千年健各30 g、大黄粉(后下)20 g，生姜60 g，芒硝90 g，肉桂6 g。使用方法：将上方约加水3000 mL煎成500 mL药液兑入浴缸中进行药浴，或放入熏蒸床局部熏蒸，水温应保持在42 ℃左右。中药热敷法：取“温经散寒洗剂”(每1000 mL药液中含千年健、川芎、红花、当归、桂枝各100 g，乳香、没药、苏木各60 g)适量，用清水稀释3倍后，放入毛巾煮沸。待湿毛巾温度下降到41～43 ℃时，将其敷于患侧肢体，外包裹塑料薄膜保温，10min后更换1次毛巾(治疗后配合被动运动疗效更佳)。每天1次，20次为1个疗程。③中医养生保健：药补可选服一些有助降压、降脂及提高机体免疫功能的中药和中成药，如山楂、枸杞子、冬虫夏草等。中成药有杞菊地黄丸、六味地黄丸、华佗再造丸等。食补选用新鲜蔬菜、水果、豆制品、萝卜、海带及含丰富蛋白质的鸡、鸭、鱼类等。生活起居注意劳逸结合，起居要有规律，要保证有效地休息和充足的睡眠，保持心情舒畅，情绪稳定，要顺应气候变化，注意冷暖变化而随时更衣。

(2)刮痧疗法：患者取坐位或侧卧位。治疗师以中等力度刮头部整个区域，即从前发际刮至后发际，从中间至两侧，5～10min；项背部、上肢部、下肢部涂上刮痧介质，项背部刮风池至肩井穴区域，上肢部刮肩髃、曲池、手三里、外关至合谷穴，下肢部刮环跳至阳陵泉、足三里、解溪、太冲穴，刮痧力度适中，刮至局部潮红为度。每天刮治 1 次，20 次为 1 个疗程。

三、注意事项

(1)推拿操作时力量应由轻到重，强度过大或时间过长的手法有加重肌肉萎缩的危险。在软瘫期，做肩关节活动时，活动幅度不宜过大，手法应柔和，以免发生肩关节半脱位。对于肌张力高的肢体切忌强拉硬扳，以免引起损伤、骨折或骨化性肌炎。

(2)针刺治疗包括电针时，应注意观察患者肌张力的变化。如果发现肌痉挛加重，应调整治疗方法或停止针刺。对于体质瘦弱者，针刺手法不宜过强。针刺眼区、项部的风府等穴及脊柱部的腧穴，要掌握一定的角度，不宜大幅度的提插、捻转和长时间留针，以免伤及重要组织器官；胸胁腰背部腧穴，不宜深刺、直刺。电针时电流调节应逐渐从小到大，不可突然增强，以免造成弯针、折针、晕针等情况。应避免电针电流回路经过心脏。安装心脏起搏器者禁用电针。

(3)灸法操作时应防止因感觉障碍而造成皮肤的烧烫伤。

第八章　骨与关节疾病的康复

第一节　颈椎病

颈椎病从词意看应是泛指颈段脊柱病变后所表现的临床症状和体征。目前国际上较一致的看法是指颈椎间盘退行性变，及其继发椎间关节退行性变所致脊髓、神经、血管损害而表现的相应症状和体征。由于颈椎解剖结构精细，所处部位重要，病变时症状复杂，发病率又高，故颈椎病越来越受到重视。颈椎间盘生理性退变、慢性劳损、颈椎先天性畸形、不适当的治疗和锻炼、急性和陈旧性损伤等，是其发病原因。

一、康复评定

(一)诊断标准

(1)临床表现与X线平片所见，均符合颈椎病者，可确诊为颈椎病。

(2)有典型的颈椎病的临床表现，而X线片上尚未见异常者，在排除其他疾病的前提下，也可诊断为颈椎病。

(3)临床上无颈椎病的症状和体征，而X线片上有椎体骨质增生、椎间隙狭窄等颈椎退行性病变者，也应诊断为颈椎病或称隐性颈椎病。

(二)常规检查

1.病史

应注意：①起病原因，着重询问患者有无长期低头或向某一方向转动头颈部的病史，睡眠的体位，床铺与枕头的种类；②外伤史，让患者尽可能追忆既往经历中有无遭受外伤的情况；③首次症状的性质与特点；④症状的演变程序与特点；⑤与各种疗法的关系。

2.体征

除一般体格检查外，尚需注意压痛点和颈椎活动范围检查。

3.特征性试验检查

(1)前屈旋颈试验(Fenz征)：先令患者头颈部前屈，之后嘱其向左右旋转活动，如颈椎处出现疼痛即属阳性，提示颈椎骨关节病，表明颈椎小关节多有退行性变。

(2)椎间孔挤压试验(Spurling试验)：又称压顶试验。先令患者将头向患侧倾斜，检查者左手掌平放于患者头顶部，右手握拳轻叩击手背部，使力量向下传递。如有根性损害，则由于椎间孔的狭小而出现肢体放射性疼痛或麻木等感觉，此即属阳性。对根性疼痛剧烈者，检查者仅用双手叠放于患者头顶向下加压，即可诱发或加剧症状。

(3)旋颈试验：又称椎动脉扭曲试验。患者头部略向上仰，嘱患者自主做向左、右旋颈动作，如出现椎-基底动脉供血不足征时，即属阳性。因此试验可引起呕吐或猝倒，检查者应密切观察以防意外。

(4)臂丛牵拉试验(Eaten试验):又称颈脊神经根张力试验。患者取坐位(站位亦可),头稍低并转向健侧。检查者立于患侧,一手抵于颞顶部,并将其推向健侧,另手握住患者手腕部将其牵向相反方向,如患者肢体出现麻木或放射痛时,则为阳性。

(5)低头试验:患者站位,双足并拢,双臂垂在体侧,低头看足1min。如出现颈、肩、臂痛和手麻等神经根受压症状,或头晕、耳鸣、心慌、胸闷、出汗、站立不稳等椎-基底动脉供血不足和交感神经受刺激症状,或上下肢无力,小腿发紧,足、趾麻等脊髓受迫症状者为阳性。

(6)仰头试验:患者站位,姿势同低头试验,但头后仰,双眼看天花板1min,症状及意义同低头试验者为阳性。

4.感觉障碍

尤应注意:①手部及上肢的感觉障碍分布区;②准确判定其程度;③左右对比;④其他感觉:酌情检查其温觉、触觉及深感觉等。

5.运动障碍

酌情对全身或部分肌肉的肌张力、肌力、步态、姿势、肢体运动及有无肌萎缩等有步骤地进行检查。

6.反射

对颈椎病的诊断与定位亦有重要价值。应检查深、浅反射和病理反射。

7.其他检查

自主神经检查、Horner综合征、颅神经检查、视力测定、共济失调之判定等。

(三)影像检查

1.X线平片检查

这是诊断颈椎病的重要依据。要注意观察有无颈椎曲线的改变、椎体前阴影、骨关节畸形、椎间隙改变、骨赘、项韧带和后纵带有无钙化及其钙化特点、椎体有无特发性弥漫性骨质肥大症改变等;测量椎体与椎管矢状径、椎间孔的矢状径与高度、钩椎关节的增生情况等。

2.CT检查

临床意义甚大,可以确切地判定椎体与椎管矢径的大小,骨刺的大小与部位,后纵韧带钙化的范围,脊髓在椎管内的位置、形态及其与周围,尤其是致压物之间的距离和关系;除外可判定骨质本身破坏性病变。

3.MRI检查

可了解椎间盘突出程度,硬膜囊和脊髓受压情况,髓内有无缺血和水肿的病灶,脑脊液是否中断,有无神经根受压、黄韧带肥厚、椎管狭窄等,对脊髓型颈椎病的诊断有重要价值。

此外,肌电图检查、运动诱发电位检查、脑脊液检查、脊髓造影、强度-时间曲线检查、体感诱发电位检查、脑血流图检查等也有相应价值。

(四)颈椎病分型及各型诊断要点

颈椎病一般分为神经根型、脊髓型、椎动脉型、交感神经型、混合型5种。临床上多见各型症状、体征相互掺杂,故混合型为多。各型诊断要点如下。

1.神经根型

此型发病率最高,临床上十分多见(50%～60%)。它是由于椎间盘侧后方突出,钩椎关节或关节突关节增生、肥大，刺激或压迫神经根所致。临床上开始多为颈肩痛，短期内加重，并向上肢放射。皮肤可有麻木、过敏等感觉异常。同时可有上肢肌力下降、手指动作不灵活。当头部或上肢姿势不当，或突然牵撞患肢，即可发生剧烈地闪电样锐痛。

检查可见颈椎棘突、横突、冈上窝、肩胛内上角和肩胛下角有压痛点，压顶试验阳性，臂丛牵拉试验阳性，手肌肉萎缩，上肢皮肤感觉异常。X线平片可见颈椎生理前凸消失，椎体前后缘增生，椎间隙狭窄，钩椎关节增生，前纵韧带、项韧带钙化，椎间孔狭窄。CT或MRI可见椎间盘突出、椎管及神经根管狭窄、脊神经受压等情况。

2.脊髓型

脊髓型占10%～15%，是颈椎病中最重的一种类型。由于起病隐匿、症状复杂；常被漏诊和误诊。脊髓主要受中央后突的髓核、椎体后缘骨赘、增生肥厚的黄韧带及钙化的后纵韧带等压迫。临床上突出地表现为下肢无力，沉酸，步态笨拙，迈步发紧，颤抖，脚尖不能离地，逐渐发展可出现肌肉抽动、痉挛性无力和跌跤，晚期可出现痉挛性瘫痪。

检查可见上下肢肌紧张，肱二头肌、肱三头肌腱反射亢进或减弱，膝、跟腱反射亢进，腹壁反射、提睾反射、肛门反射减弱或消失，Hoffmann征、Rossolimo征、Babinski征等病理反射阳性，踝阵挛阳性，屈颈试验阳性。X线平片与神经根型相似。脊髓造影、CT及MRI检查可显示脊髓受压情况。

3.椎动脉型

椎动脉型占10%～15%，与钩椎关节增生、椎关节失稳、小关节松动和移位，刺激或压迫椎动脉，致椎动脉痉挛、狭窄有关。临床表现为发作性眩晕、耳鸣、耳聋、头痛、共济失调、一过性黑蒙、突然摔倒等椎-基底动脉供血不足的症状。症状的出现与消失和头部位置有关。

检查可见：椎动脉扭曲试验阳性，低、仰头试验阳性。X线平片：钩椎关节增生、椎间隙狭窄、小关节增生向前突入椎间孔内。椎动脉造影和MRI检查可显示椎动脉受压情况及程度，有重要价值。

4.交感神经型

交感神经型约占10%，由颈椎椎体或小关节增生、后纵韧带钙化等，刺激了颈交感神经所致。它常与椎-基底动脉供血不足同时存在，两者不易鉴别。临床表现为枕、颈痛，偏头痛，头晕，恶心，心慌，胸闷，心前区疼痛，血压不稳，手胀，手麻，怕凉，视物模糊，易疲劳，失眠等症状。

检查可见：心率过速或过缓，血压高低不稳，低头和仰头试验可诱发症状产生或加重。

5.混合型

上述两型以上的症状和体征同时存在。

二、康复治疗

(一)颈椎牵引疗法

这是常用、有效的治疗方法。

1.作用机制

(1)对颈椎盘突出症可起到“复位”的作用。

(2)使颈椎后关节嵌顿的滑膜复位。

(3)松解粘连之关节囊及神经根。

(4)有利于突出的颈椎间盘还纳。

(5)使颈部组织得到固定和休息,促使局部的炎症消退。

(6)使椎间隙变大,减轻因椎间孔狭窄压迫、刺激神经根而引起的上肢或头部的放射痛。

(7)解除椎动脉扭曲,改善椎动脉的供血。

2.禁忌证

脊髓压迫严重,体质太差,牵引后症状加重者禁忌应用;交感型急性期、脊髓型硬膜受压或脊髓轻度受压暂不用或慎用。

3.牵引方法

多用枕颌布带牵引法。

(1)姿势:分坐式、卧式和悬吊式 3 种。一般采用简便易行,易于调整牵引重量、角度的坐式。卧式对颈椎病并合急性损伤者,较为方便。悬吊式较少采用。这里主要介绍坐式牵引。

(2)牵引重量:牵引力大小众说不一,个体差异较大,持续牵引力一般按体重的 15%~20%给予。一般从低重量开始,根据患者的适应情况可以适当加减。持续牵引之后,再给予间歇牵引。间歇牵引力按体重的 10%。一般可使椎间隙达到最大增宽。

(3)牵引时间:牵引总定时一般为 15~20min,其中持续牵引 10~15min,间隙牵引 5min。在间歇牵引中,牵引 20s,间歇 10s。一般每天 1 次,15d 为 1 个疗程,共 2~3 个疗程或更长,两个疗程间隔3~7d。一般牵引 10 次时效果明显。持续牵引配合间歇牵引效果较佳。

(4)牵引角度:根据生物力学,病变在 C_5、C_6,牵引角度为前屈 5°~10°;病变在 C_6、C_7,牵引角度为前屈 15°;病变在 C_7~T_1,牵引角度为前屈 20°~30°;病变在上颈椎,牵引角度多为后伸 5°~20°。颈椎病一般不仅仅累及 1~2 个椎体,而是多个椎体受累,因此多选择前屈 5°~15°。临床上还要注意根据患者的感觉,颈椎有无侧屈、旋转,而作各方向角度的调整。

4.注意事项

颈牵剂量应按病情决定。同时还应注意患者整体状况。如身体好、年轻,剂量可大些;如体弱、老年人,牵引的时间要短些,重量也要轻些。颈牵引过程中要了解患者的反应,如有不适或症状加重应及时停止治疗,寻找原因或更改治疗方案。

(二)运动疗法

通过医疗体操等运动疗法可增强肌力,增加关节活动度,松解组织粘连,训练平衡协调功能等。

(三)物理疗法

1.超短波、短波疗法

这类高频电疗有明显的改善血液循环作用,剂量得当,可以增加组织的供氧和营养,减少渗出,有促进消炎消肿作用。

2.红外线疗法

红外线疗法的热作用具有明显的缓解痉挛和降低纤维结缔组织张力的作用。

3.直流电碘离子透入法

有直流电和碘的作用,可使瘢痕软化,粘连松解。

4.低、中频脉冲电刺激疗法

适当的低频脉冲或中频脉冲电刺激，可促进病区的血液循环，改善肌肉营养，延缓肌肉萎缩；同时，可以锻炼肌肉，增强肌力，矫治脊柱畸形等。物理因子治疗法很多，各型颈椎病都可根据病情选用适当的物理因子给予治疗，多能收到良好的效果。

（四）中医疗法

1.按摩

按摩深受患者的欢迎，亦逐渐被更多的临床医师所接受。按摩可改善局部血脉循环，加速淋巴的流动，提高新陈代谢，松解粘连，恢复关节的正常，解除痉挛。按摩流派甚多，手法不一，可按病情选择不同手法治疗。

2.针灸疗法

可解痉止痛，调节神经功能，改善局部血液循环，防止肌肉萎缩，促进功能恢复。

3.其他

小针刀疗法、火罐、药枕、中药外敷等亦有一定疗效。

（五）药物治疗

目前尚无治疗颈椎病的特效药物，所用非甾体消炎药、肌松剂及镇静药均属对症治疗。颈椎病系慢性疾病，如长期使用上述药物，可产生一定的不良反应。因此，只有在症状剧烈、严重影响生活及睡眠时才短期、交替使用。当局部有小痛点时，可行局部封闭。

（六）日常生活活动的指导

1.合理用枕与调节睡眠姿势

合理的枕头对治疗和预防颈椎病十分重要，是药物治疗所不能替代的，应长期坚持应用。枕头不宜过高，亦不宜过低。一般情况下以自己的颌肩线（下颌角至肩峰的距离）或手掌横径作为侧卧或仰卧的高度。枕头应有适当的弹性和可塑性，不要过硬，以木棉或谷物皮壳较好。

睡姿良好对脊柱的保健十分重要。睡眠应以仰卧为主，侧卧为辅。侧卧时要左右交替，左右膝关节微屈对置。俯卧、半俯卧、半仰卧或上、下段身体扭转而睡，皆为不良睡姿，应及时纠正。头应放于枕头中央，以防落枕。脊柱病患者宜睡木板床。

2.工作姿势

坐位工作应尽量避免驼背、低头，不要伏在桌子上写字，看书时不要过分低头，尽量将书和眼睛保持平行。看书、写字、使用计算机、开汽车等时间不宜太长，一般工作50～60min做1～2min头颈部活动或改变姿势。

3.日常生活与家务劳动

行走要挺胸抬头，两眼平视前方，坐要坐直，不要躺在床上看书，喝水、刮胡子、洗脸不要过分仰头，手工劳作不要过分低头，看电视时电视机应放在与眼睛同一平面上，且时间不宜太长；切菜、剁馅、擀饺子皮等家务劳动时间不宜太长。由于不良姿势可诱发颈椎病或使颈椎病症状加重，因此，日常生活活动的指导已成为治疗颈椎病的一项不可少的内容。

第二节　脊柱裂

一、概述

脊柱裂是指身体后正中线上骨(脊椎骨)和神经(脊髓)由于发育障碍所致愈合不全的状态。它是一种骨骼、神经系统的先天性发育畸形。

脊柱裂主要分为脊柱潜在畸形而无症状的隐性脊柱裂及临床有明显症状的囊性脊柱裂。此病隐陛患者较多,故发病率难以统计。囊性脊柱裂在临床上最常见,发病率与人种有关,白种人较多发。以欧洲北部为例,发病率在4‰,日本则为0.3‰,国人为0.2‰～1‰。囊性脊柱裂患儿自然病死率很高,残存患儿也多遗留严重的后遗症,如脑积水性痴呆、下身瘫痪和大小便失禁等,常常不能生活自理,成为家庭、社会负担。

二、诊断要点

根据临床表现、脊柱X线摄片,诊断即可确立。

(一)临床表现

1.囊性脊柱裂

出生后在背部中线有一囊性肿物,随年龄增大而增大,体积小者呈圆形,较大者可不规则,有的基底宽阔,有的有一细颈样蒂。表面皮肤可正常,或菲薄易破,或有深浅不一的皮肤凹陷,啼哭或按压囟门时,囊肿的张力可能增高;若囊壁较薄,囊腔较大,透光试验可为阳性。脊髓、脊膜膨出者均有不同程度的神经系统症状和体征,可表现为程度不等的下肢弛缓性瘫痪和膀胱、肛门括约肌功能障碍。

2.隐性脊柱裂

在背部虽没有包块,但病变区皮肤常有片状多毛区或细软毫毛,或有片状血管痣等。大多数无任何症状,少数可有腰痛、遗尿、下肢无力等。某些患者在成长过程中,排尿障碍日趋明显,直到学龄期仍有尿失禁,这是终丝在骨裂处形成粘连紧拉脊髓产生的脊髓拴系综合征。

(二)辅助检查

1.脊柱X线摄片检查

可见棘突、椎板缺损,穿刺囊腔抽到脑脊液。

2.MRI检查

可见到膨出物内的脊髓、神经,并可见到脊髓空洞症等畸形。

三、功能评定

(一)运动障碍

脊柱裂造成的主要障碍是运动功能障碍,这种障碍与截瘫平面密切相关,所以对截瘫平面的判定是对脊柱裂患儿评价的基本点,可作为预后预测、分析肢体畸形、决定康复治疗措施的依据。

截瘫的运动障碍与支配肌肉的脊神经有一定的相互关系,是评价的重要内容。

此外,脊柱裂患儿发生下肢畸形和关节挛缩也较多见,畸形发生与瘫痪平面具有对应关系，应进行评价。第 3 腰髓平面，髋关节可以发生麻痹伴髋关节脱位；第 4 腰髓平面，髋关节可发生麻痹性髋关节半脱位及足内翻畸形；第 5 腰髓平面，产生以足内翻为多发的足各种畸形；第 1 骶髓平面，产生平足畸形；第2 骶髓平面，产生爪状趾畸形。

(二)步行障碍

脊柱裂患儿由于脊髓及神经的损害，造成截瘫平面以下的运动功能障碍。截瘫平面不同步行的障碍程度也不同，可根据 Hoffer 步行能力分级分为 4 级。

1.无行走能力

无实际行走可能。在应用长下肢矫形器(附带骨盆带)及拐杖的前提下可作步行动作，但仅有治疗意义(如防止骨质疏松、压疮等并发症)，是一种治疗性步行。平时只能借助轮椅移动。截瘫平面相当于第2 胸髓至第 1 腰髓。

2.非功能性步行

训练时可借助下肢矫形器、拐杖等进行训练性步行。此种步行是康复治疗及防止并发症所必要的，而且行走不能长时间、长距离地进行，在日常生活中，移动时仍需使用轮椅。截瘫平面相当于第 1、2 腰髓。

3.家庭性步行

于室内借助矫形器可以行走，室外活动则需使用轮椅。截瘫平面为第 3、4 腰髓。

4.社会性步行

借助下肢矫形器可以在室内、户外进行行走活动，是功能性步行，有实用价值，其行走能力及耐力均达到较高程度，可步行参与某些社会交往活动。相应节段为第 4 腰髓至第 3 骶髓。

(三)脑功能障碍

患儿可患有脑积水或小头畸形，因脑发育不全或脑萎缩而出现脑功能障碍的征象(脑征)。主要表现为智力落后；严重脑积水患儿头围可超过正常小儿 1 倍以上，由于压迫脑组织而影响智力的一定的脑功能。个别严重患儿合并痉挛性脑性瘫痪，小头畸形患儿脑功能障碍常比脑积水患儿更严重。

评价时除对头颅畸形情况进行临床检查判定外，应作小儿智商测定及言语能力等的测定。

四、常用临床处理

(一)终止妊娠

妊娠 16～18 周抽取羊水检测甲胎蛋白，如呈阳性反应，即表明胎儿有严重脊柱裂畸形而应予以流产。

(二)囊肿切除

对囊性脊柱裂肿物上皮肤完整无神经症状、短时间内无破裂危险的，可在半岁左右手术切除。当肿物中心外皮很薄，随时有破溃危险或发现刚刚溢液而立刻就诊者，则应尽早手术。对局部已破溃感染或成为肉芽面者，必须积极用抗菌药物湿敷，争取早日形成瘢痕愈合，然后手术切除。

(三)脑积水的处理

行侧脑室-腹腔引流术，手术将脑室置一软性导管经皮下引入腹腔，使脑脊液通过导管流入腹腔，从而减轻脑组织受压及损害。

(四)脊髓拴系综合征的治疗

对出现进行性运动、感觉及排尿、排便功能障碍的患儿要考虑到脊髓拴系综合征(TCS)的可能。可通过磁共振成像检查确诊。

目前治疗方法是对确诊者行手术切断紧张的脊髓马尾终丝,松解粘连的脊髓和脊神经,可望解除症状并防止病情进展。

五、康复治疗

(一)康复治疗目标

康复治疗和训练的主要目标:首先训练患儿自己控制大小便,以利正常生活和学习;其次训练提高自我保护能力,防止褥疮等并发症的发生;最后是采取综合康复措施补偿小儿功能缺陷,充分发挥肢体残余功能的代偿作用,使其重建运动功能,达到自己移动和行走,实现自我料理,独立生活,重返家庭和社会,参加学习、工作,享受正常人所具有的生存权利目标。

(二)康复治疗原则

(1)预防躯干、髋关节、膝关节和足部的变形与挛缩。

(2)增强未受损肌肉的肌力,借助矫形器保持发育。至2～3岁后头围多可自然停止增大,保留立位。

(3)为了生活自理和重返社会,应借助拐杖和矫形器行走,借助轮椅进行移动。

(4)对于膀胱障碍者,应指导其应用压迫法排尿、间歇导尿和自己间歇导尿,养成不同年龄段定期排尿的生活习惯。

(5)定期泌尿外科门诊随访,定期尿常规和膀胱功能检查。

(三)不同年龄期的康复治疗方法

1.新生儿期

(1)闭锁术后,立即进行物理治疗。

(2)双下肢弛缓性瘫痪,髋关节应取屈曲、外展、外旋位,保持双下肢良肢位并进行关节活动度训练。

(3)膀胱障碍者应用压迫法排尿。

2.婴儿期

(1)鼓励患儿俯卧位,目的是为了获得上肢与躯干的支撑。

(2)翻身、双手支撑、坐位、四爬位等发育阶段,应保持相应的姿势。

(3)四爬位时,应保持髋关节的稳定。

(4)膀胱障碍时,应接受泌尿外科医师的指导。

3.幼儿期

(1)重点是借助拐杖和矫形器进行站立与步行训练。

(2)对于膀胱障碍者,培养其良好的生活习惯,根据膀胱功能状态进行间歇性导尿,入学前应能自己间歇导尿。

(四)其他方法

(1)可采用神经发育学疗法及诱导疗法等运动疗法进行功能训练。

(2)矫形器的应用:①保持立位训练稳定的矫形器。②腰髓水平损伤,借助脊柱长下肢矫形器、骨盆带长下肢矫形器。第 3 腰髓水平以下损伤，借助短下肢矫形器，第 4 腰髓水平以下损伤借助矫形鞋。③躯干不能支撑或体弱的患儿，借助坐位保持器具和躯干矫形器，预防和改善脊柱后凸和侧弯。

第三节　肩周炎

肩周炎是肩关节周围炎的简称，是肩关节周围软组织病变引起的肩关节疼痛和运动功能障碍综合征，可能与肩关节活动减少、颈椎疾患、内分泌和神经系统疾病、免疫功能失常、姿势失调有关。主要的症状为肩关节疼痛、肌肉无力、活动障碍。疼痛为最明显的症状，患侧肩关节周围有多个压痛点为主要特征。

肩周炎的病理过程可以分为 3 期。①冻结进行期：病变主要是关节囊收缩变小，其他软组织正常；②冻结期：除关节囊的严重收缩以外，肩部其他软组织也受到累及，并逐渐失去弹性、短缩和硬化；③解冻期：关节囊、肩部软组织炎症逐渐吸收，滑液重新分泌，粘连吸收，关节容积恢复正常。

肩周炎在临床上主要表现为肩部疼痛、肩关节活动受限，可伴有肩部肌肉萎缩。其特征为肩部疼痛和肩关节活动障碍逐渐加重，经数月甚至更长时间疼痛逐渐消退，功能缓慢恢复而自愈。

肩周炎的临床过程大致可分为 3 期，即急性期、慢性期、恢复期。各期之间无明显界限，各期病程长短不一，因人而异，差别很大。

急性期：肩部自发性疼痛，其疼痛常为持续性，表现不一。虽有急性发作，但多数是慢性疼痛，有的只感觉肩部不舒适及束缚的感觉。疼痛多局限于肩关节的前外侧。耸肩或肩内旋时疼痛加重，不能梳头洗脸，患侧手不能摸背。以后肩痛迅速加重，尤以夜间为重。由于肌肉痉挛和疼痛，逐渐出现肩关节活动范围减少，特别是外展和外旋受限最为显著。局部压痛点多位于结节间沟、喙突、肩峰下滑囊或三角肌附着处、冈上肌附着处、肩胛内上角等处。

慢性期：肩痛逐渐减轻或消失，但肩关节挛缩僵硬逐渐加重，呈冻结状态。肩关节的各方向活动度均比正常者减少，严重时肩肱关节活动完全消失，只有肩胛胸壁关节的活动。梳头，穿衣、举臂、向后伸均感困难。病程长者可出现轻度肌肉萎缩。压痛轻微或无压痛。此期持续时间较久，通常为 2～3 个月。

恢复期：肩痛基本消失，个别患者可有轻微的疼痛。肩关节慢慢地松弛，关节的活动度也逐渐增加。恢复期的长短与急性期、慢性期的时间有关。冻结期越长，恢复期也越长；病期越短，恢复也越快。整个病程短者 1～2 个月，长者可达数年。

一、康复评定

(一)ROM 测定

用测角器测量肩关节 ROM，肩周炎患者患肩关节上举、前屈上举、后伸及内旋等运动范围均小于正常范围。应与健侧进行对照测量。

(二)ADL评定

患者有穿衣困难,应了解其受限程度。询问如厕、清洁个人卫生及洗漱时(如梳头、刷牙、洗澡等)受限的程度,同时也应了解从事家务劳动如洗衣、切菜、做饭等受限情况。

(三)疼痛测定

参照Price的疼痛计算法,在治疗前、中、后进行疼痛评定。

二、康复治疗

(一)肩周炎康复治疗的基本作用

肩周炎的病因、病理还没有完全清楚,临床上对肩周炎的康复治疗目前还没有特效的方法。但若诊断及时,治疗得当,可使病程缩短,功能及早恢复。运动治疗是非常重要的康复治疗方法。通过有目的、有选择地逐渐增加患侧肩关节各个运动轴向的功能锻炼,不仅可在很大程度上改善局部血液循环,促进炎症渗出物的吸收,减轻和消除疼痛症状,还可以牵伸肩关节周围软组织的粘连,消除运动障碍,恢复肩关节的正常生理功能;对已发生肩胛带肌肉萎缩的患者,可增进肌肉的力量,恢复肌肉的正常弹性和收缩功能,从而改善肩关节的运动功能,恢复患者生活、工作的能力。

(二)肩周炎的治疗措施

肩周炎的治疗原则是针对肩周炎的不同时期,或是其不同症状的严重程度采取相应的治疗措施,以保守治疗为主。

1.急性期

患者的疼痛症状较重。功能障碍多是疼痛造成的肌肉痉挛所致,所以治疗以解除疼痛为主。采用吊带制动使肩关节得以充分休息;在局部压痛最为明显处注射泼尼松龙封闭;用直流电疗法、温热敷、冷敷等理疗;必要时内服非甾体消炎药,外涂解痉镇痛酊剂等。在急性期,不宜过早采用推拿、按摩,以防疼痛症状加重,使病程延长。一般可自我采取一些主动运动练习,保持肩关节活动度。

2.慢性期

关节功能障碍是其主要问题,疼痛往往由关节运动障碍所引起。治疗重点以恢复关节运动功能为目的。可以用理疗、推拿、按摩、医疗体育等多种措施,解除粘连,扩大肩关节运动范围,恢复正常关节活动功能。严重的肩周炎患者必要时可采用麻醉下大推拿的方法,撕开粘连。在这一阶段,应坚持肩关节的功能锻炼。除了被动运动之外,应积极进行主动运动。主动运动是整个治疗过程中极为重要的一环。

3.恢复期

以消除残余症状为主,以继续加强功能锻炼为原则。增强肌肉力量,恢复已萎缩的肩胛带肌、三角肌等肌肉的正常弹性和收缩功能,以达到全面康复和预防复发的目的。

有人认为,可根据被动运动试验中因疼痛而造成的运动局限和终末感觉来判定其严重程度并指导治疗。假如被动运动中,患者的疼痛发生于终末感觉前,此时肩周炎往往是急性的,不宜采取主动运动体疗;如果患者的疼痛发生于终末感觉的同时,可适当采用主动运动体疗;当达到终末感觉时无疼痛,应采用主动运动体疗。

第四节　腰椎间盘突出症

腰椎间盘突出症是因腰椎间盘变性、纤维环破裂、髓核突出刺激或压迫神经根、马尾神经所表现出的一种综合征，是腰痛最常见的原因之一。在我国，有“五口人家，常有一人腰痛”之说。腰椎间盘突出症多发生于青壮年，男女之比约为5∶1。以 $L_{4\sim5}$ 及 L_5 至 S，间隙发病率最高，占90%～96%，多个椎间隙同时发病者仅占5%～22%。

下腰部位于人体身长的中点部位，在活动中承受的剪力及曲折力最大，容易引起疲劳。再加上外在因素（外伤、劳损、不良的工作姿势和习惯）、内在因素（抵抗力弱、适应力差、生理缺陷、个人特点、年龄等）、诱发因素（风寒、潮湿、气候、气压及自然环境等）、继发因素（组织退变、萎缩、无菌性炎症、机械性压迫及刺激、骨质疏松、粘连、水肿、纤维化等）的影响，使腰椎间盘退变后凸起或破裂，压迫脊神经根或马尾神经，引起腰痛、下肢痛或膀胱、直肠功能障碍。

腰椎间盘突出症患者的典型症状为腰腿痛，常沿坐骨神经走向出现放射痛，咳嗽或用力可使疼痛加重，卧床休息可使疼痛减轻，常伴受压神经根支配区麻木。

腰椎间盘突出症主要体征。①脊柱外观：腰椎侧凸和过度前凸。②脊柱运动受限：100%患者存在某些活动受限，在早期是功能性的，但病程长者也可有疼痛性后伸受限。③压痛点和放射痛：压痛点位于病变棘突旁1 cm或棘突间，多可引起放射性疼痛，向同侧臀部和下肢放射。若查不到压痛点，叩击下腰部也可引起放射痛。④肌萎缩及趾伸肌无力：在反复发作的患者中，常有病侧股四头肌及小腿肌萎缩。检查伸趾肌力时，可让患者用力背伸各趾，两侧对比，70%～75%的患者有肌力下降。⑤直腿抬高试验及加强试验阳性。患者仰卧，双下肢放平，先抬高健侧下肢，正常抬到70°时无不适；再抬患肢，病变重者仅抬高5°～10°就出现腰痛和放射痛，一般抬高在50°以内出现腰痛且有放射痛即为阳性；然后将腿放下到不痛位，再将踝关节背屈，如又出现疼痛，则为加强试验阳性。⑥反射及感觉改变：70%的患者反射减弱或消失，跟腱反射减弱多发生在 $L_5\sim S_1$ 间盘突出者。若 L_5 神经根受压，则小腿外上部及拇趾基底区的痛觉及触觉减退；若 S_1 神经根受压，则外踝及脚背腓侧区的痛觉和触觉减退。

详细询问病史，认真做体格检查，典型病例可确诊。对非典型患者，尚需借助腰椎X线片、CT、MRI、肌电图或脊髓造影等辅助检查。

一、康复评定

腰椎间盘突出症常需进行器官水平及整体水平功能评定。

（一）器官水平的评定

（1）脊柱活动范围检查：脊柱有3个轴位运动，即前屈、后伸、左右侧屈和旋转的活动。

（2）肌力检查：可做各组肌力的手法测试或做等速肌力测试，以获得较精确的定量资料。

（3）脊柱曲度检查。

（二）整体水平的评定

常用ADL能力评定，内容包括：卧位翻身、起坐、站立、行走、弯腰、举物等项目。根据患者能独立完成、能独立完成但有困难、需依赖他人帮助完成或完全依赖他人等不同情况给予综合评定。

二、康复治疗

康复治疗目的是：急性期通过治疗减轻椎间盘所受压力，促进突出物缩小还纳，缓解神经根受压，使患者疼痛减轻；恢复期通过增强腰背肌肌力训练，改善脊柱稳定性，巩固疗效，减少复发。

(一)卧床休息

卧位时肌肉放松，椎间盘内压最低，有利于突出物的复位和炎症的消退，使患者疼痛缓解。选用硬板床，铺一定厚度的棉垫，自由体位，卧床 2～3 周。

(二)腰椎牵引

广泛运用于腰椎间盘突出症患者的治疗，且疗效显著。牵引的作用在于扩大椎间隙，产生负压，拉紧后纵韧带向前挤压纤维环，有利于髓核回纳，使紧张痉挛的肌肉松弛，可减轻疼痛，并能改善神经根与突出物的粘连。

牵引按体位分为卧位、立位和倒立位牵引；按持续性分持续牵引与间歇牵引。临床上一般采用卧位持续牵引。患者取仰卧位或俯卧位，两牵引带分别固定于骨盆上缘和下胸廓进行对抗牵引。牵引重量通常由患者体重的 50％开始，逐渐增加到 100％，每天牵引 1～2 次，每次 20～30min。在牵引过程中若患者出现疼痛加剧、胸闷、呼吸困难、恶心与呕吐等症状，应立即停止，认真检查牵引方法或考虑患者是否适合牵引。

缺少自动牵引设备或需在家中牵引时，可利用简易设施，即将床脚端垫高 20～30 cm，患者取头低足高位仰卧，将骨盆牵引带的牵引索固定在床架上或墙上的滑轮，系上重物进行床边牵引。牵引重量一般不超过 30 kg，每天 2～3 次，每次 2h 左右。

(三)推拿

推拿治疗腰痛历史悠久，疗效显著。关于推拿的作用机制，按祖国医学理论，推拿能行气活血、疏通经络、平衡阴阳。用现代医学观点来解释，推拿的作用是：①松弛紧张的肌肉，缓解局部疼痛；②改善局部血液循环，促进代谢物排泄；③改变突出物与神经根的受压关系；④手法促使突出物回纳。推拿治疗时要严格掌握适应证和禁忌证。手法不能粗暴，避免不良事故发生。

(四)理疗

常采用短波、超短波、超声波等方法，有减轻炎症和水肿、松解粘连、缓解症状的作用。

(五)运动疗法

腰背肌和腹肌肌力减弱，影响下腰椎的稳定性，是腰椎间盘突出症患者腰痛迁延难愈的原因之一，因此，应重视腰背肌和腹肌的锻炼。当患者症状初步缓解后，尽早开始卧位的腰背肌和腹肌的锻炼。长期坚持腰背肌和腹肌的锻炼，对预防腰痛的复发也有积极作用。

(六)硬膜外腔注射

糖皮质激素具有抗炎和膜稳定作用，并抑制神经肽的合成，阻滞磷酸酯酶 A_2 活性。局麻药注射可中断产生疼痛的持续性神经活动，松弛肌肉痉挛，消除反射性交感神经营养不良。糖皮质激素加局麻药硬膜外腔注射方法、用药、疗效等尚待进一步研究。

(七)髓核化学溶解疗法

髓核化学溶解疗法是治疗腰椎间盘突出症的一种引人注目的方法。其治疗机制是酶使黏多糖从蛋白聚糖中裂解,使髓核中水分释放,突出的髓核脱水萎缩。

此外,腰椎间盘突出症的治疗,还有微创髓核吸出、射频治疗、手术治疗等治疗方法。

第五节　运动损伤

运动损伤是指运动过程中及之后发生的各种损伤及伤后并发症,损伤发生与运动项目,训练安排,运动环境,运动个体的自身条件以及技术动作等有密切的关系。运动损伤高发部位集中在四肢和腰背部,其中肌肉、肌腱、筋膜、腱鞘、韧带和关节囊损伤概率最高,其次是关节软骨、半月板、腕三角软骨盘、肩袖等损伤。损伤高发生在职业运动员及保持有运动习惯的各年龄段个体。

一、康复评定

(一)功能评定

1.感觉功能评定

一般采用视觉模拟评分法(VAS)。

2.运动功能评定

评定的重点包括 ROM、肌肉力量等要素。

3.平衡功能评定

运动损伤,尤其是下肢的运动损伤后,患者的运动链条、动作模式发生改变,身体的平衡机制受到影响并产生代偿,代偿模式又会带来新的损伤。因此,运动损伤后的平衡功能评定非常重要。

4.步态分析

下肢运动损伤的患者,常常有步态异常。特定的异常步态模式,在临床上有着重要的诊疗价值。

5.心理功能评定

长期运动劳损或急性损伤处理不当带来的慢性运动损伤患者,常忍受反复发作的关节疼痛、活动受限、或在重要比赛当中身体受到重创,且影响运动员成绩,职业寿命的患者,常常出现焦虑、抑郁等情绪,甚至发展为抑郁症等心理疾病。

(二)结构评定

运动损伤的患者不仅要通过视诊、触诊和测量检查评定其损伤机制、伤病情况,如关节积液、肌肉痉挛、血肿机化、韧带、肌腱断裂等,同时也需要借助 X 线、CT、MRI、骨密度或者超声检查等不同方法检查病变关节的结构异常的具体情况。

(三)活动评定

主要评定患者的日常生活活动情况。针对运动损伤患者,侧重点常在评估量表中的运动方面。

(四)参与评定

运动损伤带来的身体结构异常、运动功能障碍以及心理变化可能会影响其职业、社会交往及休闲娱乐。

二、康复诊断

(一)功能障碍

1.感觉功能障碍

骨骼肌肉损伤表现为疼痛,神经损伤表现为深浅感觉障碍。

2.运动功能障碍

表现为罹患关节或受伤肢体邻近关节活动受限、肌力下降,关节的稳定度下降。

3.平衡功能障碍

脊柱及下肢运动损伤的表现有平衡协调功能障碍。

4.步态异常

参与行走的原动肌,固定肌,协同肌,拮抗肌等肌肉损伤和参与步态的关节(如髋、膝、踝、下段脊柱等)损伤均可表现出异常的步态。

5.心理功能障碍

主要表现为焦虑情绪。

(二)结构异常

运动损伤的种类不同,其结构异常不同。最常见的结构异常表现为骨折、脱位,肌肉、肌腱、韧带损伤、半月板损伤、关节积液、关节软骨损伤关节内有液体的信号提示,关节软骨(包括半月板等软骨)撕裂受损、关节韧带撕裂甚至断裂、肌肉肌腱撕裂等。

(三)活动受限

(1)基础性日常生活能力受限。

(2)工具性日常生活能力受限。

(四)参与受限

(1)职业受限:运动损伤患者多为青少年运动员,对其运动成绩,职业寿命的影响有着密不可分的联系。

(2)社会交往受限。

(3)休闲娱乐受限。

(4)生存质量下降:运动损伤患者因为疼痛、功能障碍、活动参与受限以及心理障碍常常导致其生存质量下降。

三、康复治疗

近期目标:缓解疼痛,控制炎症,扩大关节活动度,增强肌力,增强关节稳定性,增强机体平衡与协调能力,纠正异常步态。

远期目标:在损伤基本治愈的基础上,进行运动康复训练的加强,重新建立运动员患者的运动能力,增加其重返职业、重返社会的能力与信心。

(一)物理治疗

1.物理因子治疗

急性期的物理疗法主要以消炎、消肿、止痛,促进组织再生与愈合为主。主要方法包括冷疗、电疗法、热疗、超声波疗法、光疗法等。针对亚急性、慢性炎症的患者,以促进修复、缓解慢性炎症、促进功能重塑为主。主要方法有超短波、蜡疗、超声波、电磁疗法、水疗等。

2.运动治疗

运动治疗是运动损伤后期康复的关键。在急性期炎症得以控制之后,可以介入运动治疗。运动治疗能够有效地缓解关节疼痛、增强关节稳定性,恢复关节功能,提高患者整体的运动能力,提高生活质量,帮助其重返社会。对于关节活动度受限为主的运动损伤,早期 CPM 的介入以及后期关节活动度的训练,关节松动术的治疗均对关节活动度有良好的改善;对于肌肉肌腱损伤恢复的后期以及肢体长期制动后的失用性肌萎缩等肌力下降的患者,合理的静力性(或动力性)、闭链(或开链)运动方案制订都可以在关节稳定的基础上有效地增强肌力;在局部损伤肢体或关节进行运动治疗以外,还需注意患者整体平衡和步态的训练。

(二)作业治疗

对运动损伤患者的作业治疗主要包括功能性作业、ADL 作业、使用合适的辅助装置及家庭环境改造。

(三)康复辅具

对于运动损伤的患者而言适当正确地使用辅助装置或适应性工具,无论在损伤康复的初期与后期均有重要的辅助作用。对于下肢的运动损伤早期,正确的使用腋杖、肘杖或轮椅可以增加患者的活动能力,减少受累关节的负重以及有效地防止其他肢体失用性肌萎缩。膝、踝损伤的康复可以使用矫形支具,限定关节在安全的范围内适当活动,既不会因活动而引起运动损伤的加重,又使得关节产生活动而非制动,因而促进损伤的恢复。

(四)中医治疗

可以选择针灸、按摩疗法等。

(五)康复护理

正确的康复护理,在运动损伤早期有积极的作用,可以有效地防止运动损伤的加重和并发症的产生。常通过指导患者学会正确的姿势摆放减少并发症(如压疮等),在消除或减轻重力的体位或者使用合适的辅助工具的前提下进行 ADL 及日常工作。

(六)心理治疗

对未发生焦虑抑郁情绪的患者,施以关爱;对已发生的患者要进行心理疏导与心理支持,对已经形成心理疾病的患者要及时请心理卫生中心会诊。

(七)西药治疗

西药内服药主要有非甾体消炎药、氨基葡萄糖等,可以消炎镇痛、营养关节软骨和促进软组织愈合,可根据情况合理选择。

第六节 骨关节病

一、骨关节炎的临床诊治与康复

骨关节炎是一种常见的慢性关节疾病，也称骨性关节病、退行性关节炎、增生性关节炎、老年性关节炎和肥大性关节炎等。其主要病变是关节软骨的退行性变和继发性骨质增生。多见于中老年人，女性多于男性。好发在膝关节、髋关节、脊柱及手指关节等部位，其中膝关节的发生率最高。受损关节出现不同程度的关节僵硬与不稳定，导致功能减退，甚至功能丧失。因此，早期诊断与早期康复治疗对防止骨关节炎致残有重要意义。

（一）临床分类

1.原发性骨关节炎

病因不清，患者没有创伤、感染或先天性畸形的病史，无遗传缺陷，无全身代谢及内分泌异常。多见于中老年肥胖者。

2.继发性骨关节炎

可发生于任何年龄，主要原因有：①关节的先天性畸形，如先天性马蹄内翻足；②创伤，如关节内骨折；③关节面后天性不平整，如骨缺血性坏死；④关节畸形引起的关节面对合不良；⑤关节不稳定，如韧带、关节囊松弛等；⑥医源性因素，如长期不恰当地使用皮质激素，可引起关节软骨病变等。

骨关节炎最早的病理变化发生在关节软骨，表现为关节软骨局部发生软化、糜烂，造成软骨下骨裸露，继发滑膜、关节囊及关节周围肌肉的改变，使关节活动受限，关节不稳定。由于关节的应力失调，关节面承受应力大小不均，从而促使关节进一步破坏，形成恶性循环，病变不断加重。

（二）临床表现

其主要症状是疼痛，开始时为钝痛，以后逐步加重；由于软骨下骨的充血，患者会感到在静止时有疼痛，稍加活动后疼痛反而减轻，称为“休息痛”。如果活动过多，因关节摩擦，又产生疼痛。

患者感觉关节活动不灵活，特别是晨起或休息后，关节有僵硬感，活动后可逐渐缓解。关节活动时可有摩擦音，有时会发生关节交锁。

体检显示关节肿胀，有中度渗液，关节周围肌肉萎缩，有不同程度自孽活动受限和肌痉挛。

X线片显示关节间隙变窄，关节边缘有骨赘形成，软骨下骨硬化和有囊腔形成。到后期，骨端变形，关节面凹凸不平，边缘骨质明显增生。

（三）康复评定

1.疼痛的评定

可采用视觉模拟评分法进行评定，对治疗前后的评定结果进行比较。

2.关节活动范围测定

关节活动障碍是骨关节炎的主要临床表现之一，通过ROM测定可了解关节活动受限程度。可利用通用量角器或方盘量角器进行测定。

3.肌力测定

骨关节炎患者因肢体运动减少，可致失用性肌萎缩，肌力减弱。肌力测定可反映患肢肌肉的状态。常用的测定方法为徒手肌力检查法、等长肌力测定法和等速肌力定可反映患肢肌肉的状态。常用的测定方法为徒手肌力检查法、等长肌力测定法和等速肌力定试法，其中等速肌力测定法可定量评定肌肉功能。

4.日常生活活动能力评定

严重的骨关节炎患者常影响其日常生活活动能力，应进行 ADL 评定，以了解患者日常生活活动能力水平。

(四)康复治疗

1.康复治疗目标

骨关节炎康复治疗的目标包括：①缓解关节疼痛；②减轻关节肿胀；③保持关节活动功能；④增强患肢肌力，增加关节稳定性；⑤矫正关节畸形。

2.康复治疗方法

(1)一般治疗：注意休息，保护关节，避免过度活动或损伤。急性期，关节肿胀、疼痛明显应卧床休息，支具固定，防止畸形。

(2)运动疗法：应用运动疗法增强肌力，可减少肌肉萎缩，增强关节的稳定性。通过关节活动训练，可改善关节的活动范围，提高患者的日常生活活动能力。运动疗法可通过医疗体操或利用各种康复器械进行。①关节活动训练：适宜的关节活动可以促进关节内滑液循环，改善软骨营养，减轻滑膜炎症，防止关节僵硬。可先进行关节不负重的主动运动，如肩、肘、腕等关节常采用摆动运动训练的方式。下肢宜采取坐位或卧位进行训练，以减少关节的负荷。如关节活动障碍明显，可利用康复器械进行关节连续被动运动(CPM)训练；必要时可做恢复关节活动范围的功能牵引治疗。②肌力训练：常用的肌力训练方法包括等长、等张和等速肌力训练。等长肌力训练是一种静力性肌力训练方法，训练时不伴有关节活动，适用于关节活动过程中有明显疼痛的患者。可起到防止肌肉萎缩，消除肿胀、刺激肌肉肌腱本体感受器的作用。等长肌力训练不需要特殊仪器，比较方便；缺点是训练中关节不活动，对改善肌肉的神经控制作用较少。等张肌力训练是一种动力性肌力训练方法，通过训练可增强全关节活动范围内的肌力，改善肌肉运动的神经控制，促进局部血液、淋巴循环，改善关节软骨营养；其缺点是对急性期疼痛明显的骨关节炎患者不适宜。等速肌力训练也是一种动力性肌力训练方法，但兼有等长和等张肌力训练的优点。等速肌力训练时，等速仪器能提供一种顺应性阻力，容许肌肉在整个活动范围内始终承受最大阻力，产生最大肌力，从而提高训练效率。由于等速肌力训练中，患者所遇到的阻力为一种顺应性阻力，当肌力较弱时，等速仪器提供的阻力相应减少，安全性较好。此外，等速训练还可提供不同的训练速度，可同时训练主动肌和拮抗肌，可进行等速向心及等速离心收缩训练、可进行全幅度及短弧度训练。其缺点是费用较高。肌力训练除可减少肌肉萎缩之外，增强的肌力还能增加关节的稳定性，保护关节，延缓骨关节炎的病程进展。③有氧运动：有氧运动可促进体内脂肪消耗，减轻体重，减少关节负荷，降低罹患骨关节炎的危险，有利于缓解骨关节炎的症状。有氧运动包括游泳、散步、太极拳、园艺以及轻松的舞蹈等。

(3)物理治疗:可采用热疗法,如蜡疗法或红外线疗法等,具有镇痛、消肿作用;应用低中频电疗,如音频电疗法、干扰电疗法、调制中频电疗法等,具有促进局部血液循环作用;应用高频电疗法,如短波、超短波、微波疗法,具有消炎、镇痛、缓解肌肉痉挛、改善血液循环的作用。

(4)药物治疗:合理的药物治疗可以减轻患者的关节疼痛和炎症,保持关节运动功能,延缓病情的发展。目前常用的药物包括以下几类。①非类固醇抗炎药物(NSAID):具有消炎、止痛作用,是各种骨关节炎最初治疗的首选药物。目前临床上常用的 NSAID 类药物包括:莫比可、万络、西乐葆、诺福丁等。②补充氨基葡萄糖药物:骨关节炎常由于关节软骨蛋白多糖生物合成异常而出现退行性变。维骨力的活性成分是氨基单糖一硫酸氨基葡萄糖,它能刺激关节软骨细胞产生正常的蛋白多糖,具有保护关节软骨、防止骨关节炎的发展、缓解关节疼痛等作用。③透明质酸(HA):将透明质酸注射到关节腔内,提高关节腔内的透明质酸浓度,在关节软骨的表面形成保护层,重新恢复关节软骨的生理屏障。同时透明质酸可以增加关节内的润滑作用,减少关节活动产生的摩擦疼痛。临床上常选用透明质酸钠进行膝关节腔内注射,每周 1 次,连续 4～5 周为 1 个疗程,疗效一般可持续半年至 1 年。

(5)矫形器的应用:对骨关节炎患者可利用各种矫形器进行辅助治疗,如关节支持用具、夹板、手杖、助行器、支架及轮椅等。矫形器的应用可预防、矫正由于骨关节炎引起的关节畸形,保持和补偿关节功能,减轻负重关节的应力负荷等,从而减慢关节畸形的发展。

(6)手术治疗:骨关节炎的晚期出现畸形或持续性疼痛,影响生活自理时,可采用手术治疗。如膝内翻畸形可行胫骨上端高位截骨术,根据患者年龄、职业及生活习惯等选用膝关节置换术、髋关节置换术等。术后应积极进行关节功能恢复性康复训练。

二、类风湿关节炎的临床诊治与康复

类风湿关节炎(RA)是一种特异性炎症,表现为对称性、周围性多个关节慢性炎性病变,其特点是受累关节疼痛、肿胀、功能下降,病变呈持续、反复发作过程,逐渐导致关节破坏、强直和畸形,是全身结缔组织疾病的局部表现。本病呈全球性分布,我国的患病率为 0.32%～0.36%,是造成我国人群丧失劳动力和致残的主要原因之一。

(一)病因

病因尚不清楚,可能与以下因素有关。

1.由自身免疫反应所致

与此病有关的人类白细胞相关抗原 HLA-DR4 与短链多肽结合,能激活 T 细胞,在某些环境因素作用下,产生自身免疫反应,导致滑膜增殖、血管翳形成、炎性细胞聚集和软骨退变。

2.感染

尚无被证实有导致本病的直接感染因子,但一些病毒、支原体、细菌都可能通过某些途径影响 RA 的病情进展。多数人认为甲型链球菌感染是本病的诱因。

类风湿关节炎的主要病理变化为关节滑膜的慢性炎症,血管翳形成,软骨和软骨下骨破坏,最终造成关节畸形和强直,功能丧失。在急性期滑膜表现为渗出性和细胞浸润性,滑膜下层有小血管扩张,内皮细胞肿胀、细胞间隙增大,间质有水肿和嗜中性粒细胞浸润。病变进入慢性期,滑膜内皮细胞增生、肥厚,形成许多绒毛样突起,突向关节腔内或侵入到软骨和软骨下骨。绒毛具有很强的破坏性,是造成关节破坏、关节畸形、功能障碍的病理基础。滑膜边缘部分长出肉芽组织血管翳,逐渐延伸并覆盖于关节软骨表面。软骨下骨内也有肉芽组织血管翳伸向关节软骨,肉芽组织中的吞噬细胞和淋巴细胞吞噬丙种球蛋白和补体与类风湿因子形成复合体后,溶酶体破坏,释放出蛋白酶等酶,使关节软骨逐渐被破坏、吸收,仅有纤维组织覆盖。肉芽组织也可破坏软骨下骨,使骨小梁减少、骨质疏松,骨髓的造血组织被纤维脂肪组织所取代。后期,关节面间的肉芽组织相互连接逐渐纤维化,形成纤维性关节僵直,进一步发展,可转化为骨性僵直。除关节外,关节周围的肌腱、腱鞘也可发生类似的肉芽组织侵入,影响关节功能。由于肌萎缩,继而发生痉挛,使关节功能进一步丧失。在皮下常可形成典型的类风湿结节。

(二)临床表现

本病可见于任何年龄,以 20～45 岁居多,女性患者约是男性的 3 倍。通常以缓慢而隐匿的方式起病,在出现明显关节症状之前,有数周的低热、乏力、全身不适、体重下降等症状,以后逐渐出现典型关节症状。早期表现为关节隐痛和晨僵,主动活动和被动活动均受限。最常出现的部位为掌指关节、腕关节、近端指间关节,其次是趾、膝、踝、肘、肩、髋等关节。多呈对称性、持续性,但时轻时重。疼痛的关节往往伴有压痛、肿胀,皮肤出现褐色色素沉着。病变持续发展,肌肉呈保护性痉挛,继发挛缩,最后关节僵直和畸形。常见的有手指鹅颈状畸形,掌指关节向尺侧半脱位,腕、肘、膝、髋等关节僵直于屈曲位,上颈椎也可受累。

实验室检查:血红蛋白减少,白细胞计数正常或降低,淋巴细胞计数增加。约 70%、80% 的病例类风湿因子阳性。病变活动期血沉加快,血清 IgG、IgA、IgM 增高。关节滑液较混浊,黏稠度差,含糖量降低,细菌培养阴性。

(三)临床诊断

1987 年美国风湿病协会(ARA)发表了修订的类风湿关节炎诊断标准(表 8-1),该标准在国际上得到广泛应用。符合诊断标准 7 项中 4 项或 4 项以上者可诊断为类风湿关节炎。一直以来,我国临床医师以此为依据做出诊断。

表 8-1　1987 年 ARA 修订的类风湿关节炎诊断标准

定义	注释
1.晨僵	关节及其周围的僵硬感在获得最大改善前至少持续 1h(病程≥6 周)
2.至少 3 个以上关节部位的关节炎	医师观察到至少 3 个以上关节部位(有 14 个可能累及部位:左侧或右侧的近端指间关节、掌指关节,腕、肘、膝、踝及跖趾关节)同时有软组织肿胀或积液(病程≥6 周)
3.手关节的关节炎	腕、掌指或近端指间关节中,至少有 1 个关节肿胀(病程≥6 周)
4.对称性关节炎	身体两侧相同关节同时受累(双侧近端指间关节、掌指关节及跖趾关节受累时,不一定绝对对称)(病程≥6 周)
5.类风湿结节	医师观察到在骨突部位、伸肌表面或关节周围有皮下结节
6.类风湿因子阳性	任何方法证明血清类风湿因子含量异常,而所用方法在正常人群中的阳性率<5%
7.放射学改变	在手和腕的后前位相上有典型的类风湿关节炎放射学改变:必须包括骨质侵蚀或受累关节及其邻近部位有明确的骨质疏松

(四)康复评定

1.炎症活动性的评定

(1)Lansbury 全身指数法:为炎症活动性评定的常用方法,应用时,依据各个项目的检查值，从 Lansbury 活动性指数表内查出其百分比换算值，然后各项百分比数相加即是 Lansbury 全身指数。Lansbury 活动性指数表的主要项目包括：晨僵（持续时间）、疲劳感（出现时间）、疼痛程度（按每天阿司匹林需要量计算）、握力（应用水银血压计测量，先将袖带折叠充气，维持至 30 mmHg，让患者前臂悬空用力握充气袖带2～3 次，取其平均值）、血沉（Westergren 法）。

（2）临床指标：①晨僵持续 1h 以上；②6 个关节以上有压痛或活动时有疼痛；③3 个关节以上有肿胀；④发热 1 周以上，体温高于 37.5 ℃；⑤握力：男性＜192 mmHg，女性＜146 mmHg。

（3）实验室指标：①血沉＞27 mm/h；②类风湿因子测定＞1∶40 以上（免疫乳胶法）。

2.类风湿关节炎的分期和功能障碍分级

可采用 Steinbrocker 的相应标准予以评定（表 8-2、表 8-3）。

表 8-2 类风湿关节炎的分期

分期	临床表现
Ⅰ期	1.X 线片无破坏性变化
	2.X 线片有骨质疏松
Ⅱ期	1.X 线片有骨质疏松，关节间隙因软骨的破坏而变窄
	2.有关节活动受限，无关节畸形
	3.关节周围肌肉萎缩
	4.有类风湿结节和腱鞘炎等关节外软组织病变
Ⅲ期	1.除骨质疏松外，X 线片有软骨和骨破坏性改变
	2.有关节半脱位、关节畸形改变，但无纤维性或骨性僵直
	3.有广泛性肌肉萎缩
	4.有类风湿结节和腱鞘炎等关节外软组织病变
Ⅳ期	1.具有第Ⅲ期的改变
	2.有纤维性或骨性僵直

表 8-3 类风湿关节炎功能障碍分级

分级	临床表现
Ⅰ级	功能基本正常，能无困难地进行各种普通工作
Ⅱ级	有单个或多个关节不适或功能受限，但可完成一般的日常生活活动和某种职业工作
Ⅲ级	功能受限，不能完成或部分完成正常工作，生活能部分自理
Ⅳ级	大部或全部功能丧失，卧床或限于轮椅活动，生活大部或全部需人协助

3.关节活动范围的评定

患者关节功能常受限。早期 RA 因软组织的挛缩而关节活动范围减小，晚期关节活动范围的受限常因骨性或纤维性僵直所致。评定目的是为了解关节活动范围是否影响日常生活动作的完成，从而决定康复治疗的内容。

4.肌力评定

由于本病累及指间、掌指等关节较多，故肌力评定多采用握力计法。若手的小关节畸形，使用握力计困难，可采用血压计法。

除上述评定项目之外，根据具体情况，可采用相关量表或方法，对患者进行疼痛评定、ADL 能力评定、生活质量评定及步态分析等。

（五）康复治疗

目前临床上尚缺乏根治及预防本病的方法，因此，康复治疗与药物治疗、外科手术治疗等措施密切配合，在不同的病期，采用不同的康复治疗措施，对提高类风湿关节炎的治疗效果有重要意义。康复治疗的目的是减轻或消除关节肿胀、疼痛等症状；防止和减少关节骨的破坏，尽可能地保持受累关节的功能；预防及矫正畸形，提高患者的生活自理能力及生活质量。

1.药物治疗

常用的改善症状的抗风湿药物有非类固醇抗炎药、慢作用抗风湿药和糖皮质激素等。

（1）非类固醇抗炎药（NSAID）常用 NSAID 类药物有布洛芬、萘普生、双氯芬酸、吲哚美辛等。上述各种药物至少需服用两周才能判断其疗效，效果不明显者可改用另一种 NSAID。不宜同时服用两种 NSAID。

（2）慢作用抗风湿药本类药物起效时间长于非类固醇抗炎药，临床诊断明确 RA 后，应尽早采用本类药物与非类固醇抗炎药联合应用的方案。本类药物常用的有氨甲蝶呤（MTX）、柳氮磺吡啶、金制剂、青霉胺、雷公藤总苷、硫唑嘌呤、环磷酰胺、环孢素等。

（3）糖皮质激素本药适用于有关节外症状者或关节炎明显而又不能为非类固醇抗炎药所控制者，或慢作用抗风湿药尚未起效时的患者。

2.休息

活动期患者应该卧床休息并保证充足睡眠，一般夜间不少于 8h、白天不少于 1h 的睡眠较为适宜。

3.运动疗法

运动疗法旨在增加和保持肌力、耐力，维持关节活动范围，增加骨密度。通过运动可改善生物力学状态，使症状相应减轻。为了预防畸形发生，可采用肢体功能位姿势治疗与运动治疗交替，肢体功能位姿势治疗可应用枕垫或石膏、塑料等制成的固定夹板进行。已有关节活动范围受损时，宜采用低温热塑高分子材料制作的系列夹板固定。功能位固定应每 2h 取下夹板，做该关节不负重、无疼痛范围内的主动运动，每个动作重复 2～3 次。一定量的关节保护运动，既可以防止因急性期关节固定而发生的肌力减弱，维持关节的稳定性，又可以预防关节畸形（图 8-1、图 8-2）。

关节运动时应注意动作要缓慢，运动次数要循序渐进。开始时每天 1 次，每个动作重复 2～3 次，一周后逐渐过渡到每天 2 次，每个动作重复 10 次。如果运动后 2 小时后仍感关节疼痛较运动前加重，则提示运动量过大，应该酌情减量。对于慢性期的患者，应进行关节活动范围的训练，预防或治疗关节挛缩。若关节活动受限（软组织结构紧张所致），开始可先用辅助或牵张运动，继之做主动关节活动范围运动；若关节活动不受限，则用保持关节活动范围的主动运动。为增加肌腱伸展、减少疼痛，运动前宜采用冷、热疗。对关节周围肌肉应选择等长、等张或等速肌肉抗阻训练，强化肌力，使肢体功能得到最大程度的恢复。

对于炎症性关节进行运动疗法的选择顺序，可参考图 8-3 的金字塔模式（由底至尖）。

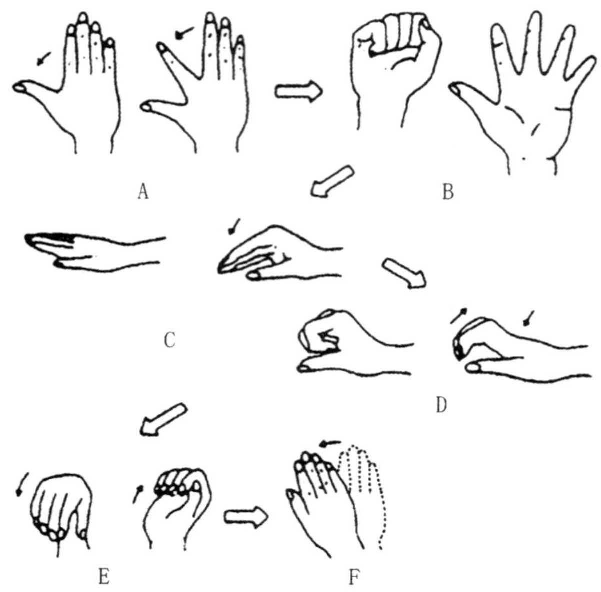

图 8-1　类风湿关节炎腕、手部的运动疗法

A.手指向桡侧逐一展开;B.手指屈伸练习;C.指间关节伸直位掌指关节屈曲;D.指间关节轻度屈曲位掌指关节伸展;E.腕关节屈伸练习;F.腕关节桡侧屈曲运动

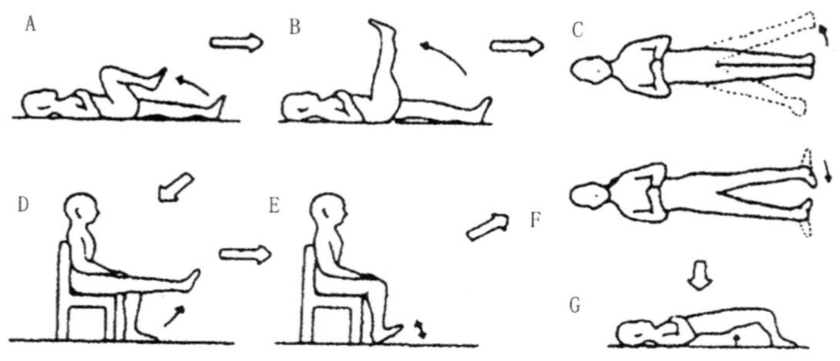

图 8-2　类风湿关节炎下肢的运动疗法

A.髋、膝屈伸训练(左右交替);B.直腿抬高训练(左右交替);C.下肢外展训练(左右交替);D.膝关节伸屈训练;E.踏足训练;F.下肢内一外旋训练;G.仰卧位抬臀训练

娱乐
性运动
有氧运动
等张收缩
等长收缩
ROM和牵伸

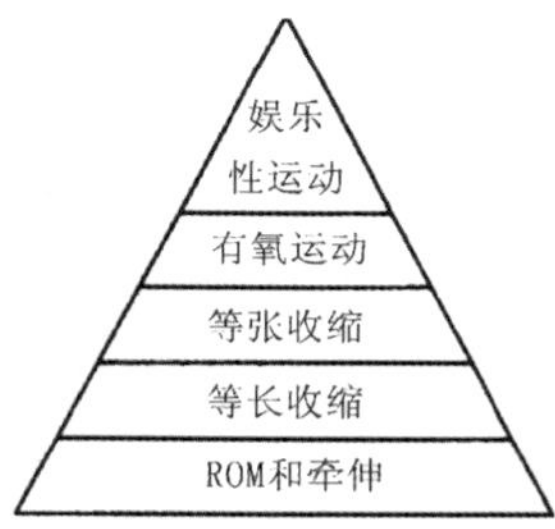

图 8-3　Hicks 运动疗法的金字塔式选择顺序

4.物理治疗

(1)温热疗法有镇痛、消除肌痉挛、增强软组织的伸展性及提高毛细血管通透性的作用。在炎症的急性期不宜使用。全身治疗可采用温泉疗法、蒸汽浴、沙浴、泥疗等;局部治疗可采用热袋、蜡浴、红外线、高频电疗法等。

(2)冷疗法用于炎症的急性期。冷疗可使痛阈上升,从而缓解疼痛。常用的方法有冰袋、冰按摩、冰水浸浴等,每次治疗时间在10min左右。

(3)低中频电疗有防止肌肉挛缩和缓解局部疼痛的作用。

5.作业疗法

通过功能性作业疗法达到增大关节活动范围、增强肌力、预防及矫正畸形的目的。为了达到生活自理,提高患者的生活质量,必要时需对患者居住环境进行改造,并根据患者的具体情况选择使用一些自助具、支具、矫形器等(图8-4、图8-5)。通过ADL指导,对患者进行梳洗、进餐、取物、更衣、入浴、如厕等日常生活活动训练,教会患者在日常生活活动中如何保护自己的关节(图8-6)。

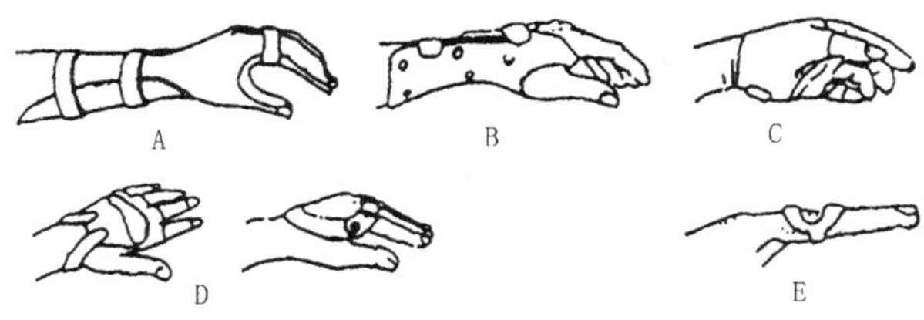

图8-4　腕、手部关节常用矫形器

A.固定性腕、手部矫形器:用于腕、手部关节制动,患部得以休息,使炎症及疼痛减轻。B.功能性腕关节矫形器:腕关节部分或完全固定,掌指、指间关节可动。C.腕掌关节(CMC)固定用矫形器:减轻关节疼痛。D.掌指关节尺侧偏畸形矫形器:预防或矫正掌指关节尺侧偏畸形。E.手指3点支持矫形器:用于近侧指间关节(PIP)鹅颈状及纽扣畸形等

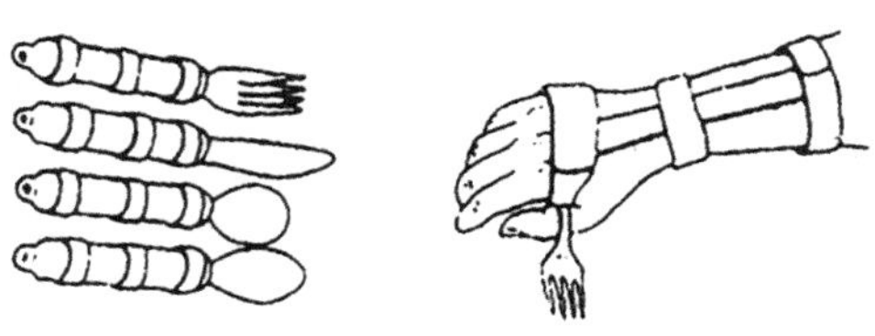

图8-5　进食用自助具

6.手术治疗

早期可行受累关节滑膜切除术,以减少关节液渗出,防止血管翳形成,保护软骨和软骨下骨组织,改善关节功能;也可在关节镜下行关节清理、冲洗及滑膜切除术;至后期,可行关节成形术或全关节置换术。手的尺偏畸形可行掌指关节成形术或用硅酮橡胶行人工手指关节置换术以矫正畸形、恢复功能。

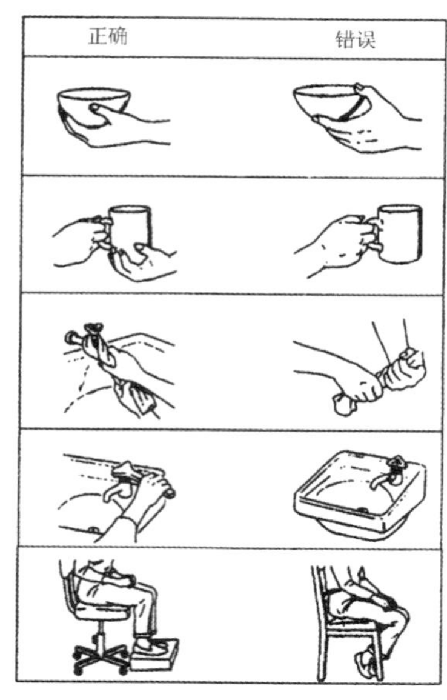

图 8-6 日常生活中的关节保护

第七节 骨质疏松

体衰老是生命过程的自然规律。人体生长发育到 30 岁达到高峰，一旦过了 30 岁，人体的组织结构和生理功能会逐渐出现退行性变化，主要表现为体内脏器组织萎缩、体重减轻、实质细胞总数减少，机体的再生能力、储备能力、防御能力均降低，内环境稳定性下降。同时，人们长期的不良饮食习惯、恶化的社会生活环境等因素也会导致机体出现一些病理改变。进入老年期，老化的速度会加快，但不同的个体衰老的速度不一样，除与遗传、生物因素有关外，还与心理、社会、文化、环境等多种因素有关。

一、老年人生理特点

(一)老年期生理性衰老的基本变化

1.人体结构成分的衰老变化

(1)水分减少：60 岁以上的老年人全身含水量，男性为 51.5%(正常为 60%)，女性为 42%～45.5%(正常为 50%)，细胞内含水量由 42%降至 35%，细胞外水分不变，所以老年人用发汗退热的药物时要注意可能发生脱水现象。

(2)脂肪增多：随着增龄，新陈代谢逐渐减慢，耗热量逐渐降低，当老年人进食热量超过消耗量时，多余的热量就转化为脂肪，蓄积于体内，使脂肪组织的比例逐渐增加，身体逐渐肥胖。例如 75 岁老年人与25 岁青年人比较，脂肪蓄积自 15%增加至 30%，人体脂肪含量与水含量呈反比，脂肪含量与血总胆固醇含量呈平行关系，因此，血脂随增龄而上升。

(3)细胞数减少，器官及体重减轻：细胞减少随增龄而逐渐加剧，75 岁老年人组织细胞减少约 30%，骨组织自 6%下降至 5%，由于老年人细胞萎缩、死亡及水分减少，致使人体各器官重量和体重减轻，其中以肌肉、性腺、脾、肾等减重更为明显，细胞萎缩最明显的是肌肉，肌肉弹性降低、力量减弱、易疲劳，老年人肌腱、韧带萎缩僵硬，致使动作缓慢，反应迟钝。

(4)器官功能下降：主要表现在各器官的储备能力减少，适应能力降低和抵抗能力减退等。

2.老年活动及适应能力的变化

老年人常常反应迟钝、运动的灵敏性和准确性下降，而且对外界和体内环境改变的适应能力下降，活动时易出现心悸气短，活动后体力和心率恢复时间延长。对冷、热适应能力减弱，夏季易中暑，冬季易感冒。年轻人很易应付的一些体力和脑力劳动，老年人常难以负担。由于对体位适应能力减退，老年人血压波动大。老年人代谢能力低下，例如，经口或静脉注射葡萄糖负荷或静脉注射钙负荷后，其高血糖或高血钙均持续时间较长。可见老年人的内环境稳定性较年轻人明显降低。

(二)老年期机体代谢的变化

在代谢方面，青年期的特点是进行性、同化性和合成性。而老年期的特点则是退行性、异化性和分解性，这种倾向通常在衰老症状出现前就已经开始。

1.老年期代谢变化的特点

(1)物质“储备”减少：从总体上看，老年人机体物质储备减少，对机体代谢产生不利影响。例如，糖原储存减少可以使机体三磷酸腺苷生成减少，各器官和组织供能不足，导致功能障碍；同时，由于热量产生减少，老年人体温常常偏低；老年人蛋白质代谢呈负氮平衡，免疫球蛋白合成减少，抗体生成不足，感染抵抗力明显下降。

(2)“稳态”调控失衡：正常情况下，机体内部各系统、器官的功能处于协调、稳定的状态即稳态，在神经-内分泌系统的精确调控下，血糖、血脂、血电解质浓度、渗透压及 pH 等重要生命指征处于相对稳定的状态，老年人机体由于神经-内分泌系统老化，调控稳态的能力减弱，导致血糖、血脂等重要生命指征发生异常，成为老年人冠心病、动脉粥样硬化及糖尿病等高发的病理基础之一。

(3)调节反应迟钝：正常情况下当体内外各种致病动因作用于机体时，机体可动员各种调节反应，迅速提升抗病能力(应激反应)，例如，在应激反应中血糖可迅速升高，以便提供更多的能量，机体可以大量合成具有保护作用的蛋白质，如热休克蛋白和急性期反应蛋白等，以增加机体对各种致病动因的抵抗力。但老年人机体由于各系统、器官功能的全面下降，对体内外致病动因不能做出迅速的反应，因此，老年人在高热、冷冻、疲劳及感染等情况下比青年人更容易产生严重后果。

2.老年人四大物质的代谢特点

(1)糖代谢变化：老年人糖代谢功能下降，有患糖尿病的倾向。研究证明，50 岁以上糖代谢异常者占 16%，70 岁以上异常者占 25%。由于老年期餐后血糖和空腹血糖均随增龄呈上升趋势，而对葡萄糖的耐受性则随增龄呈下降趋势，胰岛功能减退，胰岛素合成和分泌减少，分布在细胞膜上的胰岛素受体的亲和力和密度下降，加之，老年人体力活动下降，脂肪沉积相对增加，从而加重了胰岛负担；同时，老年人肾糖阈上升，血糖上升时产生的代偿性糖尿及多尿反应减弱，血糖容易处于持续升高的状态，因此，容易发生血浆的高渗透状态。长期持续的血糖升高，除了干扰能量代谢外，也使机体水、盐代谢和酸碱平衡发生紊乱，并产生多种严重的并发症。

(2)脂代谢变化:随着机体老化,不饱和脂肪酸形成的脂质过氧化物易积聚,后者极易产生自由基,血清脂蛋白也是自由基的来源,随年龄的增长,血中脂质明显增加,易患高脂血症、动脉粥样硬化、高血压等。

(3)蛋白质代谢变化:蛋白质代谢的衰老变化是人体生理功能衰退的重要物质基础,随增龄,老年人血清总蛋白浓度可能变化不大,但组成血清蛋白的各组分已发生显著的与增龄相关的变化,主要是人血白蛋白含量降低,总球蛋白增高,而且蛋白质分子可随增龄而形成大而不活跃的分子,蓄积于细胞中,致使细胞活力降低,功能下降。老年人人血白蛋白含量下降是普遍趋势,这是老年人营养失调的主要危险因素之一。老年人蛋白质代谢分解大于合成,消化、吸收功能减退,随年龄的增长,各种蛋白质的量和质趋于降低。蛋白质轻度缺乏时,可出现易疲劳、体重减轻和抵抗力降低等症状;严重缺乏时,则可引发营养不良性水肿、低蛋白血症及肝、肾功能降低。但是,如果老年人长期过量高蛋白饮食,也会增加功能已减退的肝、肾等器官的负担。

(4)无机物代谢变化:老年人细胞膜通透功能减退,离子交换能力降低,最显著的无机物异常代谢表现为骨代谢,尤以骨质疏松为甚。年龄增加,减弱了机体对水代谢的调控能力,使机体在疾病或因治疗需要,使用某些药物的情况下,水代谢受到干扰时,不能保持平衡,最终导致水代谢紊乱。同样,老年人的钠代谢和钾代谢能力随着年龄的增加而减弱。

(三)老年人各系统的生理变化

1.运动系统的生理变化

人体运动系统包括骨、关节及肌肉3个部分。骨、关节与肌肉构成了人体的支架和基本形状,它们占人体重量的大部分,在成年人中约占人体总重量的70%。其中,肌肉占全身重量的2/5,骨骼占1/7～1/5。

(1)老年期骨骼系统的生理变化:从20多岁开始,骨吸收的速度逐渐超越骨形成的速度,导致骨的质量下降。对女性而言,骨质减少的速度在停经前后开始加速,一生中损失35%的致密骨和50%的松质骨。而男性一生损失的骨质约为女性的2/3。此外,骨内的胶原蛋白随年龄增加而失去弹性,身体修补微骨折的速度也变慢,导致骨骼的强度变差,因而更容易发生骨折。如果骨质流失太快,而使骨骼无法维持结构上的完整性,便会造成临床上的骨质疏松症。老年人骨骼系统的改变主要为骨质疏松、骨萎缩,其病因很多,但大多数学者认为激素水平的改变、营养状况和运动不足是发病的关键因素,是机体老化的表现之一。

1)激素因素:是骨质疏松的根本因素,通常骨质疏松发生于女性绝经后的10年内,雌激素可拮抗甲状旁腺激素和皮质醇,减少骨吸收和增加骨的有机质的合成,为钙盐沉积提供场所,女性绝经后,雌激素分泌降低。雌激素也有抑制破骨细胞活性,减少骨质吸收和促进骨细胞活性的骨质形成作用,血中雌激素水平越低,其尿中排出的钙量越多,从而导致缺钙,骨质疏松。男性激素减少被认为是引起男性骨质疏松的主要原因,雄性激素减少可引起蛋白的合成不足,钙吸收下降,而性腺功能减退可直接导致骨质疏松的原因尚不清楚。但许多资料表明,65岁以上的男性血游离睾酮水平与髋部的骨密度关系密切,男性出现明显的骨钙丧失在50岁以后,因此,男性骨质疏松多发生在70岁以后。骨质疏松与血中的钙水平有关,老年肾脏的1,2-羟化酶活性降低,钙吸收减少,从而导致椎体骨钙含量随年龄增加而明显降低,其降低幅度与年龄具有非常显著的相关性。老年女性的肾脏对酸碱平衡的调节功能减退，或因其喜食甜和油腻食物造成血液酸化调节失常，而血液酸化的直接后果是骨溶解。衰老使小肠黏膜上皮细胞形成钙结合蛋白不足，或其活性减退，也影响肠道对钙的吸收。老年人由于多种蛋白质结合功能减退，因而不能形成满意的骨基质。生长激素是影响骨形成的介质，它随年龄的增长而减少，故老年人的骨形成受影响。

2)营养因素：由于各种因素的影响，老年人尿中排出钙量增加，因此每天钙的需要量增加，钙的吸收受多种因素影响，如果钙摄入量不足，不能维持正常血钙水平，机体就要将骨中的钙释放入血中，因此骨中的钙质就会逐渐减少，长期缺钙会导致骨矿物质量的丢失。蛋白质的缺乏会使骨有机质形成不良，也可导致骨质疏松。维生素 C 不足，会使所有的细胞包括成骨细胞分泌的细胞间质减少，影响骨基质形成，并使胶原的成熟发生障碍。

3)运动不足及生活习惯：体力活动对骨钙的代谢影响极大，活动越多对骨的牵拉越强，就能促使骨细胞转为成骨细胞，有利于新骨形成。不爱运动，以坐卧为主的生活方式及许多原因引起的废用，使骨的机械刺激不足，以致骨形成少而吸收多，从而导致骨萎缩、骨质疏松。户外活动少，日照不足，致维生素 D 不足，也是导致骨质疏松的原因之一。另外，吸烟、酗酒与骨密度降低也有着密切关系。

(2)老年期关节的生理性变化：关节软骨的表面随年龄增加由平滑逐渐变粗糙，软骨的强度变差，水分含量减少，其他的组成成分也会改变，由于老年人的关节软骨、关节囊及韧带发生的明显改变，如关节软骨粗糙、软骨基质减少，而发生纤维化，以及软骨营养障碍，使之变薄，韧带发生退行性变化及纤维化，关节囊出现结缔组织增生等现象，使老年人容易发生各种关节病，约有半数老年人出现风湿样症候群，较常见的为退行性骨关节炎，又称老年性关节炎。

(3)老年期肌肉的生理性变化：随着老化，肌纤维数量逐渐减少、体积变小，使得肌肉质量从 30 岁到80 岁减少 30%～40%，其中以下肢近端肌肉的减少最多。肌肉内的脂肪与纤维化的比例随老化而逐渐增加，尤其是快速收缩的第 2 型肌纤维。由于肌肉减少及脂肪增加，水溶性药物的分布容积减小，而容易造成药物中毒，脂溶性药物因分布容积变大而使半衰期延长。然而个体间的差异颇大，同一个体的不同肌肉群也有很大差异，越常使用的肌肉越不易随老化而失去功能(如横膈膜)。肌肉的力量随年龄增长而减弱，男性比女性更明显。

随着年龄的增长，肌肉重量也逐渐减少，例如 30 岁男性肌肉占体重的 43%，而老年人仅占 25%，由于内分泌因素、营养因素、运动量减少及其他老年性改变，导致肌肉的韧性及收缩性减少，而脆性增加，容易损伤。

老年人出现肌肉质和量的变化是由于肌细胞水分减少，细胞间液增加，肌纤维变细，其弹性、伸展性、兴奋性和传导性都大大减弱，使肌肉逐步萎缩。试验测得：女性 70～80 岁时，手的肌力约下降 30%，而男性则约下降 58%。随着年龄增加，肌肉的氧耗量减少，故老年人容易疲劳、受损伤，损伤后恢复很慢。老年人的肌肉强度可经训练而增强，故康复治疗矫正失用性萎缩相当重要。

2.呼吸系统的生理变化

胸廓的前后径随着年龄增加而渐增，其弹性也因肋骨钙化与肋间肌强度减弱而逐渐丧失，由于胸廓变形，呼气时肺的弹性回缩能力随老化而变差变弱，肺顺应性降低，呼吸肌的强度与耐力亦逐渐下降，呼吸肌群的肌力减退，导致肺活量减少。78～80 岁与 17 岁相比，肺活量减少约 75%，残气量增加 50%，肺泡弥散能力下降 1/3，最大氧摄入量下降 50%，说明肺储备功能明显降低，当肺部感染和其他系统感染伴高热时，容易出现心、脑缺氧症状，甚至呼吸衰竭。

气管与支气管的直径变大，肺泡变平，肺泡表面积以每 10 年 4%的速度减少，肺泡微血管的数目减少，且纤维化的程度增加。此外，呼吸道纤毛的活动能力和数量下降，咳嗽功能减弱，呼吸中枢对通气的支配也明显减弱。由于肺部通气与灌注比例不协调性增加，一氧化碳从肺泡扩散入微血管（DLCO）的能力下降，血氧浓度受此影响也下降，其数值每 10 年约下降 3.2 mmHg(0.42 kPa)，故有人建议用 100 减去年龄的 1/3 来粗略估计该年龄可接受的动脉血氧分压。另外，动脉血的气体酸碱度（pH）维持不变或稍微下降，二氧化碳分压（$PaCO_2$）维持不变或稍微上升，此二者即使稍有变化，其数值仍在一般参考值内。肺功能随年龄增加会出现肺总量稍微降低、肺活量降低、残余容量增加，以及闭锁容量增加的现象。另外，1s 内最大呼气容积（FEV1）从 20 岁左右开始逐渐下降，不吸烟者每年减少 20～30 mL，吸烟者每年可减少 70～80 mL。肺部无效腔从 20 岁开始增加，至 60 岁时可增加 20%～40%。老年人在呼吸时，会因上述变化而付出较大的做功，对剧烈运动的耐受力差，并容易发生肺部感染。抽烟、运动与居住环境等因素，均会改变肺功能衰退的速度。

3.心血管系统的生理变化

(1)心脏老化所致的功能改变：老年人心排出量逐步下降。在最大负荷下，70～80 岁老年人的心排出量为 20～30 岁青年人的 40%，即每 10 年约下降 10%。休息时，卧位心排出量在 61 岁时较 23 岁时减少 25%；但在休息时，坐位心排出量无明显改变，这是由于老年人由卧位改为坐位时排出量下降较少。据研究报道，正常老年人每搏输出量为(63.6 ±28.0) cm^3，较中年组减少 15%。由于老年人血容量下降很少，因而平均血循环时间（血容量/输出量）随着增龄而增加。最大耗氧量下降的速度与心排出量下降速度近似，其减少的主要原因是最大心率减少，其次是最大心搏出量下降，还受肥胖、活动减少或吸烟等因素的影响。

老年人心脏的储备力降低，对外界应力的反应能力下降，主要受下列 3 个因素影响：①承受外界应力时，心率不能成比例增加，其原因除窦房结、房室结及束支中结缔组织增加外，还发现与心肌纤维的儿茶酚胺受体数量减少，心肌接受刺激和产生机械反应之间的不应期延长有关。②心肌等张收缩和舒张时间延长，老年人的左室射血期（LVET）逐渐缩短，而射血前期（PEP）则随年龄增长而延长，反映左心室室壁收缩速度减慢。③心肌纤维的顺应性降低，心肌收缩后舒张不充分，原因可能是结缔组织增加或心肌本身的老化，因而降低了心肌的工作效率。

窦房结的细胞数量从 20 岁开始减少，至 75 岁时仅剩约 10%，心脏瓣膜与传导系统可以发生纤维化与钙化。窦房结与传导系统的退化，使老年人较易罹患病态窦房结综合征与传导障碍。

伴随年龄增加而出现的心排血量减少，加之脏器局部血流阻力增加，导致对各脏器的血供减少。不同的脏器，血供减少程度并不相同。总的来看，流向脑部和冠状动脉的血流量高于按比例减少的量，而流向其他器官，尤其是肾脏的量一般低于按比例减少的量。脑血流量从 20 岁开始至 70 岁减少约 16%，而肾血流量从 25 岁开始至 65 岁下降约 55%。老年人流向鼻部、唇部和手部的血流量减少，导致有时可见到发绀现象。

（2）血管老化和老年人的血压改变：随着年龄增加，血管中的弹力纤维逐渐僵直、脆弱及断裂，动脉血管的弹性减弱。弹力型动脉的中层、肌肉型动脉的弹性层均发生弹性组织钙质沉着。同时，血管中胶原蛋白增加，以及胶原蛋白纤维相互交链而形成越来越大的纤维束，进一步削弱了血管的扩张性。主动脉中层局限性胶原增加，使收缩压和脉搏压增加，但不影响舒张压。一般说来，随着年龄增加，血管弹性减弱，硬度增加，动脉收缩压有上升趋势。但血压并不总是随着年龄的增长而增高。国外的研究表明，从 20 岁开始至 80 岁，动脉收缩压逐渐增高，至 80 岁后变得较为稳定，女性反而下降。舒张压在 20 岁以后也逐渐增高，60 岁后较为稳定，并有随年龄增长逐渐下降的趋势。

休息时，老年人的左室充盈压（由肺毛细血管-静脉压而判定）和青年人相同。但在运动时，老年人的收缩压和平均动脉压比青年人上升得更多。因而，收缩压负荷也随着增高。

（3）肺血管的改变：老年人的肺循环改变较少。休息时，老年人右心室压与青年人无甚差异。老年人的肺平均循环时间略有上升，而肺血量变化甚微。运动时，老年人的肺动脉收缩压和平均动脉压较年轻人上升得更多。老年人肺动脉的扩张性也降低，从而使肺血管床血流阻力上升，左右心室休息时和运动时对收缩期射血的阻力增加。

4.消化系统的生理变化

老年人唾液分泌减少，黏膜角化加重，引起吞咽困难。舌肌和咬肌运动功能障碍引起咀嚼功能减弱。食管收缩能力减弱，蠕动幅度变小或停止。黏液、胃酸、胃蛋白酶原减少，细菌生长，夺去宿主的营养物质，出现贫血。胃的收缩力下降，胃蠕动减弱，胃排空延迟，造成老年人消化不良或便秘。小肠收缩、蠕动无力，吸收功能减退，小肠液的分泌减少，造成小肠的消化功能减弱。大肠吸收水分的功能减退，分泌黏液的功能减弱，造成大肠充盈不足，不能引起扩张感觉，造成便秘。老年人肝脏重量随年龄增加而减少，肝细胞数量减少，纤维组织增多，血流量减少，肝功能减退，白蛋白合成下降，肝脏的解毒功能降低，药物的代谢速度减慢。胆囊壁的张力减弱，容易穿孔，胆汁和无机盐减少，容易发生胆结石和胆囊炎，括约肌张力减弱，易使胆汁逆流引起胰腺炎。胰腺液分泌减少，胰蛋白酶活力下降，胰脂肪酶减少，严重影响淀粉、蛋白质和脂肪等的消化和吸收。老年人胰岛素分泌减少，葡萄糖耐量减退，从而增加了发生胰岛素依赖型糖尿病的危险性。

5.肾脏功能的生理变化

（1）肾血流量和肾小球滤过功能：无论任何性别，肾血流量从 40 岁后就开始进行性减少，肾皮质血流量减少大于肾髓质血流量减少，每 10 年约下降 10%。80～90 岁时只有 300 mL/(min · 1.73 m^2)，即90 岁时仅为年轻人的一半。由于肾内血流重新分布，由肾皮质外层向内层及髓质分流，使老年人可以保持水及电解质调节功能的相对稳定。

随着增龄，老年人肾小球滤过功能逐年减退，反映肾小球滤过功能的主要客观指标是肾小球滤过率（GFR），肾小球滤过率是指单位时间内（每 min）经两肾肾小球滤出的血浆液体量。目前临床上以内生肌酐清除率（Ccr）来测定肾小球滤过率。此外，还有一些指标可以间接反映肾小球滤过功能，如血清肌酐（Scr）、血尿素氮（BUN）以及血 β_2 微球蛋白（β_2-MG）等。老年人的这些指标均有一定程度的特殊变化。①Ccr：为最直接、敏感反映 GFR 的指标，其正常值约为(108 ±15.1) mL/(min·1.73 m^2)。Ccr 随增龄逐年下降,一般 40 岁以后,每 10 年 Ccr 下降 7～8 mL/(min·1.73 m^2),男性较女性更明显。但一些纵向研究发现,近 1/3 的老年人,Ccr 可维持正常水平或略偏高,这提示除随增龄内源性肌酐产生减少外,还有其他因素造成了肾功能的减退。因此,对老年人的肾小球滤过功能的判断不能一概而论,应个体分析。②Scr:人体中,Scr 水平在一日内有较大波动,晨起空腹值较为稳定。Scr 的正常参考值范围为 53～106 μmol/L(男)和 44～97 μmol/L(女)。通常青年人的 Scr 水平与其 Ccr 水平的变化呈负相关,Ccr 水平下降可使 Scr 相应增加,故 Scr 的变化可在一定程度上间接反映 Ccr 的变化。但是对老年人,Scr 不能反映其 GFR 的变化,因为老年人肌肉萎缩,肌组织减少,内源性肌酐产生减少,当 Ccr 水平已有下降,Scr 水平仍可维持在正常范围。③BUN:由于尿素是人体蛋白质代谢的主要产物,每克蛋白质约生成 0.3 g 尿素,肾脏是排泄尿素的主要器官,约占尿素清除量的 60%,因此临床上还可用尿素氮的测定来观察肾小球的滤过功能。BUN 的正常值范围是 3.2～7.1 mmol/L(成人)。由于老年人饮食习惯的个体差异较大,蛋白质摄入量不同,且存在多种疾病或可能服用不同药物,这些均在一定程度上影响蛋白质代谢,故尽管国内有报告认为老年人 BUN 水平高于青年人,但对于判断老年人肾小球滤过功能来说,可能并无实际意义。因此,在应用 BUN 判断肾小球滤过功能时,应结合临床具体情况加以分析。

(2)肾小管功能:老年人肾小管对机体各种代谢需求反应迟钝,其功能变化较肾小球功能的变化出现更早,变化也更明显。随着年龄的增长,肾小管浓缩功能明显减退。健康人尿比重测定的结果显示,40 岁时为 1.030,而 89 岁时为 1.023。尿最大浓缩能力在 50 岁以后每 10 年约下降 5%。同样,老年人肾小管稀释功能也明显减退,老年人肾小管稀释功能减退主要是由于 GFR 水平下降。

在酸化功能方面,健康老年人可维持正常范围的血酸碱度(pH)、二氧化碳分压($PaCO_2$)和碳酸氢盐(HCO_3^-)含量,其基础的酸排泄与健康青年人并无区别,但在急性酸负荷后,老年人肾小管代偿作用明显减弱。有研究表明,口服氯化铵 0.1 g/kg,6 小时后肾的排泄率在青年人是 16%,老年人仅 9%,65 岁以上的老年人排酸能力比青年人约低 40%。这种异常可能与老年人肾小球滤过功能的减退有关。老年人肾小管对各种物质转运功能均减退,且与老年期 GFR 水平的下降相一致。在摄钠不足的情况下,老年人肾脏的保钠功能明显下降,尿钠排除量及钠排泄分数均明显高于青年人,且达到体内钠重新平衡的时间也要比青年人长一倍。

(3)内分泌功能:肾脏也是体内重要的内分泌器官之一。已知肾脏可以产生和分泌肾素、血管紧张素、促红细胞生成素、1,25 二羟维生素 D_3(1,25$(OH)_2$-D_3)以及前列腺素、激肽释放酶等多种激素和生物活性物质。老年人肾的 α_1-羟化酶活力下降导致 1,25$(OH)_2$-D_3 的生成明显减少,这使得老年人易出现钙代谢异常,发生骨质疏松、代谢性骨病及病理性骨折等。

6.内分泌系统的生理变化

(1)血糖与胰岛素:空腹血糖值在 50 岁以后每 10 年上升 1～2 mg/dL,餐后 2h 血糖可增加 5～10 mg/dL,而糖化血红蛋白也稍微上升,但这些数值仍维持在正常范围内。胰腺分泌胰岛素的能力逐年下降,但血浆内胰岛素的浓度反而明显上升,此现象可能与胰岛素的清除速率减缓及周边组织对胰岛素产生抵抗性有关。老年人分泌的胰岛素中有较高比例呈现活性较低的前胰岛素状态。由于肌肉减少、脂肪增加、活动量不足等会加重胰岛素抵抗,所以适当的运动对老年人相当重要。

(2)甲状腺素：甲状腺实质的纤维化随年龄增加而逐渐增多，滤泡的上皮细胞分裂减少，其血管的变化使滤泡与血液间的物质传送变弱。虽然四碘甲状腺原氨酸(T_4)的分泌减少，但血中 T_4 的浓度因其代谢清除速率变慢而维持正常或稍降低。周边组织将 T_4 转换成三碘甲状腺原氨酸(T_3)的能力减弱，但代谢 T_3 的能力不变，因此血中 T_3 的浓度稍降，但仍维持在正常范围内。老年人促甲状腺激素(TSH)的血中浓度不变或略升。当给老年人处方甲状腺素时，需考虑身体基础代谢率与 T_4 代谢清除速率的改变，而适当减少使用剂量。甲状旁腺激素和降钙素与血中钙磷的调节有关，而分泌甲状旁腺激素的甲状旁腺细胞与分泌降钙素的甲状腺C细胞在老化过程中所发生的结构变化很少。甲状旁腺激素随年龄增加而上升，可能是由于活性维生素D的减少，造成对甲状旁腺激素分泌抑制减少。血中降钙素的浓度，则会维持不变或下降。血清离子钙及血清磷的浓度，则随年龄增加而稍微降低，但两者仍在正常值范围内，而血清总钙浓度则改变不大。

(3)肾上腺分泌的激素：不论是基础或刺激状态下的肾上腺皮质激素或促肾上腺皮质激素(ACTH)，其血中浓度与昼夜节律均不受老化影响。肾上腺皮质激素的分泌、清除及其受体数目不随老化而有较大的改变。

肾上腺分泌的雄激素中主要是双氢表雄酮(DHEA)，此激素的分泌受促肾上腺皮质激素的调节，成年以后DHEA的分泌量大约每10年减少10%。

老年人醛固酮的分泌、血中浓度与清除速率均下降，但因代偿，正常状况下不会发生电解质异常。老年人在限制食盐摄入或水分不足时，肾素与醛固酮的上升幅度也较低，影响钠盐与水分的保存。去甲肾上腺素的血浓度与尿液排泄量在老年人也呈上升趋势，显示出靶器官对此激素的抵抗性。

(4)生长激素与生长抑素：在基础状态下，老年人血中的生长激素浓度与其清除速率改变很少，然而在压力状态下，老年人生长激素的分泌往往较为迟缓，且不足。一天中生长激素的分泌高峰在半夜，有研究认为老年人此时的生长激素分泌量较低。近来有学者尝试用生长激素来延迟肌肉与骨骼的老化，发现可预防跌倒与骨折的发生，然而存在潜在的并发症，包括肢端肥大症、糖尿病和高血压等。

老年人生长抑素或生长激素抑制激素(GIH)的浓度高于年轻人。

(5)血管升压素(抗利尿激素)与心房利钠因子：老年人的下丘脑在血液渗透压上升时分泌的血管升压素(抗利尿激素)或加压素比年轻人多，以代偿肾小管对血管升压素(抗利尿激素)的抵抗性。临床上某些药物可能会增加血管升压素(抗利尿激素)的分泌或强化其作用，这些药物在老年人使用时必须小心，以免造成低钠血症。血中心房利钠因子的浓度也可能因肾脏的抵抗而上升，此因子可能与老人的夜尿症有关。

7.神经系统的生理变化

主要表现为脑组织水分含量和蛋白质含量随年龄增长而减少。大脑的重量从20岁到80岁减少5%～7%，血流量也减少。大脑灰质与白质均逐渐萎缩。神经元的数量也随老化逐年减少，此减少并非广泛性，而是以较大的神经元为主，包括小脑、大脑蓝斑与黑质等。另外，神经胶质细胞的数量增多，神经元树突数量减少，突触密度则降低。周围神经与自主神经系统除了神经元的数量减少外，神经干内的神经纤维数量也减少。神经细胞内的脂核蛋白前体——戊糖核酸也随年龄的增长而减少。脑内的无机盐类也随年龄的增长而变化，如钾随年龄的增长而减少，钠和钙则随年龄的增长而增加。脑部各部位的神经递质是平衡的，随年龄增长有时会出现某一递质系统的递质减少和活力下降，这会导致大脑功能失调。脑内的酵素、神经递质与感受器的数目与功能可因老化而改变，使得老年人某些脑部功能变差。例如处理分析感觉信息的速度减慢，执行运动反应所需时间也较长。老年人因大脑功能退化而容易受各种疾病或药物的影响，产生谵妄。但并非所有的大脑功能皆退化，例如语言能力在老化过程中维持不变，而智力受老化的影响也不大。神经传导速度随老化而变慢，压力反射的敏感度也因神经系统退化而变差。此外，矫正反射变慢，使老年人容易跌倒。老年人的睡眠时间减少，其熟睡与快动眼运动(REM)睡眠时间的比例也下降。此睡眠形式的改变，使老年人易患失眠。

老年人运动系统变化多表现为精细动作缓慢、步态不稳、运动速度减慢，同时容易发生跌倒。老年人认知功能的改变主要表现为记忆力和学习功能的减退，特别是记忆力的减退。老年人的嗅觉和味觉减退。听觉减退以高音频率为主，低音频率也受影响。还可见浅部辨别觉减退，两点辨别觉先是手和足减退，两足部的感觉减退比手部严重，然后是面部减退。随年龄的增长逐渐出现四肢远端甚至近端振动觉和关节位置觉的减退，特别是双下肢更为明显。关节位置觉的减退比振动觉出现晚，同时减退的范围也比振动觉要小。

8.感官系统的生理变化

(1)眼睛与视觉：眼球周围组织的弹性随年龄增加而变差，眼睑变松弛，并易有外翻或内翻的现象。角膜不受老化的影响，但结膜会逐渐萎缩且变黄，眼球前房体积变小。虹膜变硬，并造成瞳孔变小，虹膜周围可因胆固醇沉积而产生一圈灰白色的老年环。晶状体内的蛋白质变性及脱水，造成晶状体变硬、变黄且呈现不透明，晶状体的调节能力会变差，光线通过晶状体时易产生散射。视网膜变薄，其上的杆状细胞数量逐渐减少。玻璃体与玻璃体液体积变小。瞳孔对光反射变慢，泪腺产生泪液的功能变差，角膜对触觉的敏感度的衰退可高达一半。视力的敏锐度减弱，尤其是对动态的物体。眼睛对颜色深浅的感觉减退，对颜色对比的敏感度下降，对光线明暗变化的调适速度也变慢。所以，老年人应避免在夜间开车，以免因对向车道突如其来的闪光，而发生意外。此外，老年人眼睛易患白内障、老花眼、青光眼等疾病，其视觉老化与眼疾使视力变差，并容易造成跌倒或其他意外。因此，其生活环境中应有充分的照明。

(2)耳朵与听觉：随着年龄增加，外耳道壁逐渐变薄，耳垢变得干而黏稠，鼓膜变厚，中耳内听小骨间的关节易发生退化，而内耳中的毛细胞与听神经元数量减少。老年人由于上述变化而易有耳垢阻塞与失聪等疾病。老年人的高频与低频听力会逐年衰退，尤其是高频听力，这使得老年人不易分辨说话时发出的辅音。当两耳听力减退程度不一致时，可造成定位听音来源的困难。当说话速度较快或环境中有回音干扰时，老年人不易听清楚。因此，在接触老年患者时，宜放慢发问速度，并在安静的环境中进行，避免过多回音或背景杂音，以免使老年人无法辨明医师所陈述的问题。

(3)嗅觉：嗅神经元持续减少使老年人嗅觉减退，因此影响食欲，并使老年人不易警觉煤气外泄，而发生煤气中毒之意外。

(4)味觉：舌头上的味蕾与味觉中枢神经元的数量随着老化而减少，使味觉的阈值

(threshold)上升,而不同味觉的衰退速度并不相同。患高血压的老年人可能因味觉衰退而吃很多盐还无法察觉,所以不易做好低盐饮食治疗。牙齿与味蕾的改变,会影响正常进食,使老年人容易出现营养不良。

二、骨质疏松症的康复治疗

(一)概述

骨质疏松症是一类伴随增龄衰老或医学原因引起的,以骨量丢失、骨组织显微结构破坏为病理改变,以骨强度下降、骨脆性增加、骨折危险频度增大为特征,以骨痛、易于发生骨折为主要临床表现的全身性骨代谢疾病。骨强度包括骨密度和骨质量。影响骨质量的因素主要有骨的有机质、骨矿化程度、骨微结构和骨的转换率。骨折是骨质疏松症最严重的后果。骨质疏松涉及内分泌学、老年医学、骨科学、妇科学、放射学、药学、营养学和康复医学等学科,是一个跨学科的复杂疾病,也是当前国际上研究最活跃的课题之一。

1.分类

骨质疏松症主要分为原发性骨质疏松症和继发性骨质疏松症两大类。原发性骨质疏松症分为绝经后骨质疏松症(Ⅰ型)、老年性骨质疏松症(Ⅱ型)和特发性骨质疏松症 3 类,占骨质疏松症发病总数的85%～90%。

绝经后骨质疏松症(Ⅰ型)是指自然绝经后发生的骨质疏松症,一般发生在绝经后 5～10 年。老年性骨质疏松症(Ⅱ型)是单纯伴随增龄衰老发生的骨质疏松症。特发性骨质疏松症包括青少年和成年特发性骨质疏松症,是一种全身骨代谢疾病,很轻微损伤即可引起骨折,进入青春期后病程发展逐渐停止,确切病因尚不清楚,本病临床上罕见,可能与基因缺陷和遗传因素有关。

继发性骨质疏松症主要由疾病等医学原因和不良嗜好所致,占骨质疏松症发病总数的10%～15%。

骨质疏松与骨质疏松症的区别:骨质疏松是骨的退化过程和现象,其骨量减少、骨强度降低虽然达到诊断骨质疏松的低骨量标准,但不一定有临床症状或骨折发生,尚属于生理性的退化范围之内。骨质疏松症是指骨质疏松达到一定程度,符合诊断骨质疏松的低骨量标准,患者已出现全身骨痛症状或伴发脆性骨折等临床征象的病理状态。

2.病因学与危险因素

危险因素有种族、性别、年龄、女性绝经年龄、体型、体重、骨质疏松的家族史、骨密度峰值和个人不良生活习惯(营养、酗酒、吸烟、运动)等。白种人比黑种人与黄种人更易发生骨质疏松症,在所有种族中女性骨质疏松症患病率均远高于男性。女性绝经年龄愈早,骨质疏松发生愈早且程度愈重。肥胖、超重者骨量高于瘦弱纤细者。骨质疏松阳性家族史者发病率明显增高,发病年龄较低。酗酒、吸烟、长期饮用咖啡因饮料者均是骨质疏松症发病的危险因素。此外,失重状态或长期卧床、制动都是导致骨量丢失的危险因素。缺乏日光照射、偏食习惯、钙或维生素 D 摄入不足以及长期使用免疫抑制剂、糖皮质激素、肝素等抗凝剂或利尿剂都已被证实是骨质疏松症的危险因素。凡患有原发性甲状旁腺功能亢进,甲状腺功能亢进、库欣病、糖尿病、类风湿关节炎、慢性肾功能不全、胃肠道吸收功能障碍、Paget's 病、多发性骨髓瘤或转移瘤等病者,都应注意存在发生继发性骨质疏松症的可能性。

3.发病率

美国80岁以上的白人妇女中，有80%的人患骨质疏松症；绝经后妇女中有30%的人患骨质疏松症，54%的人骨量减少。在加拿大，1/4的女性患骨质疏松症，男性为1/8。骨质疏松症最大的危害不是骨量的减少，而是与之相关的骨质疏松性骨折。骨质疏松性骨折的年发病率几乎是心肌梗死的3倍。50岁左右的男性和女性在一生中患骨质疏松性骨折的可能性分别为13.1%和39.7%。尽管男性的发病率低于女性，但是他们髋部骨折后的死亡率为21%，高于女性的8%。在美国每年用于治疗髋部骨折的医疗费用可高达100亿美元，每年由骨质疏松症造成的直接和间接医疗费用估计在180亿美元。我国原发性骨质疏松症的人数约占总人口的6.97%。由于人们生活水平的提高和保健事业的发展，平均预期寿命已由1945年的35岁增长到70岁，随着老年人的增多，骨质疏松症人数急剧增加。预计在我国2050年将达2.5亿，其中25%～70%患有骨质疏松症。由于骨质疏松症是致残率较高的疾病，其高昂的治疗费和较长的治疗周期给家庭和社会带来沉重的负担，所以掌握该病的康复治疗方法具有重要的现实意义。

4.病理生理改变

骨显微结构破坏、骨小梁变细、断裂、穿孔、数目减少、松质骨丢失明显及骨密度降低、骨脆性增加是骨质疏松症的基本病理改变。骨量的丧失与骨的重建过程异常有关，这些异常状况包括骨转换加快、骨矿化延迟和局部的骨吸收和骨形成失衡，即骨吸收大于骨形成。此外，骨质疏松症尚有骨小梁结构的异常和不耐骨疲劳性损伤的病理生理变化。

5.诊断

临床诊断主要根据有无骨痛、身高变矮、骨折等临床表现并结合年龄、绝经与否、病史、骨质疏松家族史、X线片和骨密度测定等进行诊断。双能X线因其精确度较高、重复性好被认为是目前骨质疏松症诊断的金标准。根据WHO规定的骨质疏松症诊断标准，用同性别、同种族年轻健康人的骨量峰值，减去所测得的骨量值(BMD)来衡量，只要骨密度减少等于或大于2.5个标准差，即可诊断为骨质疏松症。

(二)主要功能障碍及临床表现

1.骨痛

原发性骨质疏松症常以骨痛为主要临床表现，其中女性患者骨痛的发生率最高占80%，男性占20%，骨痛的发生可在不同部位，可有不同程度，腰背疼痛最常见，占67%，腰背伴四肢酸痛占9%，伴双下肢麻木感占4%，伴四肢麻木、屈伸腰背时肋间神经痛、无力者占10%。疼痛性质多呈冷痛、酸痛、持续性疼痛，有突发性加剧，部分患者可出现腓肠肌阵发性痉挛，俗称“小腿抽筋”。男性患者部分骨痛不明显，常表现为全身乏力，双下肢行走时疲乏，体力下降，精力不足等。若腰背突发锐痛，脊柱后凸，躯干活动受限，不能站立，不能翻身、侧转，局部叩击痛，多为椎体压缩性骨折引起的骨痛。

2.驼背

多发生于胸椎下段。表现为身高缩短，背曲加重。脊柱椎体结构95%由松质骨组成，因骨量丢失，骨小梁萎缩，使椎体疏松即脆弱，负重或体重本身的压力使椎体受压变扁，致胸椎后突畸形。

3.骨折

因骨质疏松,骨脆性增加而致椎体压缩性骨折。股骨颈骨折及少数桡骨远端及肱骨近端骨折,常在扭转身体、肢体活动时致自发性、倒地性轻伤性骨折。椎体压缩性骨折最常见,多发生于 $T_1 \sim L_1$。表现为突然腰背锐痛、脊柱后突、不能翻身、局部叩击痛。常见有楔形、平行压缩、鱼椎样变 3 种类型骨折。股骨颈骨折表现为腹股沟中点附近压痛,纵轴叩痛;股骨转子间骨折在大转子处压痛,病变下肢呈内收或外旋畸形,不能站立和行走。

4.负重能力下降

骨质疏松症患者的负重能力降低(约 2/3),甚至不能负担自己的体重。

5.腰背部活动障碍

主要表现为腰椎屈、伸、侧屈、旋转障碍和腰背肌肌力下降。

6.日常功能障碍

主要表现为坐、站、行走和个人护理等功能障碍。髋部骨折的患者中有 1/4 需要长期卧床,其日常功能活动受到严重影响。

(三)康复评定

1.生化指标检测

(1)骨矿代谢指标:主要检测血清钙、磷。原发性骨质疏松症血清钙、磷一般在正常范围内。

(2)骨形成指标:骨碱性磷酸酶、骨钙素与Ⅰ型胶原羧基末端肽。

(3)骨吸收指标:主要检测抗酒石酸酸性磷酸酶、尿羟脯氨酸。但尿羟脯氨酸检测受诸多因素影响,其敏感性和特异性较低。近年来,把尿中吡啶啉(PYD)和脱氧吡啶啉(DPD)作为骨吸收的敏感和特异性生化标志物,有条件者可检测 PYD 和 DPD。

(4)钙调节激素:活性维生素 D、甲状旁腺激素、降钙素等。原发性骨质疏松症Ⅰ型表现为骨形成和骨吸收指标均有增高,即高转换型;Ⅱ型骨形成和骨吸收生化指标多在正常范围内或降低,属低转换型,甲状旁腺激素水平升高。

2.X 线评定

常根据骨皮质厚度、骨小梁粗细数量、骨髓腔横径与骨皮质厚度比及骨髓腔与周围软组织之间的密度差来初步判断有无骨质疏松症、骨质疏松性骨折的类型与程度及排除其他疾病。但 X 线估计骨密度的误差高达 30%~50%。

3.双能 X 线吸收法

双能 X 线吸收法是目前诊断骨质疏松症的金标准,能明确诊断轻、中、重度骨质疏松。双能 X 线吸收法可以测量全身任意部位的骨密度和脂肪组织的百分比,测量的速度快、精度高、空间分辨率高、散射线少。国际上对骨质疏松症的诊断、抗骨质疏松疗效的观察、不同生理和病理状况的比较、动物钙磷代谢的研究、抗骨质疏松新药的研究都要求用双能 X 线吸收法或定量 CT 法观察。

根据 WHO 规定的骨质疏松症诊断标准,如果骨量减少≤1 SD(1 个标准差)者为正常骨量,1~2.5 SD者为骨量减低,≤-2.5 SD 者为骨质疏松症,≤-2.5 SD 同时伴有脆性骨折者,为重度骨质疏松症。

由于种族、地域和环境的差异，因此更严格的标准应是用同地区、同种族、同性别的峰值骨量减去所测得的骨量值，以标准差的关系来判定骨质疏松程度。

4.平衡功能评定

方法包括仪器评定与非仪器评定，内容包括对平衡的功能、能力以及心理状况做全面的评定。通过平衡评定预测被试者跌倒的风险及其程度是骨质疏松症患者功能评定的重要方面。方法见康复评定部分。

5.骨折评估

VDS 指数法。VDS 指数评定：对每一椎体（T_4～L_5）的变形进行评估，根据变形的程度分为 0～3 级，即对每一椎体前中后高度的改变进行测量，正常椎体为 0 级，终板变形为 1 级（高度减少 15%以上）；楔形骨折为 2 级（高度减少 15%以上）；平行压缩骨折为 3 级。

（四）康复治疗

康复治疗的目标是缓解骨痛，控制病情发展（减少骨丢失，降低骨转换率和压缩性骨折的加重），提高骨质量，防止废用综合征，预防继发性骨折，降低骨折发生率以及改善日常生活活动能力和生活质量。

康复治疗的原则是早期诊断、早期治疗；基础治疗、药物治疗、康复治疗、防跌倒宣传教育与运动治疗四者相结合综合治疗；长期治疗。

早期诊断主要根据患者是否属于骨质疏松症高危人群，或有无相应的临床表现或体征，早期检测其骨矿密度；早期治疗指通过检测一旦发现骨量降低则应该开始治疗，而不要等到骨量降低已达到骨质疏松的诊断标准，甚至已发生骨质疏松性骨折才开始治疗。

1.基础治疗

基础治疗包括饮食营养、钙剂、维生素 D 及其衍生物。饮食以富含钙、低盐和适量蛋白质的均衡饮食为主，如果饮食源性钙摄入量不足，可选用钙剂补充。中国营养学会推荐成人每天钙摄入量为 800 mg（元素钙量），绝经后妇女和老年人可增至 1000 mg；维生素 D 及其衍生物既是基础治疗用药，又是治疗骨质疏松症的重要药物。

2.药物治疗

以抑制骨吸收、促进骨形成为原则。药物应用要求早用药、长期用药、联合用药。抑制骨吸收药物如降钙素、二膦酸盐、雌激素受体抑制剂、雌激素等；增加骨形成药物如甲状旁腺激素、锶盐、氟化物（易导致成骨不全）等。

3.物理治疗

物理因子具有较好的止痛效果。骨质疏松症最常见的症状就是疼痛，如何缓解疼痛乃当务之急。绝大部分患骨质疏松症的老年人不能长期使用非甾体类抗炎镇痛药，因此应选择性地运用各种物理因子（如中频、低频电疗）来缓解骨质疏松引起的急慢性疼痛。此外，物理治疗还能减少组织粘连、增强肌力、防止肌肉萎缩、改善局部血循环、促进骨折愈合、预防深静血栓形成和继发性骨质疏松症、增加局部应力负荷、促进钙磷沉积、促进神经功能修复以及改善肢体功能活动。

（1）低频脉冲电磁场疗法：近几年众多的实验与临床研究结果都表明低频脉冲电磁场疗法能显著改善实验组去卵巢大鼠骨密度、骨钙含量、大鼠血清 E_2 的含量、骨形态计量学、骨代谢和大鼠股骨骨生物力学性能。尤其是在改善骨痛和骨密度方面具有良好的临床应用前景。方法可采用 UNION-2000A 型骨质疏松治疗系统进行治疗。方法：每天 1 次，每次 40min，连续 30 天。

(2)运动疗法：可以阻止骨量丢失、增加骨量、改善骨密度和骨强度、改善骨质疏松症患者运动功能、平衡功能和日常生活活动能力。运动项目包括走路、慢跑、有氧操、跳舞、骑车、球类运动、体操及负重和抗阻训练等。最佳的运动强度为最大耗氧量(%VO_{2max})的 60%左右，运动强度要参考对象的年龄、身体状况及运动经验等制定。运动频度每天 20～30min，每周3～5次即可；运动疗法首要原则是“超负荷”，即在运动过程中加在骨上的负荷应不同于且大于日常活动中的负荷。因为“超负荷”可以让本来骨量就非常低的个体产生最大的反应。运动时间和强度应随着患者能力的增加而相应增加。

选择性运动治疗是针对骨质疏松症好发部位进行的治疗。如躯干伸肌过伸位等长运动训练，可在俯卧位下进行躯干伸肌群及臀大肌与腰部伸肌群的肌力增强运动，每周 2～3 次，每次 10～20min，主要防治脊柱骨质疏松症；用握力器每天坚持握力训练 30min 以上能防治桡骨远端、肱骨近端骨质疏松症；俯卧撑运动能防治股骨颈、肱骨近端、桡骨远端、脊柱骨质疏松症等。

4.作业治疗

在对骨质疏松症患者伤残情况进行全面评价以后，有目的、有针对性地从日常生活活动、职业劳动、认知活动中选择一些作业，指导患者进行训练，以改善或恢复患者躯体、心理功能，预防骨质疏松性骨折。

5.矫形器、腰围技术

骨质疏松最常出现的问题是椎体压缩性骨折、脊柱畸形、股骨颈骨折、桡骨远端骨折和肱骨近端骨折。因此在治疗中应用康复工程原理，为患者制作适合的支具、矫形器和保护器是固定制动、减重助行、缓解疼痛、矫正畸形、预防骨折发生、配合治疗顺利进行的重要措施之一。如脊柱支具既限制脊柱的过度屈伸，又使患者有一定的活动度，预防椎体出现压缩性骨折，又如髋保护器对髋部骨折有预防作用。

6.饮食与营养调理

与骨质疏松关系密切的元素和营养素有钙、镁、锌、铜、锰、维生素 C、维生素 D 和蛋白质，其中最为缺乏的是钙和维生素 D。中国预防医学院调查的钙摄入量为每天 400～500 mg，儿童和老人维生素 D 缺乏尤为明显，应加大摄入量。国外研究表明，股骨颈骨折患者每天蛋白质摄入量若低于 70 mg，则影响愈合。故应多食含钙及蛋白质丰富的食物、蔬菜、水果，如每天半斤以上牛奶，多食豆制品，戒烟酒等。

7.传统康复治疗护理措施

针灸、太极拳、气功及中药内服、熏洗或外敷。

(五)康复教育

主要进行防跌倒宣传教育与训练，要求患者戒除不良嗜好、坚持均衡饮食、多进行户外活动和家庭自我运动训练，特别是静力性体位训练和步行锻炼。

(1)坚持多进行户外活动、多晒太阳。如每天户外散步 1 km。

(2)戒除不良嗜好，如偏食、酗酒、嗜烟，长期饮用咖啡因饮料；坚持每天食用新鲜蔬菜、水果。

(3)进行家庭自我运动训练。在医师指导下,在家中长期坚持进行肌力、肌耐力、关节活动度和平衡功能训练,以提高运动的反应能力和对环境的适应能力,有效防止跌倒。

(4)改造环境。尽量改造和去除家庭及周边环境中的障碍,以减少跌倒的机会;采取切实有效的防跌倒措施,如穿戴髋保护器。

(5)进行步行锻炼。以每天步行>5000 步,<10 000 步为宜(2~3 km)。适合老年骨质疏松症患者。日本学者发现,步行能有效维持脊柱及四肢骨盐含量,每天步行少于 5000 步,则骨量下降,>10 000 步则骨量增加不明显,而两者之间则骨量明显增加,步行锻炼能防治下肢及脊柱的骨质疏松。

(6)进行静力性体位训练。对骨质疏松症患者首先应教会他们在日常生活中保持正确的体位和姿势。坐、卧或立位时,由于重力和持久双重原因,一旦不能有意识地保持正确的姿势,就会加重症状,使脊柱变形,甚至导致骨折,因此对骨质疏松症患者进行静力性体位训练,使其在日常生活和工作中保持正确的体位和姿势是十分必要的。方法:坐或立位时应伸直腰背,收缩腹肌、臀肌,增加腹压,吸气时扩胸伸背,接着收颏和向前压肩,或坐直背靠椅;卧位时应平仰,低枕,尽量使背部伸直,坚持睡硬板床,对所有骨质疏松症患者无论其有无骨折都应进行本项训练,使其习惯本训练所要求的姿势,以防骨折、驼背的发生。

(7)在骨质疏松的情况下,骨的力学强度明显减低,所以在扭身、持物、弯腰、下楼、坐汽车时的抖动、站立倒地等情况下都可以引起骨折。治疗的初期应用双腋拐帮助行走,逐渐改为手杖,然后改为不用杖。老年人如不训练,则神经、肌肉的应急能力差,稍步态不稳,易于跌倒引起骨折,所以应帮助老人及骨质疏松症患者进行神经肌肉系统的训练,增加灵活性和应急能力。注意照明好、地面防滑、地面无杂物都可以减少倒地危险。

第八节　骨　折

一、康复评定

骨折的康复评定,旨在了解骨折所致损伤及功能障碍的程度,对制订康复治疗方案和检查康复治疗效果有重要意义。

(一)功能障碍

骨折后引起的主要功能障碍有以下几种。

(1)患肢功能丧失。

(2)肌肉、肌腱、韧带和关节囊等软组织损伤,导致瘢痕粘连和关节、肌肉挛缩。

(3)失用性肌肉萎缩、关节僵硬和骨质疏松。

(4)卧床引起的心肺功能水平下降。

(5)关节内骨折可继发创伤性关节炎。

(二)评定项目

(1)关节活动范围(ROM)测定。

(2)肌力评定。

(3)肢体周径和长度的测定。

(4)步态分析。

(5)日常生活活动能力评定。

(6)长期卧床者,特别是老年患者,应注意对心、肺等功能的检查。

二、康复治疗

(一)康复治疗的作用

1.促进肿胀消退

损伤后由于组织出血、体液渗出,加以疼痛反射造成的肌肉痉挛,肌肉的唧筒作用丧失,静脉、淋巴回流障碍,导致局部肿胀。在骨折复位、固定的基础上,早期指导患者进行肌肉等长收缩训练,有助于血液循环,促进肿胀消退。

2.减轻肌肉萎缩

骨折后肢体长时间制动,必然引起肌肉的失用性萎缩和肌力下降。肌肉收缩训练能够改善血液循环和肌肉营养,促进肌肉的生理功能,预防失用性肌萎缩。

3.防止关节挛缩

康复治疗能促进血肿及炎症渗出物的吸收,减轻关节内外组织的粘连。适当的关节运动能牵伸关节囊及韧带,改善关节的血液循环,促进滑液分泌,从而防止失用性关节挛缩。

4.促进骨折愈合

康复治疗可促进局部血液循环,加速新生血管的成长,正确的功能锻炼可保持骨折端的良好接触,产生轴向应力刺激,促进骨折愈合。

(二)康复治疗的原则

1.早期康复

康复治疗在骨折复位、固定后即应开始。长时间制动会造成肌肉萎缩、关节挛缩、骨质疏松等失用性综合征,延迟患者的恢复时间。早期功能训练可以防止或减少并发症、后遗症,加速骨折愈合,缩短疗程,促进功能恢复。关节内骨折,通过早期的保护性的关节运动训练,可以使关节面塑形,减少创伤性关节炎的发生。

2.整体恢复

骨折后的康复治疗不应仅注重于促进骨折的愈合,而是应该着眼于患者整体功能的恢复。如肘关节、前臂或腕部骨折的患者,由于长时间不做肩关节功能训练,在原骨折部位完全治愈后,肩关节反而遗留功能障碍。因此,康复治疗应包括局部的和整体的功能训练。

3.循序渐进

骨折愈合是一个较长的过程,康复治疗应循序渐进,随着骨折愈合、修复的进程,采取重点不同的康复治疗手段。循序渐进的原则使康复治疗更有针对性,从而更加安全、有效。

(三)康复治疗方法

骨折后的康复治疗一般分为两个阶段进行。

1.第一阶段(愈合期)

由骨折的复位、固定等处理后,到骨折临床愈合。一般需要 1 个月至数月的时间,其间肢体需要制动。该阶段康复治疗的任务主要是促进骨折愈合、预防废用综合征。

(1)伤肢未被固定的关节,应做各方向、全关节活动范围的主动运动训练,必要时可给予辅助。上肢应特别注意肩关节外展、外旋,掌指关节屈曲和拇外展的训练;下肢应注意踝关节背屈训练,防止跟腱挛缩。

(2)在骨折复位、固定后,即可开始有节奏、缓慢的肌肉等长训练,以防止失用性肌萎缩,并可使两骨折端保持良好的接触,有利于骨折愈合。

(3)对累及关节面的骨折,为减轻关节功能障碍的程度,在伤后 2～3 周,尽可能每天短时间取下外固定,对受损关节进行不负重的主动活动训练,并逐渐增加活动范围。对有坚固内固定的术后患者,可早期应用 CPM 装置,进行关节持续被动活动训练。

(4)指导卧床患者做肢体活动体操,以维持健侧肢体和躯干的正常活动。鼓励患者早期离床活动以改善全身状况,防止并发症的发生。

(5)应用物理治疗,可以起到改善局部血液循环、促进血肿及渗出液的吸收、减少瘢痕粘连、减轻疼痛、促讲骨折愈合等作用。常用的方法有:①光疗法包括红外线、白炽灯、紫外线治疗等;②直流电钙、磷离子导入法;③超短波疗法;④低频率磁场疗法;⑤超声波疗法等。

2.第二阶段(恢复期)

当骨折达到临床愈合,去除外固定物之后,骨折的康复治疗进入第二阶段。此期要求使用康复治疗的各种手段,促进关节活动和肌力充分恢复,同时加强日常生活活动能力和工作能力方面的训练。

(1)恢复关节活动范围:运动疗法是恢复关节活动范围的基本治疗方法,以主动运动为主,辅以助力运动、被动运动和物理治疗等。①主动运动和助力运动:对受累关节做各方向的运动,尽量牵伸挛缩、粘连的组织,以不引起明显疼痛为度,逐步扩大运动幅度。每一动作应多次重复,每天进行多次训练。刚去除外固定的患者,关节自主活动困难,可先采用助力运动,其后随关节活动改善而减少助力。②被动运动:对有组织挛缩或粘连严重,主动运动和助力运动困难者,可采用被动运动牵拉挛缩关节,但动作应平稳、柔和,不应引起明显疼痛,切忌使用暴力引起新的损伤。③关节功能牵引:对僵硬的关节,可进行关节功能牵引治疗。固定关节近端,在其远端施加适当力量进行牵引。牵引重量以引起患者可耐受的酸痛感觉,又不产生肌肉痉挛为宜。④间歇性固定:当关节挛缩比较严重时,为减少纤维组织的回缩,保持治疗效果,在两次功能锻炼的间歇期间,可采用夹板、石膏托或矫形器固定患肢,随着关节活动范围的增大,夹板、石膏托或矫形器等也应做相应的更换或调整。⑤物理治疗:进行功能训练之前,应用适宜的物理治疗有助于训练的进行,在做关节功能牵引时,同时做热疗,可明显提高牵引疗效。常用的物理治疗有蜡疗、水疗和电疗法等。

(2)恢复肌力:恢复肌力的有效方法是逐步增强肌肉的工作量,引起肌肉的适度疲劳。通过肌力评定,针对不同的肌力水平选择适宜的肌力训练方法:①当肌力不足 2 级时,可采用按摩、低频脉冲电刺激、被动运动、助力运动等。②当肌力为 2～3 级时,肌力训练以主动运动为主,辅以助力运动,还可采用摆动运动、水中运动等。③当肌力达到 4 级时,应进行抗阻运动,争取肌力的最大恢复。一般采用渐进抗阻训练法,肌肉训练的方式可选用等长训练、等张训练或等速训练等。

(3)作业疗法:应用作业治疗增进上肢的功能活动及提高日常生活活动能力,使患者尽早回归家庭和社会。

(四)常见骨折的康复治疗

1.上肢骨折

(1)锁骨骨折:好发于青少年,多为间接暴力引起。如跌倒时手、肘或肩部先着地,暴力沿上肢传导至锁骨,致斜形或横形骨折。直接暴力多导致粉碎性骨折,但较少见。骨折多发生于锁骨中段。由于胸锁乳突肌的牵拉,骨折近端可向上、后移位;由于上肢的重力作用及胸大肌的牵拉,骨折远端向前、下移位。儿童青枝骨折或成人无移位骨折可用三角巾悬吊;有移位的骨折需手法复位、8字形绷带固定。

固定后即可逐步进行功能训练,开始可做腕、手部各关节的功能活动以及肘屈伸、前臂内外旋等主动训练,逐渐增大活动幅度和力量。第二周可进行被动或助力的肩外展、旋转运动。第三周可在仰卧位,头与双肘支撑,做挺胸训练。

去除外固定后,患肢可用颈腕悬吊带挂胸前,先做肩关节前后、内外的摆动训练。1周后,开始做肩关节各方向的主动运动。第二周,增加肩外展和后伸的主动牵伸。第三周可进行肩前屈及内外旋的主动牵伸,逐步恢复肩关节的正常功能。

(2)肱骨外科颈骨折:可发生于任何年龄,但以中、老年人居多,为避免关节囊粘连、关节挛缩和肩关节周围肌肉萎缩,应尽早进行功能锻炼。

对无移位骨折,用三角巾悬吊后,即可开始腕手部功能活动。一周左右,开始做肘屈伸、前臂内外旋主动训练。3周后,以三角巾悬吊保护下,健肢托住患肢前臂做耸肩及肩胛骨内外旋训练。外展型和内收型骨折需经手法复位、小夹板外固定。康复治疗一般于复位固定后2～3天开始,内容同无移位骨折,但是,外展型骨折应限制肩外展活动,内收型骨折应限制肩内收活动。

4～6周去除外固定后,开始做肩关节各个方向的活动,逐渐增加肩带肌的负荷,并注意增强斜方肌、背阔肌和胸大肌等肌肉的力量。

(3)肱骨干骨折:可由直接暴力或间接暴力引起,骨折可呈横形、粉碎形或斜形、螺旋形,中下1/3处骨折容易发生桡神经损伤。无论是手法复位外固定;还是切开内固定,术后均应早期进行功能训练。

早期宜抬高患肢,多做握拳、屈伸手指及耸肩活动。2～3周后,患肢可在三角巾胸前悬吊带支持下做摆动训练,肘屈或伸的等长肌肉收缩训练及前臂内外旋活动。在训练过程中要随时注意检查骨折对位、对线情况,若断端出现分离现象,应及时矫正。

去除外固定后,逐渐增加主动活动的幅度,增加肩、肘关节各个方向的活动,加强恢复肩带肌力的训练。

(4)肱骨髁上骨折:多发生在10岁以下儿童,根据暴力的不同和移位的方向,可分为伸直型和屈曲型,其中90%以上属伸直型。伸直型肱骨髁上骨折的近折端向前下移位可能损伤正中神经和肱动脉。

复位及固定后应严密观察肢体的血液循环及手的感觉、运动功能。抬高患肢,早期进行手指及腕关节的屈伸活动。一周后增加肩部主动训练并逐渐增大运动幅度,对腕、手部肌肉进行抗阻训练。

外固定去除后，开始恢复肘关节屈伸及前臂内、外旋活动范围的主动训练，注意禁止被动强力屈伸肘关节，以避免发生骨化性肌炎。

(5)前臂双骨折：多发生于青少年，可由直接、间接及扭转等暴力引起，因治疗复杂、固定时间长，容易后遗前臂旋转等功能障碍。

无论手法复位外固定或切开内固定，术后均应抬高患肢，严密观察肢体肿胀程度、感觉、运动功能及血液循环情况，警惕骨筋膜室综合征的发生。术后1周内主要进行手指及腕关节屈伸活动，在健肢帮助下活动肩关节。从第二周始，患肢可做肩关节主动活动训练及手指抗阻训练。3周后进行肱二头肌、肱三头肌等长收缩训练，做肩关节各方向运动训练。四周后可做肘关节主动运动训练。

约8周后拍片证实骨折愈合，去除外固定，进行前臂内外旋主动训练、助力训练，逐渐恢复前臂旋转功能。有旋转功能障碍时，可采用前臂内旋与外旋牵引，促进前臂旋转功能的恢复。

(6)桡骨下端骨折：多为间接暴力引起，跌倒时手部着地，暴力向上传导，导致桡骨下端骨折。可分为伸直型骨折或称 Colles 骨折，以及屈曲型骨折或称 Smith 骨折(图 8-7)。二者的康复治疗原则基本相同。

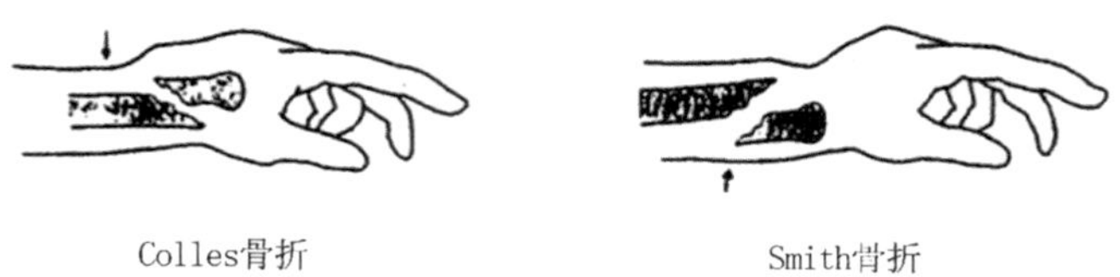

图 8-7 桡骨下端骨折

复位固定后即可进行手部主动活动训练，肩部悬吊位摆动训练。肿胀减轻后，开始做肩、肘关节主动运动。4～6周后去除外固定，进行腕关节及前臂旋转活动训练。

2.下肢骨折

(1)股骨颈骨折：多发生在老年人，与骨质疏松有关，当遭受轻微扭转暴力时可发生骨折。非手术治疗患者，由于长期卧床，常引发一些全身性并发症，如肺部感染、泌尿系感染、褥疮等，甚至危及患者生命。近些年来，多主张对股骨颈骨折采用手术治疗，特别是人工关节置换术，术后可早期离床活动，为老年股骨颈骨折患者的早期康复创造了条件。

(2)股骨干骨折：临床治疗常采用 Braun 架固定持续牵引，或 Thomas 架平衡持续牵引，必要时需做切开内固定。无论是内固定患者还是牵引治疗患者，均应尽早进行股四头肌肌力训练及膝关节 ROM 训练。牵引治疗患者，牵引后即可行踝与足部主动活动。3～4周后，可做髌骨被动活动，在牵引架上做膝关节主动伸屈运动。内固定患者，可在膝下垫枕，逐渐加高，以增加膝关节主动伸展活动范围。持续牵引8～10周后拍片证实有骨愈合，可在维持牵引条件下做髋、膝关节主动活动及股四头肌等长收缩训练，防止肌萎缩、粘连和关节僵硬。当有牢固的骨愈合后，才可取消牵引，于坐位做躯干及髋、膝、踝关节主动运动。体力恢复后，可开始扶双拐练习不负重行走，并逐步过渡到正常行走。

(3)髌骨骨折：髌骨骨折在复位、石膏托固定，疼痛减轻后，即可做髋、踝、足部主动活动。术后3～4 周，可每天定时取下石膏托，由治疗师做髌骨侧向被动活动、主动屈膝和被动伸膝训练。外固定去除后，开始做主动伸膝和抗阻屈膝训练。2 周后可做股四头肌等长收缩抗阻训练和扩大膝关节活动范围的牵引，逐渐训练由扶拐步行至正常步行。

(4)胫腓骨骨折：胫骨中下 1/3 骨折，由于血液供应不充足，很容易发生骨折延迟愈合，甚至不愈合。小腿严重挤压伤，会引起小腿的骨筋膜室综合征。腓骨上端骨折可能伤及腓总神经。对稳定性骨折，在复位、固定术后，抬高患肢，2 天后开始足趾屈伸活动及股四头肌等长收缩活动。1 周后做踝关节屈伸活动，2 周后开始屈膝、屈髋活动。6～8 周后开始扶拐不负重行走。10～12 周后可部分负重行走，逐步恢复正常行走。对不稳定性骨折，应用持续牵引和外固定的患者，在术后 3～5d开始康复训练。去除牵引后，逐步练习不负重行走、部分负重行走至正常行走。

第九节　中医康复技术在骨科康复中的应用

中医康复技术是祖国传统医学的重要组成部分，在中医古籍中虽无康复之名称，但有关康复的内容散在于大量中医文献中。经过几千年的沉淀，形成了在中医基础理论指导下的成熟的中医康复理论体系，被广泛应用于老年病、慢性病、骨伤等疾病的身体康复及部分残疾人功能康复中。其中在骨科常用的有中药(内服、外用)、针灸、推拿、体育(五禽戏、八段锦、太极拳、易筋经)、饮食、气功等。

中药内服外用为中医康复治疗的主要方法之一，在骨折康复中，根据损伤“专从血论”，“恶血必归于肝”，“肝主筋，肾主骨”及“客者除之，劳者温之，结者散之，留者攻之，燥者濡之”等基本理论辨证论治，归纳为三期辨证治疗：早期宜破，中期宜和，后期宜补，使用时根据病情，采用先攻后补或攻补兼施，不可机械使用。外用方剂以洗剂及热敷形式最为常用，多用于局部慢性疼痛及关节僵硬。针灸对于疼痛、脊髓损伤及周围神经损伤等作用尤为突出，在各期都可随证使用。推拿适于颈肩腰腿痛及关节功能障碍，体育训练及气功则适于后期康复锻炼，饮食调理则贯穿康复治疗始终。

这些方法根据病情需要经辨证论治应用于骨科急慢性疼痛、肿胀、神经损伤、关节僵硬、术后发热、腹胀、便秘、贫血及尿潴留等。

一、骨科疼痛

(一)中药内治

对骨折、扭挫伤等引起的急性创伤性疼痛多辨证为气滞血瘀，以行气活血、消肿止痛为治则，内服方药复元活血汤(柴胡、天花粉、当归、穿山甲、桃仁、红花、酒大黄、制川乌等)加减，伤在上肢者，加片姜黄，下肢者加木瓜、川牛膝，胸部加羌活，疼痛重者加制乳香、制没药。对于骨科慢性疼痛则根据风寒痹阻、气虚血瘀或肝肾亏虚等证型，结合疼痛部位，颈部：局部外敷通痹汤，内服四乌汤加减(川乌、草乌、乌梅、乌药等)；腰部：局部外敷通痹汤，内服益肾活血汤加减

（川芎、熟地、当归、白芍、川断、狗脊、桑寄生等）；四肢关节疼痛：局部外敷通痹汤，内服曲直汤加减（伸筋草、木瓜、桑枝、桂枝、路路通、生黄芪、当归、白芍、乌梢蛇等）。

（二）中药外治

对于慢性软组织损伤、关节挫伤、腰肌劳损、肩周炎、颈椎病、腰椎间盘突出症等疾病引起的疼痛，采用自制展筋活血散（由乳香、没药、血竭、麝香、珍珠等药物组成）痛点局部研药，用拇指指腹沾药 5 mg，在痛点处顺时针方向旋转，每次研摩 30 圈，每个痛点研药 3 次，每天研摩 1 次。

（三）针灸治疗

骨科急性疼痛多为实证，也可取局部阿是穴，结合阳明经穴，针刺以泄法。对于慢性疼痛，进行辨证施治。局部取穴与经络配穴相结合，均可见效。

二、肿胀

（一）中药内治

对于跌打损伤、扭伤等急性软组织损伤、闭合性骨折局部软组织肿胀，根据中医理论，创伤瘀血肿胀多为气滞血瘀，可内服桃红四物汤，加酒大黄、制乳香、制没药、制川乌；损伤在上肢者，加片姜黄；在下肢者加川牛膝，在胸腹部加羌活。对于髋、膝等关节滑膜炎引起的肿胀则内服院内经验方“滑膜炎方”。该方主要药物组成为：金银花、大青叶、板蓝根、泽泻、红花、细辛、元胡、甘草等。

（二）中药外治

对于骨科常见急慢性软组织损伤肿胀及滑膜炎肿胀，采用自制外用中药复方制剂三花膏，疗效显著，该方按照辨证论治的用药原则，由红花、蒲公英、紫花地丁等组成，具有凉血、消肿、止痛等作用。

三、关节僵硬

骨折最常见的并发症就是关节僵硬，中医康复技术主要以外治法和训练为主：中药塌渍、外用洗剂熏洗、推拿及太极拳、易筋经等体育训练。笔者医院使用多年中药塌渍和外洗的方剂为院内协定方，中药塌渍为通痹汤方，洗剂分为上肢洗剂和下肢洗剂。方中主要成分为：川乌、草乌、刘寄奴、伸筋草、青风藤、海风藤、络石藤、红花、威灵仙、防风、花椒、白芍等。受损关节先做中药塌渍、然后做水疗，再做推拿松解，最后嘱患者主动训练，练习太极拳或易筋经，每天 1～2 次。

四、神经损伤

骨科常见神经损伤包括脊髓损伤和周围神经损伤，常用的中医药方法有针灸、中药及推拿等。

（一）针灸

有镇痛、改善损伤神经功能、促进神经修复的功效，是临床常用治疗方法之一。对于脊髓损伤，主穴选损伤脊髓段椎体上下 1～2 节段两侧夹脊穴和背俞穴，结合相应肢体阳明经穴；周围神经损伤取损伤肢体的阳明经穴。针刺、电针治疗每天 1 次，10 次为 1 个疗程。一般治疗 1～3 个疗程以后，症状都有不同程度的改善。

（二）中药内服

用中医理法方药进行辨证论治，运用较多的方剂有补阳还五汤，健步丸、黄芪桂枝五物汤等。其机制在于促进周围神经损伤和再生,促进局部的毛细血管增生、改善微循环、促进神经损伤后的结构重建等作用。

(三)中药外治

传统医学认为此病症多属外伤后气血瘀滞,营卫失和,筋脉失养,故临床治疗中多以活血化瘀类方药,采取熏洗,浸泡为主,如上肢洗剂和下肢洗剂。每天熏洗患肢 1～2 次,每次 20～30min。

五、术后发热

发热是术后最常见的症状,72%的患者体温超过 37 ℃。术后发热不一定表示伴发感染。非感染性发热通常比感染性发热来得早。常用的中医药方法有针灸和中药。

(一)针灸

以清热泻火为治则,主穴选大椎、曲池、合谷、外关。气分热盛加十二井、内庭、支沟等以通腹泄热,热入营血加曲泽、委中、神门、中冲等清营凉血。

(二)中药内服

骨科术后常见非感染性发热证型:阴虚发热,予以滋阴清热,方用犀角地黄汤加减;血虚发热予以益气养血,方用归脾汤加减;气虚发热予以益气健脾,方用补中益气汤加减;血瘀发热予以破瘀除热,方用血府逐瘀汤加减。对于感染性发热,为热毒内蕴,予以清热解毒,方用黄连解毒汤加减。

六、术后腹胀

术后腹胀主要是由于肠道内存在过多的气体或液体,或是由于腹水、腹腔积血、术后血肿、腹腔积气、术后尿潴留等原因引起。随着胃肠道蠕动的恢复,一般情况下可自行缓解。在采用针灸、按摩、中药等治疗前,应先排除肠梗阻等急重症。

(一)中药内服或灌肠

方选补中益气汤合泻心汤或承气汤加减,可温通经络,行气活血,消瘀散结,调理胃肠气机,扶正祛邪,使气血调和,胃肠传化通畅,蠕动正常,则腹胀得解。

(二)针灸

用针灸疗法可使肠蠕动尽早恢复,有利于排气。选穴足三里、上巨虚、下巨虚、三阴交、合谷、支沟,均取双侧。毫针刺,留针 30min/次,5 次 1 个疗程。

(三)推拿

1.腹部操作

取中脘、神阙、天枢、下腹部,以一指禅推法施于中脘、天枢、神阙,每穴 1～2min,用掌摩法以顺时针方向摩腹 10min。

2.背部操作

取肝俞、脾俞、胃俞、肾俞、大肠俞、八髎,以一指禅推法或滚法沿脊柱两侧从肝俞、脾俞到八髎穴往返操作,5min,用揉法或按法在肾俞、大肠俞、八髎操作,每穴 1min。

七、术后便秘

术后早期便秘与胃肠道蠕动差、术中禁食有关。随着胃肠道蠕动的恢复,术后饮食渐渐正常,一般情况下可自行缓解。排除其他器质性病变后,单纯的术后功能性便秘可选用中医疗法治疗。常用的中医药方法有针灸、拔罐、推拿、中药等。

(一)针灸

以通调腹气、润肠通便为治则。针灸选穴:大肠俞、天枢、上巨虚、照海、支沟。以大肠的俞、募下合穴为主。热秘加合谷、曲池;气秘加中脘、太冲;冷秘加灸神阙、关元;虚秘加脾俞、气海。毫针刺,留针30min/次,10次1个疗程。

(二)拔罐

取神阙、天枢、气海、中极、关元、三焦俞、肾俞、气海俞、大肠俞等,每次可选2~4个穴位,留罐5~10min,10次1个疗程。

(三)推拿

1.腹部操作

取中脘、天枢、大横、下腹部,以一指禅推法、摩法施于中脘、天枢、大横,每穴1~2min,用掌摩法顺时针方向摩腹10min。

2.背部操作

取肝俞、脾俞、胃俞、肾俞、大肠俞、八髎、长强,以一指禅推法或滚法沿脊柱两侧从肝俞、脾俞到八髎穴往返操作,5min;用揉或按法在肾俞、大肠俞、长强、八髎操作,每穴1min。

(四)中药内治或灌肠

根据不同证型选方,热秘:麻子仁丸加减。气秘:六磨汤加减。气虚秘:黄芪汤加减。血虚秘:润肠丸加减。阴虚秘:增液汤加减。阳虚秘:济川煎加减。另外,对于胸腰段骨折后腹胀便秘,可内服复元活血汤加酒大黄、生大黄、生黄芪、枳实、厚朴等。外伤性脊髓损伤截瘫患者便秘者,可予以承气汤加黄芪、红参、乌梢蛇、蜈蚣、全虫等。

八、术后贫血

中医称为血虚。中医认为心主血、脾统血、肝藏血,故血虚之中以心、脾、肝的血虚证多见。治则:补血养血。方药:四物汤加减。心血虚证,治则:养血宁心。方选:养心汤加减。心脾血虚,治则:补益心脾。方选:归脾汤加减。肝血虚,治则:补血养肝。方选:四物汤加减。

九、尿潴留

尿潴留是指膀胱内充满尿液而不能排出,属中医“癃闭”“淋浊”范畴。其主要病变在下焦,治宜调畅三焦气机,通利膀胱。中药内治方药为通脬汤加减(黄芪、红参、乌梢蛇、蜈蚣、全虫等)。中医外治法,简单有效简介如下。

(一)按摩

取仰卧位,在神阙穴与曲骨穴中间的阿是穴上撒少许滑石粉。按摩者站在患者右侧,用右手中指腹,在阿是穴上逆时针方向转动,每秒点击一下,一般转60次;用右手掌轻压膀胱底部,使尿液排出。

(二)针灸

取中极、关元、阳陵泉、足三里、三阴交穴,行捻转提插法,以得气为度,留针15~30min后排尿。或以艾柱灸肾俞、足三里、气海、关元等穴。

(三)脐疗法

取小茴香100 g,粗盐粒500 g,炒热后放入布袋,热敷于脐下,可解除膀胱括约肌及尿道痉挛,使尿路畅通,促尿液排出。

(四)敷足法

取白矾30 g,研末,加米醋适量调为糊状,包敷双足心涌泉穴,每天1次。

第九章　产后康复

第一节　产后体能锻炼

一、产后体能锻炼的目的

产后体能锻炼可帮助产妇解除身体不适及功能失调，协助恢复骨盆韧带排列，恢复腹部及骨盆肌肉群功能，并使骨盆腔内器官位置复原。妇产科医师建议，女性待产后6周检查身体之后，再开始进行锻炼，但是美国妇产科医师学会（ACOG）认为，如果产妇觉得身体没有问题，完全可以在分娩之后，经过充分休息，产后活动与运动可逐渐开始。顺产无异常者，产后6～24h可下床活动。第一次下床活动因姿势体位改变会有头晕，出冷汗，面色苍白等直立性低血压表现。需遵循："坐—站—行"原则，且需亲人搀扶以防跌倒发生。阴道助产或剖宫产者，适当延长产后下床活动时间（如剖宫产，应该先休息4～6周）。

无论是顺产还是剖宫产，待身体舒适度改善后，即可在卧床时间做些较柔和的运动，如抬臀，缩肛等。

二、产后锻炼的好处

促进子宫收缩及恶露的排出，预防产后出血；促进肠蠕动，防止发生便秘；促进盆底肌肉的收缩，利于盆腔器官恢复到原来位置，预防子宫脱垂、阴道壁膨出及尿失禁；促进血液循环，预防下肢深静脉血栓形成；增强身体肌肉张力，促进身材的复原。

三、运动项目与步骤

（一）腹式呼吸运动

可以从产后第1天开始做。平躺，闭口，用鼻深呼吸使腹部凸起后，再慢慢吐气并松弛腹部肌肉，重复5～10次。有利于促进血液循环。

（二）头颈部运动

平躺，四肢伸直，再将头部向前倾，使下巴贴近胸部，然后重复操作，可增强腹肌张力，改善腹直肌分离现象，可以于产后第3～4天开始，每天2次，每次5～10min。剖宫产者待伤口愈合后再开始。

（三）会阴收缩运动

可以从产后第1天开始做。如果你接受了会阴侧切或会阴部感到淤血或肿胀，通过骨盆底肌肉练习收紧骨盆底肌肉，可以改善会阴区域的血液循环，避免诸如尿失禁等问题。这个区域的肌肉很容易感到疲劳，所以，最好每天分为几次反复进行肌肉收缩练习，不要一次完成。首先平躺，膝盖弯曲，双脚平放床上，收缩阴道肌肉，感觉就像小便时要中断尿流。保持收缩时间（心算从1数到4即可），然后放松，重复10遍，这是一组练习。争取每次做3～4组，每天做3次左右。

(四)胸部运动

可以从产后第 3 天开始做。平躺,手平放于身体两侧,将两手向前直举,双臂向左右伸直平放,然后上举至两手掌相遇,将双臂向后伸直平放,再回前胸后复原,重复 5～10 次。此运动可增强胸肌力量,预防乳房松弛及下垂。

(五)腿部运动

平躺,两腿伸直,将一只腿抬起约 45°即可放回床面,左右腿轮流抬高 5 次。可以促进腹肌收缩,盆底肌收缩及子宫复旧。对会阴侧切者,应从产后 1 周会阴伤口愈合后开始。

(六)臀部运动

可从产后第 7 天开始做。平躺,尽量使大腿靠近腹部,小腿贴近臀部,然后再伸直腿部放于床面,如此两腿交换进行,每腿各做 5 次。目的是促进腹肌收缩,盆底肌收缩及子宫复旧。

(七)半仰卧起坐运动

可从产后第 4～6 周开始做。平躺,双膝弯曲,双手抱在头后。深吸一口气,然后呼气的同时收缩腹肌,抬起头部和双肩,后背下部仍然平放床上。慢慢将头肩放下,恢复平躺姿势。重复 8～10 次。有助于腹部肌肉的锻炼。

(八)俯卧撑运动

能够帮助产妇加强上肢力量,恢复抱宝宝时所需要的体力。如果你的锻炼时间有限,那么一定要保证坚持这项运动。双手双膝撑地,大腿与身体平行于地面,双手分开略大于肩宽。保持背部挺直,收腹,慢慢弯曲肘部,然后再撑直双臂。在这个过程中,保持正常呼吸,撑直双臂时,不要过分挺直肘部,重复 10～12 次,可以做 3 组。通常是在产后 4～6 周开始。

(九)抬髋运动

也是一项有效的锻炼腹肌的运动。平躺,双膝弯曲,双脚平放床上。吸气,鼓起腹部。呼气,将尾骨向肚脐的方向抬起,臀部不离开床面。抬到最高处时,收紧臀部肌肉,然后放松。重复 8～10 次。通常是在产后 4～6 周开始。

体能锻炼要注意安全,循序渐进。除了上述运动之外,还可练习快步走等。刚开始的时候,每周 2～3 次,每次 5min,然后再慢慢增加到每次 20min 或更长时间。千万不要运动过量:如果发现恶露流量增加,或者颜色变成鲜红色或鲜粉色,请马上停止锻炼。

第二节　产后瑜伽

通过瑜伽练习不但可增强会阴肌肉的弹性,促进子宫收缩,预防子宫、膀胱、阴道下坠,并使子宫恢复正常位置。产后瑜伽练习是促进骨盆腔血液循环的运动,不论是自然分娩还是剖宫产。因生产方式不同,产后恢复情形也不尽相同,可依个人体质逐渐开始练习,产后瑜伽的诸多动作中均有苗条身材、保护内脏及柔软肌肉,增加弹性的功能。

产后练习瑜伽的优势在于骨盆底的支持组织、韧带都处于比较松弛的状态,更容易完成某些姿势。定期适度的瑜伽训练帮助产妇消除当母亲后所产生的生理、心理问题,比如形体恢复、失眠、激素失衡引起的情绪变化和照顾新生儿所面临的挑战等。产后瑜伽各种特定的体式、有效的呼吸、平静的冥想，有助于产妇体型恢复、母乳充裕、体力充沛。产后练习瑜伽的优点如下

一、恢复体型

改善血液循环，恢复皮肤张力及减少脂肪囤积，进而达到瘦身目标。因产后体内各关节组织松弛，所以应遵循专业瑜伽老师的指导，以避免运动伤害。

二、改善不良姿势

孕妇因为生理上的改变而易产生不良的姿势，如身体重心前移、颈椎前凸、肩胛骨前拉、骨盆前倾、重心移至脚跟等。而产后又因抱婴儿使重心前移。所以易引发产后颈、背、骨盆及脚跟痛。

三、强化手臂肌肉力量

婴儿出生后，洗澡及抱孩子等工作都是靠双手手臂力量来完成。

四、重建腹部及盆底肌肉张力

产妇分娩后，腹部肌肉组织松弛且张力变弱，瑜伽训练可以加强恢复，强健腹部及骨盆肌肉，以增强骨盆内器官支撑力量，预防压迫性尿失禁的发生。

五、改善脚部水肿迹象

怀孕时，因胎儿压迫下腔静脉而导致腿部水肿发生，甚至会造成下肢静脉曲张。

六、加强体能恢复

因怀孕期间孕妇体能衰退，产后往往会感到身体衰弱，精神不振。

另外，注意产后瑜伽需要根据个人体质来进行，需要循序渐进，不能为了急于瘦身而伤害身体。

第三节　产后盆底康复锻炼

女性盆底是由盆底肌肉群、韧带、筋膜和神经组成的复杂支持系统，直肠、阴道和尿道贯穿其中，维持着女性排尿、排便及性生活等生理功能。盆底功能障碍，又称盆底缺陷或盆底支持组织松弛，是各种因素导致的盆底支持薄弱。大部分女性自妊娠以来，胎儿不断增大，子宫重量增加均增加腹腔压力，使盆底肌肉受到过度牵拉。特别是产后，产妇阴道壁松弛，盆底肌肉及筋膜因分娩过度拉伸或断裂，使盆底结构和功能发生不可逆改变，导致盆底出现不同程度的功能障碍。Jones 研究表明，产后尿失禁的症状与阴道分娩后盆底肌肉张力明显下降显著相关。Goldberg 等研究显示多产、第二产程延长、分娩巨大儿、会阴裂伤等均可导致盆底、尿道横纹肌肉的损伤。倘若不能及时接受康复治疗，会引发多种盆底肌肉功能障碍性疾病，包括子宫脱垂、阴道前后壁膨出及尿失禁，对产后女性的生活造成了很大的影响。因此，对产后盆底功能障碍患者进行康复治疗意义重大。盆底康复锻炼方法包括以下几种。

一、盆底肌肉锻炼(PFME/PFMT)

是指患者有意识地对盆底的肛提肌进行自主性收缩以加强盆底肌的支撑力，又称 Kegel 锻炼或运动。因其简易、无创、无不良反应、经济，且不妨碍以后的治疗，故可作为轻症脱垂的一线治疗方案。有资料表明，PFM 做好了，可使轻症患者的手术平均延迟 5 年。PFM 主要锻炼的是肛提肌和尿道、肛门外括约肌。PFM 主要由横纹肌组成，其中肛提肌由 70%的Ⅰ型纤维，即慢反应纤维和 30%的Ⅱ型纤维，即快速反应纤维组成。维持盆底正常功能需要两种类型肌肉均能正常收缩。肌肉的厚度与其收缩力明显相关，会阴部超声已显示脱垂患者盆底的肌肉要薄于无脱垂者。盆底肌按照其静息时的张力和收缩时的强度可用牛津评分系统分为 5 级。一般可用肌肉收缩的强度、持续时间、移动度和重复性来评价。PFM 收缩时，闭孔内肌和其他使髋关节外转的肌肉也同时收缩，可利用这些机制设计 PFM，以最大限度地锻炼所有盆底肌。

盆底肌肉治疗的第一步是要提高患者对盆腔肌肉的认知和了解。在处女膜内侧按摩 3 点和 9 点位置的耻尾肌，嘱患者对抗检查的手指进行收缩，如指尖受到来自侧方的压力，则说明有效。同时将另一只手放于腹部，感知腹部肌肉是否处于放松状态，要避免患者在收缩盆底肌肉时收缩腹肌和臀大肌，而专注于训练阴道、肛门周围的肌肉力量。然后让患者按照盆腔肌肉锻炼的时间表开始锻炼。已有数种时间表可供应用，但有关肌肉收缩的最佳强度还无定论。每次收缩肛门不少于 3s，然后放松，连续 15～30min，每天 2～3 次；或每天做 150～200 次，6～8 周为 1 个疗程。Burgio 等设计的时间表采用的是每天 3 次、每次收缩盆底肌肉 15 次。在第一次诊疗时，就要根据其盆底肌肉收缩力来确定治疗中肌肉收缩的持续时间，治疗中可逐渐延长，至最大值 10s，并保持在两次收缩间隔有相同的放松时间。还可以通过阴道压力计、阴道重物、阴道的球形导管等方法提高阴道的敏感性，增强 PFM 效果。Bo 提出的方法为：俯卧位，两腿分开，每天早晚锻炼，午饭或上厕所时再做 24 次收缩运动。如患者有关节炎，可坐在椅子边或锻炼用的橡皮球上，两腿分开进行锻炼。也可在腿中放一小球或蹲或坐在用于锻炼的橡皮球上进行锻炼，总之需找出最容易操作的姿势，每天做至少 20min 慢运动的盆底锻炼。无膀胱膨出的患者，在教她收缩的同时，还应教她猛地放松，放松与 Kegel 缩肛锻炼交替，每天 3 次。向下放松的动作能加强盆底所有3 个方向的快速反应纤维的强度，以达到盆底肌肉放松的目的。盆底肌肉锻炼需要患者的认真配合，如患者不能遵循方案进行锻炼，治疗就不能成功。同样，患者还必须坚持长期锻炼，即使症状已经改善，仍需坚持。肛提肌属于骨骼肌，用则生长、不用则萎缩。如果中止锻炼，就会丧失锻炼的效果。如参照全身其他部位骨骼肌的锻炼计划，则 PFM 应每周 3～4 次，并至少 15～20 周。PFM 时同时加入其他肌肉如腹肌、脊柱周围肌肉的锻炼也是有益的。因可能导致膀胱排空不全、感染，已不推荐采用自主中断排尿的方法进行锻炼。盆底肌锻炼指导人员须非常敬业，愿意花时间指导患者锻炼、定期访视患者，并给予介入性的指导、查看排尿日记、监测病情并给予反馈性意见，才能取得理想的疗效。临床结果表明，尽管在指导下锻炼，仍有 30%的患者不能正确收缩盆底肌肉，这说明指导与监测在治疗中的重要性。理论上，训练强度越大，疗效越好，但患者的依从性会降低。也就是说，患者接受这种治疗的决心越大，其依从性越好，疗效越满意。在 PFM 的同时，可给予适量雌激素，以增厚阴道上皮，减少胶原的丢失，有助于增强疗效。Kegel 锻炼后 3 个月，可进行一次评价，决定是否手术或继续 PFM。大量研究显示：PFM 的治愈率或改善率在 30%～80%。产妇在医师指导下产后即行 PFM 8 周，可有效预防脱垂的发生，其作用可持续一年。PFM 几乎没有不良反应，少数患者可能有下腹不适和阴道出血。

鉴别理想 PFM 收缩的建议：①观察肛门的皱褶；②观察阴蒂的上下运动；③患者通过镜子看到有收缩动作；④通过触摸可感到坐骨粗隆近中线侧表面肌肉的运动和张力；⑤手指在阴道内可感到环绕手指的挤压；⑥能感到阴道后壁的向上或向前抬起；⑦应几乎见不到臀肌，内收肌和腹直肌的收缩；⑧腹壁有轻度的向内凹(腹横肌的收缩)；⑨脊柱、骨盆不动。

二、生物反馈

它是一种行为方面的治疗方法，可更好地指导 PFM，多用在患者不能正确地进行 PFM 的情况下。它是将正常的无意识的生理程序的信息传递给患者，使之成为视觉、听觉及触觉的信号。这种信号能够从测定的生理性参数中获得，例如盆底肌肉活性等。信号以量化方式表达，通过指导患者如何改变信号而获得对这种生理过程的调控。目前的生物反馈仪有直接测量压力及测量肌电图两种，其参数通过阴道或直肠传感探头获得，有阴道或直肠放置传感探头禁忌证时可用坐骨粗隆内侧、肛门旁侧的表面电极来测量。肌电图描记系统分两通道和多通道型号。两通道肌电图仪用于一般 PFM，一个通道连接会阴部，监测 PFM 收缩，另一个通道连接腹部，确定有无放松。而多通道系统能同时检测膀胱、括约肌以及腹部肌肉的活动。通过生物反馈法，患者可经过指导从难以自主或正确地收缩盆底肌肉到能掌握正确地收缩盆底肌肉的方法。作为一种成功的治疗手段，生物反馈治疗也需要患者的良好认知与配合，而且多需和其他干预方法联合应用。多数治疗方案需要 6～8 周时间和多次的就诊复查。

三、电刺激

电刺激曾被提出用来刺激 PFM 以治疗尿失禁。盆底电刺激可通过阴道探头或放置在耻骨上和骶前表面的电极进行。高频电刺激(通常 50～100 Hz)可引起盆底的平滑肌和横纹肌收缩，进而增强盆底肌肉力量，因此可对 PFM 的主动训练提供帮助。盆底电刺激对盆底肌肉极度虚弱或很难有 PFM 自主收缩的患者最有帮助。电刺激可以配合 Kegel 运动，也可和生物反馈治疗一起进行。哪种方式对 PFM 更有效尚有争论。有人认为如患者能正确地进行自主 PFM，则单独 PFM 对 PFM 的增强作用强于电刺激。但也有人认为 PFM 加电刺激对 PFM 的作用更强。对于前盆腔缺陷，电极可放置恰在阴道口内的位置，隔日 1 次，或放在后穹隆，每 2～3d1 次，同时刺激耻尾肌和肛提肌。对于单纯后盆腔缺陷，电极应置于后穹隆。这种刺激能够抑制逼尿肌和增加膀胱容量。同时，这种治疗也能够提高盆底肌肉的静息张力，促进随意控制排尿反射的能力。目前用于临床的神经肌肉刺激设备有固定式和便携式两种。便携式家庭装治疗仪使用方便，可以穿戴于下腹部，无须脱去贴身衣服，每天 1～2 次，每次 20min。但国内目前还是以在医院门诊用固定式治疗仪进行为主，每次 20min，1 周 2 次，6～8 周为 1 个疗程。有人推荐前 4 周每天 20min，以促进局部的神经肌肉传递。盆底电刺激可能的不良反应主要为下腹部及下肢疼痛不适，但发生率很低(图 9-1)。

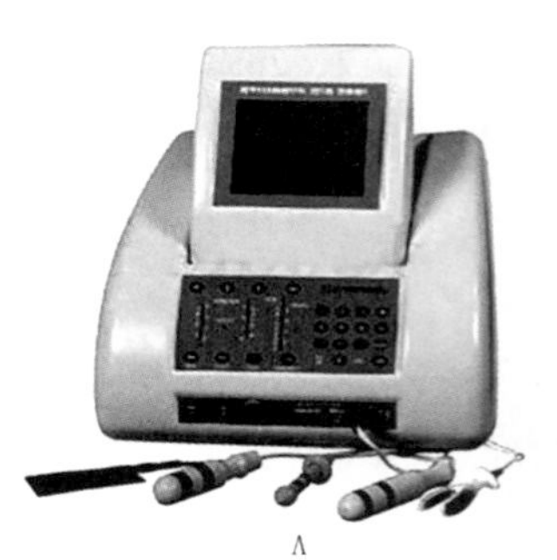

A

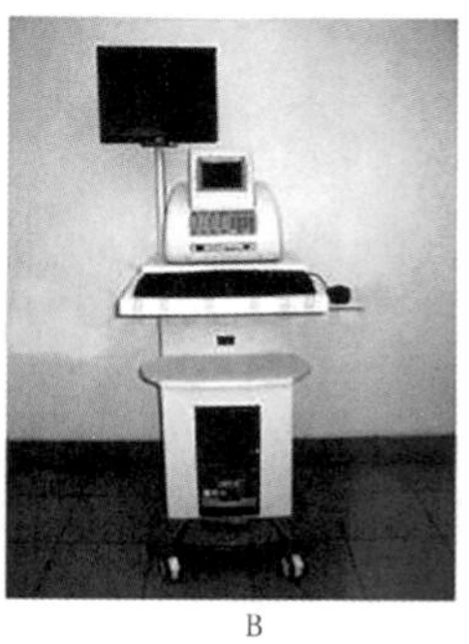

B

图 9-1　不同类型固定式、便携式盆底生物反馈电刺激仪及阴道探头

四、阴道圆锥

阴道圆锥是在 1985 年发明的，用于增强盆底功能。开始由 9 个 20～100 g 不同重量的圆锥组成。圆锥是一种通过感觉的自我治疗的生物反馈形式。这种治疗方式的机制是将有重量的圆锥放入阴道形成反射性或自主的 PFM 收缩，在防止圆锥滑出的同时，达到锻炼盆底肌肉的目的。研究已表明，在站立的姿势下，通过肌电图来监测阴道内放入圆锥后耻骨尾骨肌情况，发现在放入圆锥后肌肉的活动有轻微增加，呈不同的肌肉活动类型，如患者保持在站立位，肌肉活动有不断强弱活动的交替(图 9-2)。

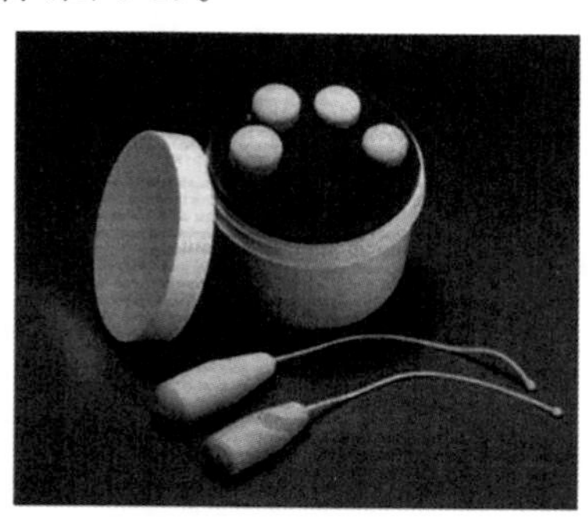

图 9-2　训练盆底肌肉强度的有重量的阴道圆锥

大多数临床医师目前采用圆锥训练所使用的程序如下。

(1)患者先采用：能在阴道内保持 1min 的最重的圆锥进行训练。

(2)然后逐渐增加：圆锥停留在阴道的时间至最长 15min，一天 2 次。

(3)一旦能达到在阴道内停留 15min：则患者可进行下一个圆锥重量的训练。

研究显示，静止肌肉的收缩伴有氧消耗、肌肉疼痛和疲劳的减少。数个研究报道经圆锥训练后，漏尿次数减少，有效率在 60%～90%。文献复习表明，圆锥对尿失禁的疗效与 PFM 和电刺激相当，圆锥加 PFM 或电刺激后疗效并未增加。限制圆锥方法推广应用的因素如下。

市场上圆锥是标准大小的，未像子宫托那样按个体有不同型号；假如放置不当，PFM 就不能达到锻炼目的；另外，当患者太虚弱时，可能连最轻的圆锥都不能放住，而无法进行圆锥锻炼。在推荐圆锥治疗前，应保证阴道黏膜是完整的。有些医师认为，老年萎缩性阴道炎使用圆锥有一定风险，故不宜在这些妇女中使用。因各种原因，圆锥使用的中断率在 3%～27%。成功采用圆锥进行 PFM 的前提条件是要选择良好的适应证。轻度的脱垂疗效好于重症者。患者需有体力、愿望和动机来完成圆锥训练程序。使用圆锥后的第一个月效果最好，改善了PFM。一旦患者能独立完成PFM收缩，她可继续进行传统的PFM，直到脱垂症状减轻。

五、实时超声

实时超声也可作为PFM训练的有用形式。可用超声图像来研究肌肉收缩的功能。通过超声可识别收缩提升的那部分肌肉和抵抗腹内压升高时PFMs的功能。患者可通过实时超声观察到PFM的收缩结果。研究表明在要求下无法正确收缩盆底肌肉的患者通过实时超声生物反馈有57%最后可做到正确收缩盆底肌肉。在患者行盆底肌收缩和Valsalva动作时，超声可提供有关膀胱尿道角、尿道活动性、直肠肛管角、肛提肌带角度移动的客观评价。对于盆底肌肉功能的检查，在常规妇科泌尿系统疾病患者的检查中至多再需要加5min的检查，PFM功能即可通过会阴，也可通过腹部探头检测。放置于坐骨粗隆近中侧的会阴探头可提供下尿路的矢状图像。腹部探头可提供腹部膀胱壁后下段的矢状旁切面或横断面。对于矢状旁切面，探头应放置在耻骨联合上中线稍偏旁侧，打出上侧到中下方向的矢状面。经腹探头在中线、耻骨上方横切与直线成60°角时可显示膀胱壁的下后方。理想的PFM收缩可使盆内筋膜紧张，肌肉收缩，由此导致一种膀胱后下壁逐渐突起、孤立的凹陷，同时伴有膀胱向头腹侧的移动。膀胱壁的这种移动在会阴部探头的矢状面和矢状旁切面显示最清楚。在腹压增高如咳嗽时，膀胱壁向头腹侧移动对提供盆腔器官支持、维持膀胱颈在适当的位置都是至关重要的。经腹图像可使检查者能同时评价PFMs的左右侧，以保证运动时盆底肌肉的对称性，因在盆底功能障碍患者中，盆底的收缩经常是非对称性的。膀胱向骶背侧移动或移动时在膀胱后壁无凹陷被认为是异常的。膀胱壁上缺乏清楚可见的凹陷提示盆底筋膜张力和PFMs的缺陷、缺失，或者盆底肌肉神经的损害。膀胱向骶背侧的移动常发生在Valsalva向下用力时。实时超声作为PFM时的一种生物反馈方法在教会患者正确锻炼盆底肌肉上是有价值的(图9-3)。

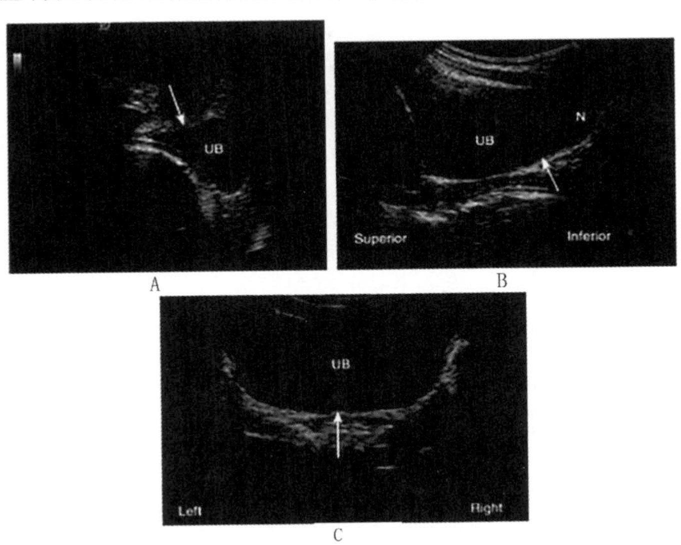

图9-3　实时超声下PFMs显示的缺陷(UB:膀胱，N:膀胱颈)

A:会阴部超声探头的矢状切面，显示膀胱，膀胱颈和盆底肌肉的支持；B:腹部超声探头的矢状旁切面，箭头代表了盆底肌肉收缩的方向，此种收缩可导致膀胱后下壁表面的移位；C:腹部超声探头的横切面，箭头代表了盆底肌肉收缩的方向，此种收缩可导致膀胱后下壁表面的移位

研究认为，目前上述各种辅助方法中还没有一种效果能超过单独的 PFM。减少或减轻脱垂的因素，如减少腹压也同样具有重要意义。子宫托对特定适应证的人效果肯定。在选择手术前，所有患者均可先尝试一下保守治疗方法。

PFM 训练建议小结：①由专业人员鉴定收缩肌肉的正确性；②同时训练快、慢活动肌肉纤维；③电刺激对于盆底肌特别虚弱者有帮助；④生物反馈训练适合于运动感觉有损害者；⑤采用阴道圆锥训练在年轻、活跃的患者中易成功；⑥应把 PFM 收缩并入每天的活动中；⑦不宜采用自主开始或中断排尿的锻炼方法。

参考文献

[1] 吕志刚.新编康复医学理论与实践[M].北京:科学技术文献出版社,2020.
[2] 康晓东,战玉军,吴兰花.临床疾病康复精要[M].北京:科学技术文献出版社,2020.
[3] 晏华.现代康复医学临床精要[M].天津:天津科学技术出版社,2020.
[4] 李海霞.临床内科疾病诊治与康复[M].长春:吉林科学技术出版社,2020.
[5] 焦鹏.中西医结合疾病诊疗与康复[M].北京:科学技术文献出版社,2019.
[6] 何兴亮.实用康复治疗学[M].长春:吉林科学技术出版社,2020.
[7] 刘玉臻.临床中医综合诊疗与康复[M].北京:科学技术文献出版社,2019.
[8] 范焕青.临床康复医学基础与实践[M].沈阳:沈阳出版社,2020.
[9] 刘越.实用康复治疗与操作技巧[M].郑州:河南大学出版社,2020.
[10] 王雪松.康复治疗理论与实践[M].北京:科学技术文献出版社,2020.
[11] 马辉.中西医结合临床康复分级诊疗[M].上海:上海科学技术出版社,2020.
[12] 李晓捷.儿童康复[M].北京:人民卫生出版社,2020.
[13] 燕铁斌,陈文华.康复治疗指南[M].北京:人民卫生出版社,2020.
[14] 刘陵鑫.现代临床康复治疗学[M].哈尔滨:黑龙江科学技术出版社,2020.
[15] 马炳全.康复医学[M].郑州:郑州大学出版社,2020.
[16]刘华,荣湘江,周华.康复治疗技术[M].北京:北京体育大学出版社,2020.
[17] 刘继健.现代中医临床与康复医学[M].北京:金盾出版社,2020.
[18] 马菁华,卢艳丽,李玉平.常见疾病诊疗与康复[M].长春:吉林科学技术出版社,2019.
[19] 许桂青,廖建铭,路玲玲,等.实用中医诊疗与康复[M].北京:科学技术文献出版社,2020.
[20] 冷辉.现代骨科疾病治疗与康复[M].北京:科学技术文献出版社,2019.
[21] 高中领.现代康复医学理论与实践[M].长春:吉林科学技术出版社,2019.
[22] 丁宁,卢姗,顾兵.常见疾病的预防与康复[M].南京:东南大学出版社,2020.
[23] 许奇伟,顾晓超,刘春龙.康复评定技术[M].上海:同济大学出版社,2020.
[24] 张红玉.常见疾病诊治与康复[M].西安:世界图书出版西安有限公司,2020.
[25] 梅求安.临床康复评定与治疗[M].长春:吉林科学技术出版社,2019.
[26] 余航.康复医学基础与临床[M].北京:科学技术文献出版社,2019.